THE
PLANT PARADOX

THE
HIDDEN DANGERS IN "HEALTHY" FOODS
THAT CAUSE DISEASE AND WEIGHT GAIN

饮食的悖论

[美] 史蒂文·R. 冈德里 著　赖博 译

中信出版集团｜北京

图书在版编目（CIP）数据

　　饮食的悖论 /（美）史蒂文·R. 冈德里著；赖博
译. --2 版 . -北京：中信出版社，2023.1（2025.4重印）
　　书名原文：The Plant Paradox: The Hidden
Dangers in "Healthy" Foods That Cause Disease
and Weight Gain
　　ISBN 978-7-5217-4980-9

　　I.①饮⋯　II.①史⋯　②赖⋯　III.①饮食卫生－基
本知识 ②合理营养－基本知识　IV.① R151.4

中国版本图书馆 CIP 数据核字（2022）第 217623 号

The Plant Paradox: The Hidden Dangers in "Healthy" Foods That Cause Disease and Weight Gain by Steven R. Gundry
Copyright © 2017 by Steven R. Gundry
Published by arrangement with HarperWave, an imprint of HarperCollins Publishers
Simplified Chinese translation copyright © 2023 by CITIC Press Corporation
ALL RIGHTS RESERVED
本书仅限中国大陆地区发行销售

饮食的悖论
著者：　　　[美]史蒂文·R. 冈德里
译者：　　　赖　博
出版发行：中信出版集团股份有限公司
　　　　　（北京市朝阳区东三环北路 27 号嘉铭中心　邮编　100020）
承印者：　嘉业印刷（天津）有限公司

开本：880mm×1230mm 1/32　　印张：10.25　　字数：251 千字
版次：2023 年 1 月第 2 版　　　印次：2025 年 4 月第 5 次印刷
京权图字：01-2018-2258　　　　书号：ISBN 978-7-5217-4980-9
　　　　　　　　　　　　　　　定价：69.00 元

致我的所有患者：

　　我所知道或学到的一切都是因为你们。

　　如果我获得了认可，那也是因为有你们的莫大帮助！

目录

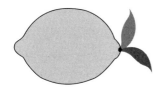

胖不是你的错

你准备好了吗？在本书中，我将告诉你，你知道的关于饮食、健康和体重的所有知识可能都是错误的，我也曾被这些谎言欺骗了几十年。我一直坚持吃"健康"的食品（毕竟，我可是一名心脏外科医生）。我很少吃快餐，常吃低脂的乳制品和全谷物食品。（好吧，我承认我很喜欢喝健怡可乐，但这总好过喝含糖的普通可乐吧？）我也一直坚持健身，我每周跑30英里[1]，并且每天都去健身房锻炼。尽管那时我体重超标，患有高血压、偏头痛、关节炎，胆固醇偏高，身体还出现了胰岛素抵抗的症状，但我仍认为我自己做的一切都是正确的。（透露一下：我现在的体重比那时要轻70磅[2]，并且不再被那些健康问题困扰。）然而，在我的脑海中，一直有一个怀疑的声音在问我："如果我做的一切都是正确的，为什么我还会被这些问题困扰呢？"

这听起来是不是很熟悉？

如果你正在阅读本书，那么你很有可能也发现自己有哪里做得不对，但却不知道究竟是哪儿出了问题。也许你只是难以控制对某种食物的渴求或者狂热。无论是低碳水化合物饮食、低脂饮食、原始人饮食、低血糖饮

---

[1]　1英里≈1.6千米。——编者注

[2]　1磅≈0.45千克。——编者注

食还是其他饮食方法，都无法帮助你真正地减掉体重，而且它们大多效果不持久——在初见成效之后，你的体重很快又会长回去。无论是跑步、竞走、举重训练、有氧健身操、CrossFit（混合交叉健身）、瑜伽、核心力量训练、动感单车，还是高强度间歇性训练，都无法赶走你身上的多余体重。

超重（或体重过轻）是一个非常严重的问题，但你更关心的可能是食物不耐受或对食物的渴求、消化问题、头痛、脑雾、乏力、关节痛、晨僵、成人痤疮，以及其他一大堆你无法摆脱的健康问题。也许，你正在被一种或者多种自身免疫性疾病或失调困扰着，比如 1 型糖尿病或 2 型糖尿病、代谢综合征、甲状腺疾病或其他激素疾病。你可能还患有哮喘或过敏症。你也许会觉得你的健康状况一团糟，体重超标完全是你自己的错，这份自责会让你的心理负担变得更重。如果有什么能够安慰你，那就是面临这种窘境的人不在少数。

但这一切即将发生改变，欢迎阅读本书。

请跟着我说："这不怪我。"没错，你的健康出现问题并不是你的错。

我知道如何解决这些困扰你的问题，但请先做好准备，你知道的关于健康生活的所有知识都将受到质疑。本书将澄清那些根植于我们饮食文化中的谬误，并介绍一些会让你大吃一惊的概念。但是，我也会告诉你真相是什么。我会与你分享一些秘密，向你解释使你生病、疲倦、缺乏精力、超重（或体重过轻）、头脑不清、疼痛的原因究竟是什么。一旦你发现并扫除这些横亘在你的健康或减肥之路上的障碍，你的生活就将彻底发生改变。

其实，大多数健康问题都是由同一个原因造成的，而且毫不夸张地说，我已经找到它了。这个结论建立在大量研究的基础之上，包括我发表在同行评议医学期刊上的文章，但之前从来没有人把它们好好总结一番。健康"专家"会把这些健康问题的原因归结于我们的懒惰、我们对快餐的热爱、我们饮用添加了大量高果糖玉米糖浆的饮料、环境中存在的许多有毒物质（这只是其中一部分原因）。不幸的是，他们都错了（我并不是说这些因素不会加剧你的健康问题）！真正的原因隐藏得很深，你可能从未意识到它的存在。但是，现在就说这些还为时尚早。

从 20 世纪 60 年代中期开始，患有肥胖症、1 型或 2 型糖尿病、自身免疫性疾病、哮喘、过敏或鼻窦炎、关节炎、癌症、心脏病、骨质疏松症、帕金森病和痴呆的患者数量急剧增长。也是在这个时期，我们的饮食和个人保健品似乎不知不觉地发生了诸多变化，这绝非巧合。在短短几十年里，我们的整体健康水平为什么会下滑得这么厉害？我们的体重又为何会增长得如此迅速呢？对于这个难题，我已经找到了最关键的答案。下面让我们从一种名叫凝集素（lectin）的植物蛋白讲起吧。

你可能从未听说过凝集素，但你肯定对麸质不陌生，它就是上千种凝集素中的一种。在绝大多数植物和某些食物当中，我们都可以发现凝集素。事实上，在如今的美国人饮食中，绝大部分食物，包括家畜肉、家禽肉和鱼肉等肉类当中都有凝集素的存在。凝集素有许多功能，其中一个非常重要的功能就是它能够使植物在与动物的战争中不落下风。它是怎么做到的？早在人类出现以前，植物就能够产生毒素，以此保护自己及它们的后代免遭饥饿昆虫的侵袭，这些毒素就包括凝集素，它存在于植物的种子和其他部位之中。

这些能够杀死或麻痹昆虫的植物毒素同样会悄悄地毁掉你的健康，并在不知不觉间影响你的体重。本书将告诉你，尽管有很多植物对你的身体是有好处的，它们也是我的饮食计划的基本组成部分，但还有一些所谓的"健康食品"实际上是导致你生病或超重的罪魁祸首。大多数植物实际上对你都不太友好，只有一小部分植物对你是有好处的。

我将在下文中对相关细节进行探讨。

有没有人对你说过："你今天是不是有点儿不在状态？"你随后将了解到，你之所以"不在状态"，可能是因为常吃的食物或烹饪方式发生了细微的改变，服用了某些保健品或你自认为有助于身体健康的药物。借用计算机术语来说，就是你的身体被"黑"了——你的全部细胞、身体里的输入和输出及细胞间的交流方式都被改变了。

但你也不必太过担心。这种改变实际上是可以逆转的，你的身体会痊愈，体重也能恢复到健康水平。为了恢复我们的整体健康，我们需要先往后退一步——实际上是好几步——再向前进。数千年前，我们就选择了一条错误的路，并在随后的几乎每次选择中错上加错。（我需要澄清一点，所谓的原始人饮食和我正在讲的内容完全是两回事。）本书将为你提供一个路线图，引导你回归正轨。我们先从消除对某些食物的过度依赖开始，虽然它们是我们饮食的基本组成部分。

你可能会觉得以上这些话难以置信，你也许会好奇我到底经历了什么才会说出这样的话，或者你会怀疑我到底是不是个医生。我向你保证我确实是个医生，下面简单介绍一下我自己。我以优异的成绩从耶鲁大学毕业后，拿到了佐治亚医学院的医学博士学位，随后加入密歇根大学心胸外科项目。之后，我还获得了美国国立卫生研究院的一项重要研究基金的支持。在担任洛马林达大学医学院外科和小儿心胸外科教授及心胸外科主任的 16 年里，我曾见过成千上万饱受健康问题困扰的患者，这些问题包括心血管疾病、癌症、自身免疫性疾病、糖尿病以及肥胖。随后，我做出了一个令我的所有同事感到惊讶的决定，我离开了洛马林达。

是什么让一位成功的医生辞去了在一所知名医疗中心的一个重要职务呢？那都是因为在我的健康情况好转起来，身材也由肥胖变得苗条之后，我的想法发生了变化：我意识到我可以借助饮食而非手术来缓解心脏病的症状。为了实现这个目标，我在加利福尼亚州建立了国际心肺研究所及棕榈泉和圣巴巴拉康复医学中心。我还出版了我的第一本书《冈德里医生的饮食进化》（*Dr. Gundry's Diet Evolution*），描述了那些患有心脏病、糖尿病、肥胖症等疾病的人在体验过我的饮食计划之后经历的一系列变化。这项饮食计划对我的医疗实践产生了革命性影响，它也改变了许多读者的生活。它还激励着我继续沿着这个方向前进，最终促成了本书的问世。

我除了是一名医生以外，还是一名医学研究者和发明者，我发明了多种在心脏手术过程中保护心脏的仪器。我和我的前搭档伦纳德·贝利（Leonard Bailey）一起完成了多次婴儿或小儿心脏移植手术，在数量上世界领先。我手里掌握着多项医疗器械专利，也撰写过多篇移植免疫学和异种器官移植方面的文章。所谓异种器官移植，指的是欺骗某一物种的免疫系统，让机体接受来自另一物种的器官。在一次将猪的心脏移植给狒狒的手术中，我创下了受体存活时间最长的纪录。所以，我知道如何欺骗免疫系统，也知道免疫系统什么时候会被骗，还知道如何修复它。

和很多作家及所谓的健康专家不同的是，这不是我第一次撰写这方面的作品。在耶鲁大学的时候，我的毕业论文课题就是关于一年中不同时期成熟的植物是如何促使类人猿进化成人类的。作为一名心脏外科医生、心脏病专家和免疫学家，我的整个职业生涯都围绕着一个问题展开：免疫系统是如何识别敌友的。这些宝贵的经验给予了我独一无二的优势，使我有资格在本书中指点你如何解决你的健康和体重问题。

在我逐渐成长为一名"健康侦探"的过程中，我发现，很多患有冠状动脉疾病、高血压、糖尿病（或同时患有两种或三种疾病）的人声称，我的食谱使他们的关节炎症状有所缓解，胃灼热的症状甚至完全消失了。我的患者还提到，他们的心情有所改善，长期困扰他们的肠道问题也得到了解决。他们毫不费力地减掉了多余的体重，一并消失的还有对食物的强烈渴望。我给我的患者精心设计了一套实验室测试，并对他们的饮食安排进行了检测。在对测试结果进行研究之后，一些显而易见的规律浮现在我眼前，这促使我对最开始提出的饮食计划做出了小小的调整。

尽管这些结果足以令人满意，但仅在我的患者身上看到这些惊人的改变还不够，我还必须知道到底发生了什么以及为什么。（请记住，我不只是一名医生，还是一名研究者。）是什么让他们不再生病或减重成功？在我列出的"推荐"和"不推荐"食物清单上，究竟是哪些让他们恢复了健康？或者更重要的是，引起这些健康问题的还有哪些食物是清单上未提及的？除了饮食变化以外，哪些因素也在其中发挥了作用？

在仔细考察了患者的经历、健康状况、实验室测试结果和血管弹性测试结果之后，我确信大部分人的身体内耗都比较严重，导致这一情况的罪魁祸首就是某些常见的会干扰身体自我恢复能力的"破坏者"。改变家畜的喂养方式，食用某些所谓的健康食品（比如全谷物、小扁豆和其他豆类），以及使用某些化学物质（比如除草剂草甘膦、广谱抗生素），都会导致这些破坏者进入我们的身体。此外，我还发现抗酸药、阿司匹林及其他非甾体抗炎药会导致肠道环境发生很大的改变。

在过去的 15 年里，我在一些重要的医学学术会议（比如美国心脏协会会议）上陈述了我的发现，在同行评议的医学期刊上发表了文章，并且一直在完善我的饮食计划。[1] 因为这些工作，我成为人体微生物（包括体内和体表的细菌及其他微生物）领域的知名专家。

目前，我的"植物悖论饮食计划"由大量蔬菜、一定量的优质蛋白、某些水果（必须是当季的）和坚果，还有某些奶制品和食用油组成。但"不推荐"食物也同等重要，包括谷物及其加工成的面粉、准谷物、扁豆和其他豆类（包括所有豆制品）、那些我们称为蔬菜的水果（西红柿、辣椒及其近亲），还有精制油。

你可能已经迫不及待地想要开启你的植物悖论饮食计划了，但我认为先搞清楚健康问题的根源，才能事半功倍。因此，在我们着手"解决"问题之前，请先阅读本书的第一部分，这部分讲述了一些令人惊奇的故事，以及它们在过去的几十年是如何影响大多数人的。在第二部分，你将会了解到一个为期三天的排毒计划、修复已受损的肠道的方法，以及如何给肠道菌群输送它们需要的食物，其中包括抗性淀粉，这种物质不仅能维持你的好心情，还不会使你发胖。一旦你的健康状况有所好转，你将来到植物悖论饮食计划的第三阶段，去了解延年益寿的方法。这个计划还包括定期、适当地节食，从而让你的肠道从辛苦的消化工作中解脱出来，稍事休息。与此同时，大脑中能够产生能量的线粒体和细胞也可以借此机会享受一下应得的休闲时光。对于那些亟须恢复健康的人，我专门用了一章的篇幅详述我的"植物悖论饮食计划之生酮重症护理计划"（以下简称"生酮重症护理计划"），它们会让你忘掉那些曾经导致你发胖、生病和疼痛的食物。

改变你的饮食习惯是这项计划中非常重要的一环，但除此以外我还会建议你做出一些其他方面的改变，比如不再服用某些非处方药和保健品。如果你能把整项计划贯彻下去，我保证你的全部至少是大部分健康问题都会得到缓解，你的体重将维持在健康水平上，你的精力会得到恢复，心情也会有所好转。一旦你开始感受到这种新的饮食和生活方式产生的效果——几天之内，我的患者就感觉好多了，体重也有所下降——你就会明白当你给你的身体（以及你体内的菌群）提供它（们）渴求的食物时，你的身体会发生多么重大的改变。作为额外的奖励，你还能移除那些横亘在你的健康长寿之路上的绊脚石。

赶快阅读后面的内容吧，它们足以改变你的人生。

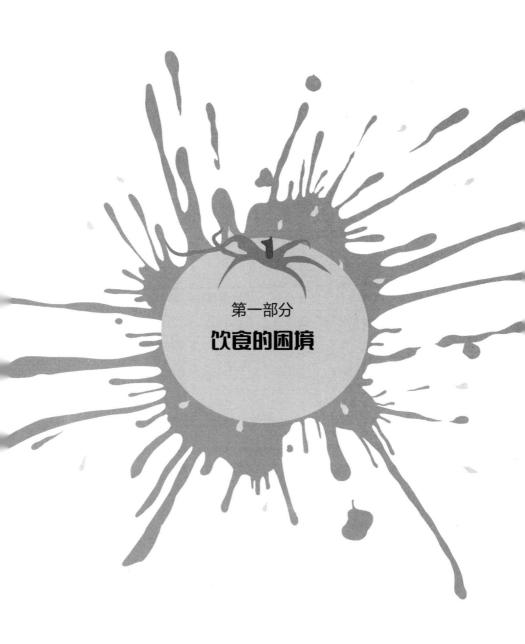

第一部分

饮食的困境

第 1 章

动物与植物之战

　　别被这一章的题目吓跑了。这不是一本植物学教材，你也没有置身于《阿凡达》的电影片场。我保证，本书讲的是如何让你的身材更苗条、精力更充沛，以及怎样为健康长寿打下基础。如果你想知道植物的行为研究对你有什么用——尚且不论植物的行为是不是有意为之——就请系好安全带，并做好目瞪口呆的准备吧：我将回溯过去 4 亿年的时光，带你展开一段穿越之旅。你将会发现，树叶、果实、谷物及其他植物性食物并不是被动地等待被食用。它们拥有一套复杂的自我保护方法，避免遭到像你这样的捕食者的侵袭，它们的手段之一就包括分泌有毒的化学物质。

　　但有一点我必须说清楚，食用某些蔬菜对维持良好的健康状况来说必不可少，这是毫无疑问的，但这也是悖论所在。它们能为你的身体提供能量，还能提供你的生存和健康所需的成百上千种维生素、矿物质、抗氧化剂及其他营养物质。在过去的 15 年里，有超过 1 万名患者发现，在按照我的植物悖论饮食计划调整饮食之后，他们的体重有所减轻，多种健康问题都得到了显著缓解。而那些因消化问题而体重过轻的人，他们的体重最终也达到了健康水平。与建议多食用肉类的原始人饮食及其他低碳水或生酮饮食不同，我的计划以植物性食物为主，辅以少量的野生鱼类和贝类，以及禽畜肉类。我还为素食者提供了替代选择。

言归正传之前，我还要公布一个让你大吃一惊的消息：我的患者吃的水果越少，他们就会变得越健康，胆固醇水平和肾功能指标也会有所好转。患者食用的多籽蔬菜越少，比如黄瓜和南瓜，他们的心情就会越好，体重会下降得越多，胆固醇水平也会更正常。（顺便说一下，从植物学角度看，那些含有种子的"蔬菜"，比如西红柿、黄瓜、南瓜、四季豆，实际上都是水果。）另外，我的患者吃的贝类和蛋黄越多，他们的胆固醇水平就会降得越低。事实就是这样，食用贝类和蛋黄能够显著降低总胆固醇水平。[1] 我在前言中就说过，你需要忘记自己之前信奉的所有"健康真理"。

为了生存，不能含糊

所有物种都有一个本能的需求，那就是生存和繁衍。我们把植物当作朋友，因为它们为我们提供了食物。但植物把所有捕食者都当作敌人，其中也包括人类。因此，我们这些捕食者不得不面临一个困境：我们吃的每一种植物都在用各自的方法阻止我们食用它和它的后代。由此可见，动物王国和植物王国之间的战争一直在轰轰烈烈地进行着。

但是，有些植物生来就和其他物种不一样。我们常常食用的某些蔬菜和水果实际上也含有一些可能伤害我们的物质。1万年来，我们一直在无视这个悖论。直到最近，人们才开始狂热地追求无麸质饮食，然而麸质只是许多可能造成健康问题的凝集素中的一种。凝集素这一大类蛋白质是我在制订植物悖论饮食计划时重点考虑的一个因素，你马上就会了解到，这类蛋白质导致我们做了许多徒劳无功的尝试。在这一章的后面，你会更加深入地了解这种物质。

本书介绍的饮食计划可以让你更加广泛、细致和全面地了解植物是如何伤害我们的，并揭露凝集素（以及其他植物化学防御物质）与人类体重增加及所患疾病之间的关系。并非只有人类和其他捕食者才会制订计划，植物也不想被吃掉，所以它们这样做无可厚非。和所有生物一样，植物的本能也是生存和繁衍。为了达到这个目的，植物"想出"了一些十分聪明的办法，避免它们及其后代被捕食者吃掉。我必须再次声明，我并不讨厌植物。如果你和我一起共进午餐，你就会知道我有多么喜欢植物了！但我会告诉你如何在植物中做出选择，分辨哪些植物是你的朋友，哪些植物是你的敌人，以及哪些植物是我们可以驯服的，比如采取某种方法对其进行妥善处理，或者只在当季食用。

在捕食者和猎物之间的生存竞争中，成年瞪羚有时跑得比饥饿的雌狮还快，机警的麻雀能够在被家猫逮到之前飞走，臭鼬能够释放出一股有毒液体导致狐狸暂时失明。由此可见，猎物并不总是处于劣势的那一方。但如果一株植物被它的捕食者盯上了，它是不是就束手无策了？不可能！

早在 4.5 亿年前，[2] 陆地上就出现了植物，而昆虫直至 9 000 万年后才首次出现。在这些植物捕食者出现之前，地球对植物来说是一片真正的乐土。它们不需要逃跑、躲避或战斗，能够安静茁壮地成长，散播种子，繁衍生息。但在昆虫和其他动物出现（最终，我们的灵长类祖先也出现了）之后，生存游戏就开始了，这些动物把可口的植物和种子当成了晚餐。尽管植物不想被吃掉，但在这场游戏里动物似乎更占优势，它们借助翅膀或腿来到植物生长密集的区域，然后把这些不能移动的植物吃得干干净净。

先别这么着急盖棺论定。实际上，植物也进化出了一系列惊人的防御策略，保护它们自身或它们的种子免遭各种动物的侵袭，这些侵袭者中也包括人类。植物的物理防御策略主要有：改变颜色以融入周围的环境；让自己的质地变得粗糙；分泌树脂和树液等能够黏住昆虫的黏性物质（这些物质还可以将沙子、土壤或沙砾附着在植物表面形成保护层，[3]这样一来，这些植物就会变得难以下咽）；让外壳变得坚硬无比，比如椰子，或者长出带刺的叶子，比如朝鲜蓟。

还有一些防御策略更加隐蔽。植物都是伟大的化学家或炼金术士，它们能把太阳光转化成物质。它们进化出生物武器用于对付捕食者，让捕食者中毒、麻痹或失去方向感。植物也会让自己变得难以消化，以此保护它们自身和它们的种子，提高生存繁衍的概率。植物的这些物理和化学防御策略有效地牵制了捕食者，有时甚至能让动物甘愿受它们的差遣。

植物的头号天敌是昆虫，于是植物进化出凝集素，用于麻痹任何一只试图啃食它们的虫子。显然，昆虫的体型和哺乳动物差距很大，但两者会受到同样的影响。（如果你患有神经系统疾病，请注意看！）大多数人都不会在吃下某种植物后的几分钟内就被麻痹，尽管有时候一粒花生（含有凝集素）就可以要了某些人的命。但在摄入某些植物化合物之后，我们会不可避免地受到某些长期效应的影响。哺乳动物的体内有大量细胞，以至于在几年之内可能都感受不到食用这些化合物给身体带来的损害；即便是出现了什么问题，也不会轻易被发现。

我从上百名患者那里了解到植物化合物和疾病之间的关系，他们对这些有害的植物化合物的敏感程度令人十分吃惊。因此，我把这些患者称为我的"金丝雀"。煤矿工人曾把金丝雀装入笼子带进矿井，因为这种鸟对一氧化碳和甲烷特别敏感，吸入少量就足以让它们死亡。只要金丝雀还在歌唱，矿工们就可以安心工作，一旦它们不再鸣叫，就意味着矿工们需要尽快撤离矿井。我的"金丝雀"对某些凝集素的敏感程度远高于常人，这实际上是一个优势，因为及早发现问题并寻求帮助总比很晚才发现要好。你会从本书的"成功故事"中了解到这些患者的故事。（请注意，为了保护个人隐私，文中出现的大部分患者姓名都是化名。）

不开心的"金丝雀"又开始唱歌了

保罗，32岁，程序员，曾经非常热衷户外运动。他患有体位性心动过速综合征（血压会骤降），几乎对所有东西都过敏，每过一段时间身上就会起一次荨麻疹。每当他离开自己家或去他父母家时，他的身体就会出现强烈的过敏反应。保罗体内的皮质醇和炎症标志物水平已经高到了非常危险的程度。因为对大多数食物都过敏，他的身体极其消瘦。他按照植物悖论饮食计划调整了自己的饮食，10个月后，保罗的体位性心动过速综合征症状消失不见，皮质醇和炎症标志物水平也恢复正常。他现在无须服用药物，就可以尽情享受露营和其他户外活动的乐趣。他的体重有所增长，去他父母家或其他地方时，身体也不会出现任何过敏反应。

掌控一切的植物

植物学小课堂：种子是植物的"孩子"，它们会成为植物的下一代。（我并没有带入感情色彩或将植物拟人化，植物学家和其他科学家也常将植物的种子说成是植物的孩子。）对于这些未来的植物，外面的世界是非常危险的，因此，植物结出的种子数量远远超过最终能生根发芽的种子。植物的种子可以分为两大类。一类是植物希望捕食者吃掉的，这些种子被坚硬的外壳包裹着，这样它们就不会在捕食者的消化道里被损毁；但一些较大的种子，比如桃树的种子，并不会被捕食者吞掉，而是会被丢弃在原地。另一类可以叫作"赤裸的孩子"，它们没有保护性外壳，植物不希望这些种子（及它们自身）被吃掉。

果树会把种子封在坚硬的外壳里，这类种子属于上面所说的第一类。它们在落到地上之前会先被动物吃掉，然后在远离母株的地方生根发芽，以免相互争抢阳光、水分和营养。这既能提高物种的存活率，又能让物种传播到更远的地方。如果被吞下的种子保存完好，它们就会和粪便一起被动物排出体外，而营养丰富的粪便也有助于提高种子发芽的概率。

既然有保护性外壳，这些植物似乎就没有必要给种子配备"化学武器"了。然而，事实恰恰相反！植物会同时使用好几种手段来吸引捕食者的注意，鼓励捕食者吃掉它们的后代。颜色就是植物的手段之一。（出于这个原因，所有食用水果的动物都具有色觉功能。[4]）但是，植物希望它们的孩子在保护性外壳完全长成之后才被吃掉，因此它们会用未成熟果实的颜色（通常是绿色）来告诉捕食者"还没到食用的时候"。如果捕食者没有理解这种信号，植物通常会通过提高未成熟果实中的毒素含量来明确告诉捕食者还要再等等。在澳洲青苹被引进到美国之前，所有吃过绿苹果的小孩子都知道，不要吃绿苹果，它们会引发腹泻。

那么，捕食者食用水果的正确时机是什么时候呢？植物会用水果的颜色来提醒捕食者它们已经成熟了，这意味着种子的外壳已经变得很坚实，水果的含糖量也达到最高水平。令人难以置信的是，水果中的糖属于果糖，而非葡萄糖。葡萄糖能够提高灵长类动物和人类体内的胰岛素水平，进而提高体内的瘦蛋白（一种抑制饥饿的激素）水平，而果糖则不会。因此，捕食者吃完水果后不会接收到已经吃饱了的信号，也就不会停止进食。（如果我告诉你，类人猿的体重只在水果成熟的季节才会上升，你会不会大吃一惊？）这对捕食者和猎物来说是一种双赢。动物获得了更多的碳水化合物，它们在吃下水果的同时，也吃下了很多种子，这可以帮助植物将更多的"孩子"传播到不同的地方去。当然，对大多数现代人来说，这并不是双赢，因为狩猎采集者和类人猿所需的成熟水果中额外的碳水化合物，我们如今已不再需要。过去，我们只有在一年中的某段时间里才能吃到大多数水果，即夏天，这种情况直到近几十年才有所改变。但我们马上就会知道，一年四季都吃水果并不利于你的健康，还可能会让你体重超标！

时机很重要……但外表可能会欺骗你

正如我们所知，植物会利用颜色发出信号，告诉我们它们的果实可以食用了。这意味着种子的外壳已经发育成熟，并且它们很可能会完好无损地通过捕食者的消化道。因此，绿色代表"停"，红色（还有橙色和黄色）代表"行"。红色、橙色和黄色意味着甜美可口，食品经销商很早就了解到这一点，并加以利用。下次去超市挑选零食的时候，留意一下它们的包装和商标，你会发现其中大多数都采用了暖色系的设计。

很久之前，我们就知道红色、橙色和黄色是果实成熟的标志。但现在，即便到了12月，你仍然可以在北美的市场里买到水果，它们很有可能产自智利或其他南半球国家。这些水果在尚未完全成熟时就被摘下，等到达目的地时，水果商会使用大量的环氧乙烷对它们进行处理。环氧乙烷会改变果实的颜色，让它们看上去好像已经成熟且可以食用了，但这些水果中的凝集素含量仍然很高，因为种子的保护性外壳并未完全成熟，它们也没有从母株那里得到要降低凝集素含量的信号。而在果实自然成熟的情况下，母株会降低种子周围的果肉和表皮中的凝集素含量，并通过改变果实颜色发出果实成熟的信号。

相比之下，用环氧乙烷处理果实虽然能够改变果实的颜色，但果实中的凝集素保护系统仍在发挥作用。由于未成熟果实中的凝集素含量非常高，所以食用过早摘下的水果对你的健康非常不利。正因为如此，我会在本书的第二部分建议大家只食用当地出产的应季水果。在欧洲，大多数反季水果都产自以色列或北非。因为产地和销售地之间的距离不远，水果不需要在路上颠簸好几天，它们被摘下时很有可能是成熟的，也无须用环氧乙烷进行处理。这或许能够解释为什么欧洲人总体上要比生活在大西洋另一边的美国人更加健康和苗条，因为前者食用的是凝集素含量更低的自然成熟的水果。

种子的战争

对于完全裸露的种子，植物会采取另一种策略。青草、葡萄藤及其他在开阔土地上发芽的植物已经占据了一片肥沃的土地，它们自然希望自己的孩子也在这里生根发芽。母株在冬天枯死之后，它们的孩子会在下一个生长季萌芽。被带到别的地方去对它们来说没有任何好处，所以这些植物必须阻止昆虫及其他动物吃掉它们的孩子，或者把它们的孩子带到别的地方去。这些裸露的种子没有坚硬的外壳，但它们含有一种或多种能使捕食者变得虚弱、麻痹或生病的化学物质，从而让捕食者望而却步。这些化学物质包括：植酸，也叫作抗营养素，会妨碍捕食者的身体吸收食物中的矿物质；胰蛋白酶抑制剂，会干扰消化酶的正常工作，阻碍捕食者的生长发育；凝集素，会干扰细胞之间的通信，引发我们通常所说的肠漏症。全谷物食品实际上就含有这三种化学防御物质，主要存在于它们的皮、壳、麸皮中。（在第2章，我将会详细解释为什么"全谷物有益健康"是一种错误的观念。）

植物还有其他一些能够阻止植食动物侵袭的武器，比如，鞣质会让植物的味道变苦，还有生物碱，我们可以在茄科植物的茎和叶中找到这种物质。你可能已经知道，茄科植物（比如我们喜欢吃的西红柿、土豆、茄子和辣椒）很容易引起炎症。后文中还会讨论包括枸杞在内的茄科植物，以及谷物、大豆和其他豆类。

植物是否会思考？

　　植物会处心积虑地伤害我们，分泌化学物质来击退捕食者，诱惑动物把它们的种子带到其他地方，从而扩大它们的领地。这些策略似乎意味着植物可以为自己做打算，拥有学习能力。但你一定在想，别逗了，它们根本做不到。的确，植物不会像人类一样思考，但任何生物都想存活下去并繁衍后代。从进化策略的角度看，无论你是一株"简单"的植物，还是一个像人类这样复杂的"高级"生物，任何你能够合成（即便是出于偶然）并且保证你的基因传递下去的化合物，都会增强你的竞争优势。如果你是一株植物，任何会给捕食者带来坏处的化合物对你来说都是好的。所以，下次见到墨西哥辣椒的时候，记得想一想我的话。

　　你知道吗，当植物被吃掉的时候，它们是"知道"的。最近的一项研究显示，它们确实知道，而且不会坐以待毙。为了阻止捕食者，它们会召集"军队"来保护自己。[5] 这项研究的对象是一种名叫塔勒水芹（拟南芥）的十字花科植物。塔勒水芹是第一种基因得到完全测序的植物，因此研究者对其内部运作机制的理解要远超其他大多数植物。为了搞清楚植物能否意识到自己被吃掉，科学家重现了毛毛虫在吃树叶时引起的振动。他们还演示了植物可能会经历的其他振动，比如刮风。果不其然，塔勒水芹对毛毛虫的进食引起的振动做出了反应，分泌出更多有轻微毒性的芥子油，并把该物质输送到叶子中，用于阻止捕食者。而这种植物对风及其他类型的振动则没有产生任何反应。

　　还有一个例子是敏感植物，比如含羞草。就像它的名字一样，它对周围的环境非常敏感。它知道如何保护自身不受侵扰，当感受到外力触碰时，它会防御性地将叶子闭合。实际上，与那些生长在风平浪静环境中的含羞草相比，那些生长在易受侵扰环境里的含羞草，闭合叶子的行为更加明显和频繁。[6] 原来，植物是能够思考的！而且，这并不是它们第一次展现出思考能力。

和人类及其他动物一样，植物也有昼夜节律。[7]在一项研究中，研究者发现植物体内的时钟基因决定了植物会在一天中的什么时候分泌杀虫物质，而这个时间与捕食者的活动时间恰好一致。不过，一旦研究者把时钟基因从植物体内移除，它们就会失去分泌毒素的能力。[8]

最后，我们聚焦于一种植物化学物质——凝集素，在阅读本书之前你可能从未听说过它。是的，你没有看错，就是凝集素，而不是卵磷脂（一种存在于植物及动物体内的脂肪）或瘦蛋白（前文提到的一种能够调节食欲的激素）。当虫子开始啃食植物的某一侧时，它另一侧的凝集素含量就会立刻升高至原来的两倍，[9]以阻止虫子继续啃食它。你之后还会了解到，在植物的防御策略中，凝集素扮演着非常关键的角色，它还会对人类的健康造成巨大的破坏。

可以吃的敌人

那么，凝集素到底是什么？在绝大多数情况下，它们是一种存在于动植物体内的大分子蛋白质。此外，还有非常重要的一点，它们也是植物的一件重要武器，在与动物无休止的对抗中，植物的种种自我保护策略都离不开这一武器。1884年，科学家在对不同的血型进行研究时发现了凝集素。今天，你可能比较熟悉的一种凝集素就是大名鼎鼎（或臭名昭著）的麸质。除此之外，凝集素还有很多种，我会向你介绍其中比较重要的几种。（你可能还不知道，94%的人生来就具有花生凝集素的抗体。）

凝集素具体是如何保护植物的呢？大多数植物的种子、谷粒、果皮、果壳及叶子中含有的凝集素，都是和碳水化合物（也就是糖）结合在一起的，特别是多糖。在捕食者吃掉植物之后，凝集素会进入它们体内。凝集素就像智能炸弹一样，会瞄准糖分子并附着上去，它们附着的目标主要是其他生物（特别是真菌、昆虫及其他动物）细胞表面的糖。它们还会和唾液酸结合在一起，唾液酸是一种糖，存在于所有生物的肠道、脑、神经末梢、关节，以及一切体液（包括血管的内皮）中。由于能与这些物质结合，凝集素也被称为"黏性蛋白"。这种结合意味着凝集素会干扰细胞之间的信息传递，引起中毒或炎性反应，[10] 我们会在后面讨论这些内容。举个例子，如果凝集素和唾液酸结合在一起，神经元之间将无法传递信息。形成脑雾的罪魁祸首就是凝集素。凝集素还能使病毒和细菌更容易地附着在既定目标上，并与之结合。不管你信不信，有些人（对凝集素比较敏感的人）会比其他人更容易被细菌和病毒感染。如果你感觉自己比其他人更容易生病，可以考虑一下是不是这个原因。

　　除了会引起健康问题之外，凝集素还可能会导致体重上升。小麦之所以成为北方居民的首选粮食，就是因为它含有一种分子量特别小的凝集素，叫作麦胚凝集素（WGA），这种物质容易引起体重上升。在古代食物比较短缺的时候，小麦能够帮助我们的祖先增肥或保持体重，长出"小麦肚"真是再好不过了！古代小麦中的麦胚凝集素和现代小麦中的麦胚凝集素完全相同，它们都能使体重增加。我会在后文中继续讨论这种凝集素可能造成的影响。

　　植物会想方设法阻止你吃掉它的种子，甚至不惜牺牲自己的叶子。这些精心设计的凝集素要么直接杀死啃食它们的动物，要么让动物感觉不适。毕竟，虚弱的敌人更容易被攻击。昆虫或其他动物在遇到这样的植物之后，即便没有被杀死，也很快会得到教训，以后再也不吃任何会让它们觉得不舒服或不利于其生长发育的植物（及其种子）了。捕食者发现吃这种植物对它来说得不偿失，然后转头去植物生长更繁茂的区域品尝其他植物，而这种植物（及其种子）则幸存下来。这是一种双赢局面，双方最终实现了和平共处。

　　古代人类研究出一系列方法来对付凝集素，不幸的是，现代人反而没这么聪慧。如果我们吃下某些东西后感到不舒服或生病，我们的解决方法通常是寻找或发明一些药剂，比如艾司奥美拉唑等抑酸药或布洛芬等止痛药，然后继续食用那些对我们有害、引起我们身体疼痛或让我们变得虚弱的物质。

说到胃酸，你必须知道的是，我们不仅会食用有害的食物，还会给处于食物链下端的动物喂食同样有害的食物，导致它们也深受其害。如果让牛自己选择，它们永远都不会食用玉米和大豆，因为它们本来是以青草或其他草料为食的。但在产业化的农场里，它们的饲料却是玉米和大豆。比起青草中的凝集素，玉米和大豆中的凝集素更容易增加牛的体重并提高其脂肪率（在第 5 章中，你将了解到，加工食品中的玉米和谷物同样会让你的体重增加）。牛并不适应大豆和玉米中富含的凝集素，这些凝集素会引起严重的胃灼热和吞咽疼痛，牛会因此停止进食。是的，牛会因为这些凝集素而患上胃灼热，就像你一样。为了让家畜吃下更多增肥的食物，农民会在它们的食物中加入碳酸钙，这种物质是钙片的有效成分。[11] 实际上，全世界生产的碳酸钙中有一半被加进了牛饲料中，以减轻牛的胃灼热症状，并确保牛继续食用它们本不愿意食用的玉米和大豆。

人如其食

大豆及其他豆类，小麦及其他谷物，还有某些植物中含有的凝集素对人类来说十分有害。人类还需要更长的时间才能使自身的免疫系统对这些物质变得耐受，人类的肠道菌群也需要更长的时间才能完全分解这些蛋白质。我们的很多健康问题都由此产生，胃部不适只是其中之一。（如果你迫不及待地想知道凝集素到底能够引起哪些健康问题，请阅读第 2 章相关内容，读后你可能会大吃一惊。）不仅植物含有凝集素，动物制品当中也有。谷物和大豆都富含凝集素，当牛及其他动物吃下主要成分为谷物或大豆的饲料时，饲料中的凝集素就会转移到这些动物的乳汁或肉当中。被富含凝集素的饲料喂养长大的鸡同样如此，它们的肉和蛋也含有凝集素。养殖的海鲜亦如此，它们同样以大豆和玉米为食。若非我亲眼见证了停止吃这些食物对于我的很多"金丝雀"恢复身体健康有多么重要，我也不会相信。

20世纪80年代中期，我的一次个人经历让我彻底搞清楚了这一点。当时，我带着我的妻子和两个年幼的女儿移居伦敦，我在那里的一家知名儿童医院——大奥蒙德街儿童医院担任心脏外科研究员。那时，英国的鸡基本上都是用海鲜饲料喂养的。我的女儿们非常怀念她们最爱吃的一种美式食物——炸鸡，所以我带她们去镇上唯一一家肯德基餐厅解馋。她们刚咬了一小口鸡肉就觉得味道不对，还说这是鱼肉，不是鸡肉。我告诉她们这确实是鸡肉，但从某种程度上说她们也没有错。因为如果一只鸡是吃鱼肉长大的，这只鸡实际上就是一条鱼。但我压根儿没有想到，一只用玉米或大豆喂养的鸡实际上也不是鸡了，而是喔喔叫、会走路的谷物或大豆。

正如一句英文谚语所说："人如其食。"你的食物的食物也会对你产生影响。如果你吃的是有机培育的农产品或牧场动物制品（不包括散养动物制品），植物中的营养素和植物从土壤中（以及动物从植物中）摄取的营养素就会进入你的身体，并融入你的细胞。了解你的食物都是怎么被培育出来的，这不仅是一种生活方式上的选择，也影响着你的健康。

有充足的证据表明，有机种植的果蔬要比常规种植的果蔬含有更丰富的维生素和矿物质。[12] 更重要的是，有机果蔬的多酚（简单地讲，这是一种存在于茶、咖啡、水果、浆果以及一些蔬菜中的有益的植物营养素）含量也更丰富。对于牧场动物制品，也是同样的道理。但是，人如其食的含义还不止这些。谷物和大豆中的凝集素会进入常规养殖的动物体内，然后进入它们的肉、乳汁或蛋中，之后它们还会进入你的消化道，对你的身体造成伤害。

即便是有机养殖或散养的动物体内也有凝集素，因为它们的饲料依然是大豆和玉米，虽然这些大豆和玉米也是有机种植出来的。（顺便说一句，把动物终日圈养在一个仓库里，美其名曰"自由散养"，这从法律上讲是没有任何问题的，只要每天把通向户外的大门敞开5分钟即可。但事实上，当上千只鸡紧挨在一起时，想要靠近这扇大门都变得非常困难。）用夏天吃青草、冬天吃干草的牛的肉做成的汉堡，和在牲畜围栏里长大、终日食用富含凝集素的玉米和大豆的牛的肉做成的汉堡，它们之间存在着巨大的区别（同理，还有牛奶和奶酪）。[13]一方面，在这两种汉堡中，ω–3 脂肪酸和 ω–6 脂肪酸的占比是不同的。在大多数情况下，ω–6 脂肪酸可能会引发炎症，而 ω–3 脂肪酸则具有消炎作用。玉米和大豆含有的大多是 ω–6 脂肪酸，而青草的 ω–3 脂肪酸含量非常高。另一方面，食用能量相等的大豆和玉米的牛显然会比食用青草的牛更胖。[14]这意味着能量的来源会严重影响新陈代谢。当我们讨论增重问题的时候，你必须时刻记住这一点。雪上加霜的是，在美国，大多数玉米和大豆都是转基因的。在第4章，我会更加深入地探究食用转基因食品对人体产生的影响。

──── **成功故事** ────

告别免疫抑制剂

伊冯娜，女，50岁，在洛杉矶生活，患有严重的狼疮，还深受关节痛、疲乏和湿疹的困扰，尽管她服用了免疫抑制剂，也在练习冥想。在一位朋友的建议下，她来到我这里寻求帮助，随后我让她实施了我的饮食计划。在不到一个月的时间里，她的关节痛和疲乏都有所缓解，湿疹也渐渐消退了。她不再服用免疫抑制剂，病情也没有复发。4个月后我再见到伊冯娜时，她对自己过去几个月发生的改变感到欣喜若狂，但眼皮上顽固的湿疹还在。她告诉我她已经非常注意避免摄入一切可能有问题的食物了，于是我仔细检查了她的食物清单。在检查"推荐食物清单"时，我问她是否吃了鸡肉。她回答，她只吃有机散养的鸡。真相浮出了水面：她食用了这些鸡吃过的东西，也就是玉米和大豆。换句话说，她以间接的方式食用了谷物和豆类！我立即从她的食谱上划掉了鸡肉。果不其然，不到两周时间，伊冯娜的湿疹就消失了。在这之后的三年里，她的湿疹从未复发，当然，她也没再吃过鸡肉。

人类的反击

在动物和植物的战争中，人类究竟处于什么位置呢？我们是否只是受害者，任凭植物分泌的凝集素和其他化学物质不断损害我们的身体？事实绝非如此。我们必须知道，尽管凝集素具有一定的毒害作用，可能引起炎症，甚至扰乱人体内部的通信系统，但所有动物（包括人类）都进化出了一套防御机制，让这些凝集素变得无害，或者至少可以减轻它们的毒害。以下这套防御机制能够从 4 个方面保护我们免遭植物——特别是凝集素——的伤害。

第一道防线是你鼻腔里的黏液和口腔里的唾液，它们统称为糖胺聚糖。这些糖之所以会出现在你的鼻子和嘴巴里，就是为了捕捉凝集素。别忘了，凝集素很容易与糖结合在一起。当你吃了辛辣的食物而流鼻涕时，你要明白这是因为你刚刚摄入了一些凝集素。糖胺聚糖不仅能够捕捉你摄入的凝集素，还能够在食物沿着食道下行进入胃部的过程中提供一层额外的保护膜。

第二道防线是你的胃酸。在多数情况下，胃酸能够消化掉某些凝集素，但并不是所有种类的凝集素。

第三道防线是你的口腔和肠道里的微生物（人体微生物群的一部分）。它们已经进化出高效分解凝集素的本领，还没等凝集素伤害到你的肠壁，它们就会将这些凝集素分解掉。你摄入的某种植物凝集素越多，肠道微生物就越能够有针对性地分解这种凝集素。[15] 因此，如果你不再摄入任何含麸质的食物，体内能够消化麸质的微生物就会灭绝；而之后当你再次摄入麸质或无意间吃下含有麸质的食物时，你就再也无法消化它们了，这会让你的身体感觉不适。

第四道也是最后一道防线是你肠道中某些细胞分泌的黏液层。和鼻腔、口腔、喉咙甚至肛门中的黏液一样，这个肠道黏液层起到了屏障作用。它能够让你吃下去的植物化合物留在肠道中，因为黏液中的糖类能够捕捉并吸收凝集素。如果你很喜欢《星球大战》或《星际迷航》，你可以把这个黏液层想象成一个被激活的力场防护罩！

总的来说，这是一个非常高效的系统。但随着冲击这些防线的凝集素越来越多，黏液层中的糖分子就会越来越容易被耗尽。到那时，凝集素很可能会到达它们真正想去的地方——肠道中的活性细胞，这里才是真正的决战之地。

当然，在与凝集素战斗的过程中，你还可以使用另一件有力的武器——大脑。一旦你知道某些食物是有问题的，你就要避开它们，尽量不去食用，或者采用我们祖先很久之前就掌握的方法来降低它们的危害，这些方法我会在适当的时候介绍给你。你也很快就会明白，为什么服用彻底清除胃酸的药物或实施无麸质饮食并非明智之举，除非你是患有乳糜泻的少数人群中的一员。一旦你对肠道和寄居在其中的微生物有了更多了解，你就能更好地利用大脑来修正这些错误。

人类也有一套防御策略。在本书第二部分，我会详细说明如何加强你的防御工事。但是，就像为参加美国职业橄榄球大联盟比赛做准备一样，我们得先了解一下凝集素的阵仗。植物会用三种方式攻击你那铜墙铁壁般的防御系统，让你在几条战线上都疲于应对。

凝集素进攻策略之一：穿过肠壁

凝集素的第一项任务就是断开肠黏膜上皮细胞之间的紧密连接。你可能不信，你的肠黏膜仅由一层细胞组成，但它的表面积却有一个网球场那么大。[16] 肠细胞能够吸收维生素、矿物质、脂肪、糖和蛋白质，但这其中并不包括大分子蛋白质，而凝集素就属于这类蛋白质。如果你玩过"红色漫游者"这类经典的操场游戏，你可以回想一下那些大孩子是如何在你们用手臂连接而成的防线上"撕开一个口子"的，凝集素就是这样攻击你的肠黏膜的。[17]

在上述 4 道防线中，如果有一道甚至多道防线被突破，凝集素就会和某些细胞的受体结合，形成连蛋白，断开肠壁细胞间的紧密连接。连蛋白将打开肠黏膜上皮细胞中间的空隙，让凝集素闯入周围的组织、淋巴结、淋巴腺和血液等原本不属于它们的地方。一旦来到这些地方，它们就会和所有外源蛋白质一样，受到人体免疫系统的攻击。比如，当一个小木刺扎入了你的皮肤时，你的身体对此做出的反应就是调集白细胞展开攻击，结果会导致皮肤红肿。尽管你看不到免疫系统对那些进入你身体禁区的凝集素做出的反应，但我向你保证，入侵的凝集素确实会刺激免疫系统产生类似反应。我在检测炎症细胞因子时经常发现这种情况，而炎症细胞因子就像防空警报一样，会让免疫系统对即将到来的威胁严阵以待。

凝集素进攻策略之二：用分子模拟欺骗免疫系统

在动物王国里，我们可以看到很多通过模仿其他物种来获利的例子。飞蛾会通过模仿捕食它们的蜘蛛来躲避危险；无毒的猩红王蛇的外表与致命的珊瑚蛇非常相似，能有效地震慑住它们的捕食者。同样，为了避免被吃掉，植物也会模仿鸟类和昆虫。有一种昆虫名叫竹节虫，顾名思义，它看上去就像一段干枯的树枝，这使得它能够避开捕食者的威胁。可见，植物会采取分子模拟策略，让凝集素变得与人体中的其他蛋白质非常类似，也在情理之中。

凝集素和人体中的某些蛋白质十分相似。它们通过模仿这些蛋白质，骗过人体免疫系统，甚至诱骗免疫系统攻击自身的蛋白质。凝集素也会和细胞受体结合在一起，干扰人体内的信息交流，并对人体造成严重破坏。你肯定不止一次被路人叫错过名字，他们随后会道歉，因为他们意识到自己认错人了。分子模拟与这种情况非常类似，即模式匹配出现了错误。

免疫细胞和其他细胞会使用一种名叫TLR（Toll样受体）的"条形码扫描仪"来识别某种蛋白质究竟是敌是友。这些历经了亿万年进化过程的模式识别受体在某些食物中表现为一种新形式，它们伪装成能够指挥细胞（特别是免疫细胞和脂肪细胞）活动的化合物。比如，这些化合物会指挥脂肪细胞在不恰当的时候储存脂肪，或者诱使白细胞攻击人体自身的蛋白质，因为此时白细胞已经分不清敌友了。其中有些物质的存在时间不长，有500年左右的历史，而真正有害的化合物仅有约50年的历史！在第2章中，我们将更加详细地了解分子模拟在不知不觉间对人体造成了哪些危害。

凝集素进攻策略之三：干扰细胞通信

一些凝集素还能通过模仿激素信号或阻断信号的传输来干扰细胞之间的信息传递。[18] 激素这种蛋白质能够与细胞表面的受体结合并发出信号，让细胞接收到激素的指令。比如，胰岛素能够打开细胞表面的葡萄糖入口，并将其转化成能量。当血液中的葡萄糖含量过高时，胰岛素就会附着在脂肪细胞上，并指示它们将葡萄糖以脂肪的形式储存起来，而这些脂肪将会在食物短缺的时候派上用场。激素发出信号后，细胞会通知激素它们已经接收到信息，然后激素就会离开受体，而受体也会做好迎接下一个激素的到来的准备。为了实现胰岛素的功能，这些专门接收胰岛素的受体必须是开放和可用的。然而，凝集素也可以和细胞表面的受体结合，并将错误的信息传递给细胞，或者阻碍正确信息的传递。比如，麦胚凝集素的分子结构与胰岛素极其相似，[19]它们会占据胰岛素受体，模仿真正的胰岛素。但和真正的胰岛素不同的是，它们永远不会离开，并会带来一系列严重的后果，包括肌肉质量降低、脑细胞和神经细胞营养不足、脂肪堆积等。

你以为健康的食物可能并不健康

重申一遍，我并不讨厌蔬菜。恰恰相反，我很喜欢蔬菜！不过，这里存在一个悖论。虽然我们可能与植物处于交战状态，但它们（或它们中的大多数）富含维生素、矿物质、抗氧化剂、多酚及其他维持人体微生物群健康所必需的微量营养素。

植物悖论饮食计划实际上以微生物群和线粒体为中心，推荐了一系列植物性食物，并主张你在恰当的时候食用它们，以恰当的方式对其进行处理，食用量也要恰当。在你读过本书之后，你就会准确地知道哪些植物性食物是可以吃的，哪些是不应该吃的，以及如何对它们进行处理以减少凝集素的影响。但是，仅食用植物是不够的。你所摄入的大部分动物蛋白都来自野生海鲜，所以我也把这项饮食计划称为"植物–海鲜"饮食计划。当然，我还为纯素食者和半素食者提供了替代性方案，让他们也能够获得最佳的健康状态。

我有一半的患者之所以来找我，是因为他们在尝试了著名的消化道恢复疗程（比如肠道和心理综合征饮食、特殊碳水化合物饮食、低

FODMAP饮食^①）后，并未取得任何效果。很多肠胃科医生忽略的一点是，尽管有很多因素都对肠漏症的恢复非常关键，但移除那些能在肠黏膜上打开空隙的蛋白质才是首要的。不做好这一点，你所做的其他努力都是徒劳，就像不断从漏水的船中把水舀出去一样。只有将破洞堵住并且不让船身出现新的洞，这艘船（和你）才不会继续下沉。

幸运的是，我们可以从多个角度减轻凝集素的危害，我会在后面的章节中介绍这些方法。在完成植物悖论饮食计划的三个阶段后，你就能彻底清除体内有害的凝集素，你的消化道也将恢复健康。之后，大多数人会重新摄入一些凝集素，但都是经过恰当处理的，摄入量也比较合适。每个人对每种凝集素的敏感程度不一样。你的祖先越早开始食用含有某种凝集素的树叶或植物的其他部位，你的免疫系统和微生物群对这种凝集素就越耐受，甚至可能毫无反应。

在下一章里，我们将进入凝集素的世界，搞清楚它们是如何在你的身体里"攻城略地"的。我也会推翻许多关于"健康食品"的谬论，你将了解到，这些食品恰恰是心脏病、糖尿病、关节炎、肥胖及所有自身免疫性疾病的潜在诱因。

---

① 低FODMAP饮食旨在通过限制吃富含果糖、乳糖、果聚糖、半乳糖和多元醇的食物，帮助减轻肠易激综合征的症状。——编者注

第 2 章

肆无忌惮的凝集素

现在你已经对凝集素这种有害蛋白质略知一二了，下面让我们来解决一些显而易见的问题：如果我们的祖先从几千年前就开始食用含有凝集素的食物，为什么直到现在它们才开始破坏我们的健康呢？是不是近些年来发生的某些改变导致了这种情况的出现？

这正是问题的症结所在。几千年来，凝集素一直在给人类制造麻烦。通过不断地尝试和吸取教训，所有动物（包括人类）都知道应该避免食用哪些植物。但在大约 10 万年前，人类有了一项使我们在与植物的战争中更具优势的发现——火。烹饪能部分分解凝集素，它也是一种分解植物细胞壁的简便方法。在此之前，只有肠道微生物群能够完成这两项工作。火的使用使我们的祖先分配给消化活动的能量大幅减少，而分配给大脑的能量则大幅增加。尽管烹饪并非解决凝集素问题的万全之策，但它让人类有机会食用那些深埋在泥土里的富含淀粉的植物块茎，比如土豆。烹饪能够分解块茎中难以消化的植物化合物。

在烹饪诞生后的大约 9 万年里，智人的生活有了很大的改善。人类通过食用种类丰富的肉类和植物块茎变得高大、强壮。实际上，直到 1 万年前，人类的平均身高才达到6英尺①左右。但到最后一次冰期②结束时，问题出现了：那些横行于冰期的巨大野兽很快就彻底灭绝了，这使得人类不得不去寻找新的能量来源。在中东地区肥沃的三角洲地带，人们开始从事农业生产，驯化谷物和豆类。和水果不同，这两种食物都是可以储存起来供日后食用的，而水果一旦成熟就必须马上食用。但种植谷物和豆类实际上也带来了一些负面影响，它使得几百万年来人类从未食用过的凝集素第一次进入肠胃，不管是过去还是现在，我们始终对它们缺乏防御能力。你很快就会明白，谷物和豆类是人类遇到的最好也是最坏的东西。

人类的祖先是树鼩？

在上一章里，你了解到种子可以分为两大类：一类有坚硬的外壳，另一类则没有。你也了解到植物会利用两种不同的防御策略：一种是阻止捕食者食用它们的种子，另一种是鼓励捕食者吃掉它们的种子并把种子传播到其他地方去。同样，植食动物也可以分为两类。一类是食草动物，经过一系列进化，它们以单子叶植物为食，比如青草或谷物。另一类是树栖动物，它们以树叶和其他双子叶植物及其果实为食。单子叶植物中的凝集素和双子叶植物中的凝集素截然不同，因此食草动物和树栖动物体内的微生物群也沿着两个截然不同的方向进化。食草动物的肠道微生物群能够分解单子叶植物中的凝集素，而树栖动物的肠道里则寄居着不同类型的微生物，能够处理双子叶植物中的凝集素。

我们都知道，你接触某种化合物越多，你对它的抵抗力就越强，你的身体也不会再对这种物质产生剧烈的反应。比如，抗过敏疫苗会将少量的

---

① 1英尺≈0.30米。——编者注
② 最后一次冰期即第四纪冰期。——编者注

变应原注入你的身体，直到你对这种食物或其他物质不再产生过敏反应。但对凝集素来说，几周或几个月的时间还不足以让我们对它们产生抵抗力；实际上，我们需要上千年的时间才能练就这种抵御能力。

牛、羊、羚羊及其他食草动物的祖先花了数百万年时间，才获得能够处理单子叶植物中的凝集素的微生物，并把这些微生物传给它们的后代。当然，这里所说的"处理"指的是消化和清除凝集素；即便没有清除凝集素，免疫系统也"学会"了不再反应过度，因为上百万年来它一直在和凝集素打交道。至少在4 000万年前，老鼠就开始以谷物为食，它们适应凝集素的时间更长，是人类所花时间的4 000倍左右。而且，啮齿动物肠道中的蛋白酶含量是人类的几百倍，这些蛋白酶能够分解种子中的凝集素，这意味着啮齿动物的肠壁不像我们的肠壁那样会一直受到凝集素的威胁。

人类当然不是食草动物，连字面意思都不符合。（我们确实会像牛羊嚼青草一样吃上一整天的零食，但我可以向你保证，植物悖论饮食计划能够帮你克服这种偏好。）我们可以被归类为树栖动物，或者至少起源于树栖动物，我们最早的树栖动物祖先就是树鼩。我知道这听上去可能难以置信，但这至少是4 000万年前的事了。在此期间，那些能够处理双子叶植物中的凝集素的微生物代代相传，如今它们就寄居在你的身体里。[1]

人类饮食的四大剧变

我们的肠道微生物能够"指导"免疫系统如何辨别敌友，即哪些化合物是相对无害的，可以进入我们的身体，而哪些化合物可能会带来健康问题，应当拒之门外。[2]这个免疫系统的"边境巡逻队"从8 000万年前就已集结而成，时间远早于智人的出现。但近些年来，我们（和我们体内的微生物）不得不面对某些新食物。不幸的是，这些食物中的化合物会伪装成另一类化合物，并给我们的细胞下达指令，特别是免疫细胞和脂肪细胞。

在下文中，我将简单说明是哪 4 个变化打破了人类原有的饮食模式。它们破坏了植物和人类之间精妙的力量平衡，而这种平衡使得我们在过去的几千年里能够与植物和平共处、兴旺发展。这些变化促使我们适应（或未能适应）饮食结构的改变，但直到最近，我们才搞清楚凝集素在这场破坏中扮演的角色。肥胖症、2 型糖尿病及其他健康问题的蔓延，表明我们正在输掉这场战争。为了解释这一切是如何发生的并找出应对之策，下面让我们先简单回顾一下古代人类的起源。

第一个变化：农业革命

大约 1 万年前，农业革命的到来使人类获得了全新的食物——谷物和豆类，并且它们很快就成为几乎所有社会的主食。人类的主要食物从树叶、块茎、动物脂肪和蛋白质转变为谷物和豆类。而在那之前，人类体内的微生物群从未接触过禾本科植物（谷物）和豆类中的凝集素，因此人类的肠道微生物群和免疫系统根本没有处理这些凝集素的经验。

当时间的车轮行进到大约 5 000 年前时，古埃及人用麦粒装满了谷仓，这使得普通居民（包括修建金字塔的奴隶）都能填饱肚子，由此古埃及崛起成为一个伟大的王国。在对上千具埃及木乃伊进行分析之后，我们发现这些以小麦为食的埃及人的健康状况实际上并不好。他们去世的时候体重大都超标，动脉也出现了阻塞的情况。以谷物为主的饮食让他们患上了龋齿，这是因为谷物中含有大量的单糖，在咀嚼谷物的过程中，牙齿也会受到一定程度的磨损。[3]奈费尔提蒂王后的木乃伊表明她很可能患有糖尿病。以谷物为主的饮食不仅给这位富有传奇色彩的王后带来了健康问题，到了现代，燕麦片也成为一些牙科疾病的罪魁祸首。1932 年，研究人员发现，如果让有龋齿或牙齿畸形的儿童连续 6 个月不吃燕麦片，而改吃添加了维生素D和鱼肝油的食物，他们基本上都不会长出新的龋齿，原有的龋洞也不会继续扩大。如果只是补充维生素D而不禁止他们食用燕麦片，效果就没有这么明显了。

我们发现，燕麦及其他谷物、豆类和某些植物中的凝集素或多或少都具有一定的毒性。但在面对被饿死还是牺牲部分健康来换取生存机会的选择时，人类永远会选择后者。自从农业革命把凝集素带到我们的餐桌上，我们的祖先就想出了一系列减轻凝集素对健康危害的方法，比如利用发酵及其他多种技术对食物进行处理。[4] 显然，如果没有谷物和豆类，我们今天的文明可能根本就不会出现。

第二个变化：奶牛的基因突变

大约 2 000 年前，北欧奶牛的基因发生了自发性突变，这使得它们乳汁中的 β–酪蛋白由 A2 型转变为 A1 型。在消化过程中，A1 型 β–酪蛋白会转变成 β–酪啡肽，这种类似于凝集素的蛋白质会附着在胰腺中分泌胰岛素的 β 细胞上。当人们食用了这些变异奶牛产下的牛奶以及由这些牛奶制成的奶酪时，β–酪啡肽就会诱骗免疫系统攻击胰腺。[5] 这很可能是 1 型糖尿病的主要诱因。[6] 南欧的奶牛、山羊和绵羊则继续分泌富含 A2 型 β–酪蛋白的乳汁，但由于分泌含有 A1 型 β–酪蛋白的乳汁的奶牛体格更加健壮，而且能分泌更多的乳汁，农场主更喜欢饲养这种奶牛。荷斯坦奶牛是全世界最常见的奶牛品种之一，它们的乳汁中就含有 β–酪啡肽这种有害蛋白质。如果你认为喝牛奶会给你带来健康问题，这基本上是奶牛品种的问题，而不是牛奶本身的问题。荷斯坦奶牛产下的是含有 A1 型 β–酪蛋白的牛奶，而更赛牛、瑞士褐牛和比利时蓝牛产下的则都是含有 A2 型 β–酪蛋白的牛奶。因此，在食用奶制品时，我推荐你选择只含有 A2 型 β–酪蛋白的那些。为保险起见，你也可以选择山羊或绵羊奶制品。

奶牛品种才是关键!

在被类风湿性关节炎折磨多年后,阿莉森向我寻求帮助。她在 50 多岁时意识到,如果余生都要依靠那些可能会引发癌症的免疫抑制剂来过活,实在是得不偿失。因此,她决定不再服用药物,并开始执行植物悖论饮食计划。随后,她的健康状况出现好转,疼痛感消失了,炎症标志物水平也恢复了正常。然而,来自纳帕谷的一通电话让这个成功故事变得意味深长。阿莉森前往她的一位女性友人家里做客,这位友人用附近农场的草饲奶牛的乳汁制成的酸奶招待阿莉森,尽管她知道阿莉森正在实施"疯狂的冈德里饮食计划"。阿莉森以奶牛品种不对为由拒绝了她朋友的好意,但她的朋友却对植物悖论饮食计划嗤之以鼻,认为它太荒唐了。阿莉森大笑起来,她也觉得这蠢极了,少吃一点儿应该没什么关系。出于礼貌,她吃了几勺酸奶。但第二天早上醒来后,她左手的三个指关节都出现了肿胀。她马上打电话给我,并不是出于恐慌,而是出于喜悦。看来奶牛的品种确实是有影响的!她告诉我,从未有任何东西让她觉得如此疼痛,却又如此开心,因为她意识到自己已经掌握了保持一生健康的秘诀。

第三个变化:新大陆植物的引进

在过去的 1 万年里,我们应当已经对这些新型凝集素产生了一定的抵抗力,但现在让我们再进行一次时光旅行。500 年前,当欧洲人抵达美洲大陆时,人类接触凝集素以来的最后一个重大改变发生了。探险家们将新大陆的食物带回本国,哥伦布大交换(得名于克里斯托弗·哥伦布)使世界的其他地区暴露在一系列新型凝集素的威胁之下。这些凝集素来自茄科、豆科（包括花生和腰果）、谷物、准谷物（包括苋菜和藜麦）、南瓜属（南瓜、小青南瓜、西葫芦）、奇亚籽及其他一些种子。在此之前，欧洲人、亚洲人和非洲人对这些食物可谓见所未见，更别说吃了。如今在你知道的所谓的"健康食物"中，有一半其实是来自新大陆的植物，这意味着你的身体、肠道微生物群、免疫系统对它们都没有足够的抵抗力。考虑到进化是一个漫长的过程，在500年里了解一系列新型凝集素，简直就是一场"闪电约会"！

第四个变化：当代技术创新

在过去的50年里，加工食品和近年来出现的转基因食品（包括转基因大豆、玉米、西红柿和油菜籽），让我们再一次受到凝集素的攻击。在此之前，我们的身体从未遭遇过这些类型的凝集素。此外，随着广谱抗生素、其他药物及很多化学物质的应用，那些本可以将这些凝集素处理干净，并使免疫系统起到防御作用的肠道微生物也被消灭了。我们会在第4章对这些致命的干扰者进行更加深入的讨论。

这4个变化严重地干扰了人体内部正常的信息传递，而我们也无法在短时间内学会如何应对这些凝集素的狂轰滥炸。（想想那些可怜的奶牛吧，它们今天遇到的凝集素是它们在60年前未曾遇过的，如今农场主还要在它们的食物中加入钙片，促使它们吃下那些会让它们体重增加的食物。）雪上加霜的是，由于某些药物（比如抗生素）和其他物质（比如人工甜味剂）的摄入，我们体内大部分的有益微生物群也被消灭了。在这种情况下，让人体去对抗凝集素，就像指望20世纪70年代出产的内存只有250字节的第一代个人计算机下载视频、查看脸谱网主页、付款、预订机票、订购生活用品一样，根本不切实际。

现代饮食的改变

既然这4个变化中只有一个与现代有关，为什么我们还要如此关注凝集素呢？这个问题的答案很微妙。正如我们在前文中讨论的那样，近期发生的许多改变已经影响了人体应对凝集素的方式。这些改变发生得过于迅速，以至于我们的身体及体内的微生物群都无法在如此短的时间里适应这些改变。

在过去的半个世纪里，我们改变了食用和处理食物的方式，更多地选择快餐、加工食品、过度加工食品和微波食品等。我们的饮食结构也发生了巨大的变化，大多数加工食品都含有玉米、大豆和小麦，而它们全都富含凝集素。结果就是：人体内凝集素的含量比过去任何时候都高，不仅如此，在这50年里，除草剂、抗微生物剂、药物、化肥、食品添加剂及其他化学物质的大量使用，也对你体内的通信系统、肠道及肠道内的微生物群造成了严重的破坏。由于体内含有过多的化学物质，你的身体处理谷物、豆类和其他含有凝集素的植物的能力大打折扣。

我在前言中讲过，我将要揭开的许多真相可能让你一时很难接受。它们可能会让你怀疑你究竟是谁，也会挑战你对健康和疾病起因的看法，还会让你重新了解哪些是健康食物，哪些是好的食物，哪些是坏的食物，哪些是有机食物。从根本上讲，我希望你能理解，如果你想健康长寿，你就要吸取过去的教训。如今我们吃的食物和我们的祖先食用的食物已经大不一样了。

设想一下，仅仅是在过去的50年里，我们就遭遇了如下重大改变：

- 由于食用加工食品，我们摄入了大量小麦、大豆、玉米及其他谷物。这些加工食品取代了那些未经加工的碳水化合物，包括绿叶蔬菜和其他蔬菜。[7]

- 在家庭食品预算中，平均超过43%的支出用在外出就餐上。而在1970年，这个数字还不到26%。[8]
- 我们在家烹饪菜肴的次数越来越少，吃方便食品、精加工食品和外卖食品的次数却越来越多。
- 我们开始忘记（或忽视）要想办法减少含凝集素的食品带来的负面影响。
- 我们熟知的很多植物如今都要依靠化肥生长，科研人员还对它们进行基因改造以提高其抗虫害能力，加快其成熟时间，最小化其表面碰伤或凹陷，提高产量，方便长距离运输等。
- 过去，那些有利于人体健康的蔬菜是在土壤微生物的帮助下长大的，而今天这些微生物已经被现代农业技术和抗微生物剂消灭了。土壤中锌元素和镁元素的含量也急剧下降，但这两种元素对预防糖尿病和代谢综合征来说至关重要。[9]
- 尽管很多非食品类商品，比如非处方药和处方药、室内空气清新剂、洗手液等，不一定和肥胖症或其他健康问题直接相关，但它们本身就会给我们带来一些健康问题，还会加剧凝集素的负面影响。

什么样的饮食才算健康？

你的健康状况与饮食息息相关，具体取决于你对食物的选择、食物的成分，以及你处理食物的方法。讽刺的是，我的大多数患者已经在采取"健康"的饮食方式了，至少他们是这样认为的。

在我最初制订的饮食计划中，我禁止患者食用白色食物，比如面粉、白糖、土豆和牛奶，并且限制他们食用褐色食物，比如某些谷物和豆类。之后，我又从食谱中移除了所有谷物和准谷物（藜麦、荞麦等）及所有豆类（包括豆腐、毛豆和其他豆制品），我的患者的健康状况由此得到进一步改善。看起来，我删掉的所谓"健康食物"越多，我的患者的身体状况就越好。他们的癌症开始好转，甚至多年未见复发（是的，你没看错）。同样，有些患者的 2 型糖尿病、冠状动脉疾病、纤维肌痛综合征及自身免疫性疾病也都得到了很好的控制。这是怎么做到的？毕竟几千年来，人类一直在食用这些健康食物，不是吗？

很多食物，包括含有凝集素的食物，都既有优点也有缺点。此外，每个人对凝集素的抵抗力各不相同，这取决于个体的健康状况。然而，你的健康状况在很大程度上取决于你的肠道的健康状况、你体内的微生物群及它们对免疫系统发出的指令。我逐渐意识到，在这场发生在人体内的战争中，你需要对抗的头号敌人就是凝集素。

富含凝集素的食物正是自身免疫性疾病的根源，即便这些食物是有机培育的也不行。我的患者在停止摄入凝集素后，他们的自身免疫性疾病开始好转，一些科学文献也记录了这样的病例。[10] 这些结论可能看上去有些离谱，但每天进出我诊室的患者都是最有力的证明。在一项研究中，研究者让 20 名女性类风湿性关节炎患者进行了清水断食。在此期间，她们的类风湿性关节炎全部自愈。而在她们开始吃素食之后，一半患者的病情仍处于缓解期，这意味着她们的肠道健康得到了恢复；但在这些吃素食的患者中，有一半人的类风湿性关节炎复发了。[11] 实际上，我的研究已经证明，食用富含凝集素的"健康食物"会引发类风湿性关节炎。我们需要重新思考一下我们对健康的定义，它应当包括限制摄入富含凝集素的食物。

成功故事

二胎梦圆

美丽又充满活力的 27 岁姑娘苏珊娜和她的丈夫向我寻求帮助。在生下第一个孩子后不久，苏珊娜就患上了可怕的类风湿性关节炎。尽管她服用过类固醇和免疫抑制剂来进行治疗，但关节仍然异常肿胀。做任何动作都让她感到疼痛难忍，她甚至连自己的孩子也抱不起来。此外，她和她的丈夫非常渴望再生一个孩子，但他们知道再次怀孕对还在服用药物的苏珊娜来说非常危险。

为了缓解病情，苏珊娜愿意尝试任何方法。她的血检报告显示，即便服用了强效药，她的免疫系统仍然处于攻击模式。检查结果还显示，她的体内含有一种对凝集素过敏的人独有的标志物。我随即让她开启植物悖论饮食计划，并停止药物治疗。万事开头难，我使用天然抗炎化合物，比如乳香提取物、大剂量的鱼油和维生素D_3帮她缓解症状。随着时间的推移，她的疼痛有所减轻，体内的炎症标志物水平也慢慢下降，并趋近正常。如今，她和儿子一起玩耍时已经感觉不到疼痛，举起或抱着孩子的时候也不再勉勉强强。在她加入我的饮食计划大约一年后，我再次见到了她，还有她的丈夫和母亲。当初为了让苏珊娜能够坚持下去，他们也加入了我的计划。我告诉苏珊娜，她体内的炎症标志物已经降到了非常低的水平，现在可以备孕了。她的脸上立刻浮现出一丝淘气的神情。"我就知道你会这么说，"她说道，"所以我已经抢先一步了。我刚刚拿到检查结果，已经怀孕4周了！"

苏珊娜后来生下了一个健康的女孩，但这次和她第一次生产时不同，直到产后7个月，她的类风湿性关节炎都没有发作。

那么她的丈夫和母亲呢？尽管她的丈夫非常热爱健身，但一度患有慢性窦道疾病。然而，自从他加入这个计划，这个问题就解决了。为什么会这样呢？凝集素之所以会引起窦道疾病，是因为黏液是人类抵挡凝集素的第一道防线，黏膜会分泌过量的黏液来捕捉我们摄入的凝集素。那么，苏珊娜的母亲呢？她的糖尿病和关节炎都得到了缓解，胆固醇水平恢复正常，不再需要进行药物治疗，体重还减轻了30磅，这都是因为她想帮助自己的女儿。他们三个人面临的健康问题可能看上去毫不相干，但都有一个相同点，那就是对凝集素过敏。而在我从他们的食谱中去除了凝集素之后，他们就都恢复了健康。

麸质食物的真相

你现在已经知道，存在于小麦、大麦、黑麦、燕麦当中的麸质只是凝集素的一种，近年来这种凝集素受到了极大关注。如果食用这4种"健康食物"或其中之一，就有可能引发一种致命的肠道疾病——乳糜泻。有些人对凝集素的过敏反应还会导致身体出现一系列其他症状，包括脑雾、关节痛和炎症。

所有含麸质的食物中都有凝集素，但并非所有含凝集素的食物中都有麸质。更糟糕的是，几乎所有谷物和准谷物都含有与麸质相似的凝集素。此外，我们可能还会遇到成千上万种其他凝集素。不幸的是，在标准美国饮食（SAD）当中，这类物质随处可见。而且，很多凝集素比麸质更不利于人体健康。所谓的无麸质食品实际上含有很多凝集素，它们就存在于这些食品的原料（比如玉米、燕麦、荞麦、藜麦等谷物，以及大豆等豆类）中。正因为如此，我在行医生涯中遇到过许多患者，他们虽然已经停止食用大麦、黑麦、燕麦和小麦，但仍会受到消化疾病及其他健康问题（包括超重或体重过轻）的困扰，特别是那些只食用"无麸质"（而非"无凝集素"）食品的患者。[12]实际上，体重增加是无麸质饮食的常见后果。无麸质饮食还会带来另一个问题：人体内通常会有以麸质为食的微生物，一旦你把所有麸质都从你的日常饮食中剔除，这些微生物就会彻底消失，因为它们的食物来源消失了。之后一旦你再次摄入凝集素（这种情况很可能会发生），麸质就会给你带来一系列健康问题。[13]

无麸质饮食的谎言

克拉伦斯按照我的建议改变了饮食方式后，他的 2 型糖尿病得到了很好的控制。但自从他被诊断出患有乳糜泻，他开始食用不含麸质的面包和饼干，而这些又都是高糖食品。不出所料，他的糖尿病症状加剧了。在他搞清楚前因后果后，他立刻停止食用这些高糖食品并控制住了病情。然而，他的故事还没有结束。受糖尿病的影响，克拉伦斯的睾酮水平非常低。他曾经非常肯定地告诉他 42 岁的妻子，他已经没有生育能力了，因此他们无须采取避孕措施。但在他减少糖类和动物蛋白的摄入后，他的睾酮水平得到了提升，他的妻子也因此成功受孕。

谷物使你的体重增长

提到麸质，你第一个想到的可能就是小麦。尽管大麦、黑麦和燕麦中都有凝集素，但在美国人的饮食中，没有任何一种谷物像小麦那样无处不在。我之前就提过，1 万年前，由于小麦能够增加体重，我们的祖先更愿意食用小麦，而不是其他不易增重的谷物。尽管小麦可能是我们最喜欢吃的谷物，但它对我们却不太友好，不论你是否患有乳糜泻或对小麦过敏。

小麦会让你上瘾，就像阿片制剂一样让你的大脑欲罢不能。和大多数人一样，你之所以能够忍受它的不良作用，正是因为它能让你上瘾。除此之外，小麦还给我们带来了另一个严峻的问题：增加体重。读到第 5 章时，你就会搞清楚这究竟是怎么一回事。而现在，你只需知道以下事实：为了让肉牛或其他家畜长得更肥，农场主会给它们喂食谷物（和大豆）及低剂量的抗生素。含有一定量抗生素的谷物也会让我们迅速增肥，还造成了我们如今糟糕的健康状况。根据美国疾病控制与预防中心的数据，70.7%的美国成年人体重超标，他们当中又有约38%的人过度肥胖。[14] 而在20年前，过度肥胖人口的比例不超过20%。可悲的是，体重超标如今已被视为正常现象，而凝集素在这场肥胖危机中扮演着重要角色。

千万不要忘了，我们摄入的小麦不仅来自我们直接食用的谷物，被端上餐桌的肉类也是我们用谷物、豆类及抗生素养大的，这些有毒物质最终会使我们的身体危机四伏。如果我们滥用广谱抗生素，这些危机还会加剧。

如何避开小麦中的凝集素？

在过去的几年里，麸质已经成为营养素世界里的反派，人们也对罗伯特·阿特金斯博士和亚瑟·阿加茨顿博士提倡的低碳水化合物饮食越发感兴趣。《小麦肚》的作者威廉·戴维斯、《谷物大脑》的作者戴维·珀尔玛特也反对人们食用谷物，他们在各自的作品中重点强调了小麦让人上瘾的问题，对小麦中的麸质给予了特别关注。实际上，麸质只是我们遇到的一个小麻烦。

真正潜伏在小麦中的隐形恶棍是麦胚凝集素。但我必须说清楚，麦胚凝集素和麸质没有关系；准确地说，麦胚凝集素是在麸皮中被发现的。这意味着白面包含麸质而不含麦胚凝集素，但全麦面包同时含有这两种糟糕的物质。

和大多数分子较大的凝集素相比，麦胚凝集素是一种分子特别小的蛋白质。所以，即便肠黏膜屏障并未受损，麦胚凝集素也比其他凝集素更容易穿过我们的肠壁。但这只是麦胚凝集素对人体造成的众多恶果之一，它的危害还包括：

1. 和胰岛素一样，麦胚凝集素能够将糖导入脂肪细胞，破坏人体正常的内分泌功能。糖会在脂肪细胞内迅速转化成脂肪，导致体重增加，并使人体出现胰岛素抵抗的症状。

2. 麦胚凝集素能够阻止糖进入肌肉细胞，导致体脂增加，但与此同时，肌肉却缺乏营养。

3. 麦胚凝集素能够干扰人体对蛋白质的消化。

4. 麦胚凝集素通过释放自由基使人体内的炎症加重，而肠壁变薄。

5. 麦胚凝集素能够与其他蛋白质发生交叉反应，生成可触发自身免疫反应的抗体。这些抗体与麸质触发的自身免疫反应生成的抗体不同。

6. 麦胚凝集素能够穿越血脑屏障，带走其他物质，引起神经系统问题。

7. 麦胚凝集素能够杀死细胞，包括癌细胞和正常细胞。

8. 麦胚凝集素能够妨碍DNA（脱氧核糖核酸）的复制。

9. 麦胚凝集素能够促使血小板堆积，导致动脉粥样硬化（传统医学中从未提及这一点）。

10. 麦胚凝集素通过与黏膜内壁的唾液酸结合，能够使流感病毒和其他致病病毒从肠道进入人体。

11. 麦胚凝集素能够加重肾炎。[15]

那么，我们应该如何避免摄入麦胚凝集素？很简单，不再食用全谷物面包和其他全谷物制品即可。

全谷物的前世今生

在过去的几十年里，全谷物虽然一度被视为一种健康食物，但我们有必要回想一下，数千年前，当研磨工艺发展到能够去除小麦和其他谷物中富含纤维的部分时，特权阶级就开始食用"白"面包了，他们认为全谷物（比如糙米和黑面包）应该是给农民吃的。发展研磨工艺的目的就是让谷物更容易被肠道消化，让面包的颜色变得更白。当然，那时候的富人还不知道，比起那些去除了纤维的谷物，全谷物中凝集素的含量更高，这就解释了为什么精制谷物有助于减轻肠胃负担。希腊人和罗马人甚至就哪个国家的小麦粉颜色最白展开了辩论，如果你对此感兴趣，我可以告诉你最终胜出的是埃及。

如今，很多人都"认为"糙米比精米更有利于人体健康，但以大米为主食的 40 亿亚洲人在食用之前还是会去除糙米的外壳，让大米变得更白。他们这样做很愚蠢吗？不，恰恰相反，他们聪明极了。谷壳中有大量的凝集素，亚洲人早在数千年前就坚持把谷物的外壳去掉后再食用。尽管我也曾认为没有一种精制谷物能够比全谷物还健康，但我现在已经抛弃了这种观点。一直以来，中国人、日本人及其他亚洲人从未普遍受到肥胖症、心脏病、糖尿病等美国常见疾病的困扰。[16] 如果你的体重超标，原因很可能是你听信了"全谷物有益健康"的谬论。更令人担忧的是，全谷物食品的兴起使含有麦胚凝集素及其他凝集素的食物重新回到了我们的饮食当中。

如今人们对全谷物的痴迷与我们的祖先对待全谷物的态度截然相反，这一风潮也并非首次出现。回溯到 1894 年，身为医生和疗养院负责人的约翰·凯洛格博士曾尝试劝说他的患者食用全谷物，但遭到了拒绝。于是，他和他的兄弟威尔·基思·凯洛格想出了一个办法，他们将全谷物（此处指玉米）改头换面，做成了家乐氏玉米片。就这样，全谷物摇身一变成了"健康"早餐，一个价值上千万美元的产业由此开启。这个产业很快又将目光转向小麦，并称其为"完美"的早餐谷物。于是，一种含有麦胚凝集素和其他凝集素的食物又回到了人类的饮食中，并且在"二战"时期由驻扎在海外的美军将其带到欧亚大陆。而在此之前，欧洲人和亚洲人从未吃过这种食物。我的很多患者都是从东欧或中东移居到美国的，他们在 20 世纪六七十年代之前没有食用过全谷物食品。

在过去的 50 年里，只有嬉皮士、饮食跟风者和一部分营养学家对全谷物食品感兴趣。而如今，全谷物饮食已经成为主流，谷物早餐、面包和其他烘焙食品都被标榜为健康食品，广告商还会用一些诱人的字眼，比如"全谷物有益健康"来吸引消费者。实际上，这种趋势对我们的肠道造成了损伤，还引发了其他一些健康问题。我们现在既会食用全谷物食品，也会食用加工食品，所以凝集素带给我们的健康打击是双重的。

你可能听说过"法国悖论"，它指的是法国人吃法棍（用白面做成）、喝红酒、尽情享用黄油，却不会受到肥胖或其他健康问题的困扰，尤其是心脏病。米雷耶·吉利亚诺是在法国出生和长大的，如今生活在美国，在《法国女人不会胖》一书中，她介绍了法国悖论，我们从中可以看出她有多么喜欢那些所谓的"不健康食品"，但几十年来她一直保持着苗条的身材和良好的健康状况。法国悖论不只适用于女性，法国中年男性的心脏病发病率大约只有美国男性的一半，他们的平均寿命也比美国男性长 2.5 年。[17]法国人之所以比美国人更容易保持身材，也更少患上心脏病，真正的原因就在于他们很少摄入麦胚凝集素。同样的道理，只吃当地产的白面包和少量意大利面（在意大利，意大利面仅算头盘，而美国人却把意大利面当作主食）的意大利人不容易发胖，至少不像美国人那么胖。我去意大利游览过，还专门考察了他们的饮食文化，不幸的是，他们如今深受美国人的影响，全麦意大利面已经出现在游客常常光顾的城市餐厅的菜单上了。

不能再吃非甾体抗炎药了

麦胚凝集素很容易附着在关节软骨上，并诱骗免疫系统对关节发起攻击。我们可以通过服用非处方非甾体抗炎药，比如阿司匹林（百服宁、安乃近或艾可钦）、布洛芬（美林或艾德维尔）、萘普生（阿乐维、阿纳普罗、萘普兰或萘普欣）、酮洛芬（奥诺迪斯KT）等，来缓解炎症及由炎症引起的疼痛。医生也可能会给你开西乐葆、双氯芬酸、吲哚美辛、吡罗昔康等非甾体抗炎药。

这些药物虽然能够暂时缓解疼痛，对肠道却具有一定的副作用。葡糖胺是人体中一种与生俱来的物质，存在于关节周围和对关节起到缓冲作用的体液中，是软骨的基本组成成分。葡糖胺能够与麦胚凝集素结合，缓解或消除炎症（以及炎症引起的疼痛）。通过服用葡糖胺硫酸盐来补充葡糖胺，对于很多人都有良好的效果，但不是所有人。它具有治疗效果，并不是因为它能够神奇地缓解你的关节疼痛，而是因为它能够与肠道中的麦胚凝集素及其他凝集素结合，在它们还没有进入你的身体之前就将其清除掉。服用非甾体抗炎药来缓解由麦胚凝集素引起的副作用，这本身就是一个恶性循环，要想终止它，你只需要将小麦和其他含凝集素的食物从你的食谱里删除。我相信，你会对即将发生的一切感到惊喜。

有机种植也不行

在 20 世纪 50 年代之前，大多数人采用的都是有机种植的方法，他们用粪便给庄稼施肥，用腐烂的叶子保护庄稼的根或土壤中的微生物不被严寒冻死。到了 20 世纪中期，由于"二战"的军备制造遗留的石化化肥和铁路冷藏车厢的发展，老品种的农作物逐渐被种子公司开发出的杂交品种替代。除此之外，加利福尼亚州南部、佛罗里达州和美国其他气候较为温暖的地区提高了农作物的产量，并把它们用冷藏卡车或铁路车厢运送到其他地方。无论你生活在南卡罗来纳州还是南达科他州，你在任何时候都可以买到反季水果，因为杂交品种的水果经过长途运输，在到达目的地时仍能够保持完好，更容易受到人们的青睐，而不易运输的品种则逐渐失宠。

但是，相比老品种，易于装运的杂交品种并不具备应对恶劣天气、昆虫及其他植食动物的能力，也难以与野草竞争。这些植物缺乏自然防御能力，所以商业农户在种植过程中不得不使用大量的抗微生物剂（比如农药、杀虫剂和除草剂）。为了让现代农业变得更加经济、高效，人们又开始尝试对农作物进行基因改造。科学家将一些外源基因嵌入植物的基本基因组，目的是让这种植物产生某些特定的凝集素，提高抗虫害能力。

我们今天吃的水果不仅比我们的祖父母吃的水果含有的凝集素更多，它们还很有可能是转基因水果。记住，这些水果还未成熟就被采摘下来了，因此它们含有的凝集素没有被消除。最后，我想强调一点：即便你食用的某种农产品是有机种植的，也不代表它就适合你。凝集素天然地存在于植物的叶片和种子当中，无论它们是有机种植还是传统种植出来的。这意味着，就算你避开了转基因食品，也很难避开凝集素。可行的解决办法是，对你食用的植物种类（以及食用量）加以控制。

凝集素的悖论与毒物兴奋效应

毫无疑问，植物能把你的身体搞得一团糟，但与此同时，它们也含有一些对人体有益的化合物。实际上，它们的毒性能够帮助你的免疫系统击退包括肺炎杆菌和病毒在内的病原体。有的凝集素具有抗菌性，有的凝集素能抑制艾滋病病毒的繁殖。大蒜、苦瓜及其他草本植物中含有的凝集素具有一定的治疗作用。科学家正在研究是否可以将有些凝集素用于癌症治疗，但如果你对凝集素过敏，它们引发的慢性炎症就很有可能抵消它们的抗癌作用。

如果你知道凝集素的悖论是什么意思，明白有些食物对你既有好处又有坏处，你就会更容易理解毒物兴奋效应的概念。它指的是某些化合物高剂量使用时会对我们造成伤害，而在使用剂量适当时却对我们有益，这也叫"剂量决定毒性"。摄入这类食物能够使人体免疫系统和细胞得到锻炼，达到延长寿命的目的。同理，少量的有毒凝集素可能还会对我们起到保护作用。比如，那些尝起来味道较苦的植物，你通常可以少吃一点儿。

实际上，毒物兴奋效应也为多样化饮食提供了依据。人类曾是一个四处迁徙的物种，有证据表明，狩猎采集者共计会食用大约 250 种植物，但如今大多数人食用的植物种类甚至不到这个数字的 1/10。在我看来，这很好地解释了为什么我们需要服用一些营养素补充剂，我会在后文中谈到这个问题。

扰乱视线的麸质

让我们把注意力再次放到麸质这种凝集素上。麸质就像一个汽车被劫匪抢走并用于犯罪活动的车主一样，它在食用谷物是否有益健康的争论中只扮演了一个小角色，而不是主谋。实际上，那些以麸质作为主要蛋白质来源的人们也都生活得很好。比如，印度尼西亚人的主食面筋，不含有麦胚凝集素，但含有麸质。对大多数人来说，只吃无麸质食物是一种得不偿失的做法。有很多貌似摆脱了麸质的人却在吃一些更不利于健康的食物，这些食物含有其他类型的凝集素。很多人都认为所谓的无麸质食物就是无谷物食物，但事实并非如此。无麸质食物可能没有小麦、黑麦和大麦，却可能会有玉米、大米或苔麸（它们含有玉米醇溶蛋白、米谷蛋白、黍蛋白、高粱醇溶蛋白、禾蛋白等多种与麸质类似的凝集素）。无麸质食物通常还含有大豆粉或其他豆粉，它们显然也含有凝集素。从无麸质食物的配料表中我们还会发现各种形式的糖，含量似乎也比较高。

人们错误地认为，面包和其他烘焙食品之所以会给他们带来健康问题，是因为他们对麸质过敏。其实，造成这种印象的原因还有一个。自1950年以来，美国的烘焙商不再以酵母作为发酵剂，而代之以转谷氨酰胺酶，后者也是一种黏合剂。我在美国吃面包时会觉得肚子发胀，而我在欧洲吃用酵母发酵的白面包时则不会有这种感觉。这是因为酵母能够使小麦中的凝集素发酵并分解，从而削弱凝集素的影响。在法国和意大利，人们用酵母发酵面包，并且几乎所有面包都是用白面做的，而不是用全麦面粉。所以，这些面包虽然含有麸质（因为麸质不能被酵母分解），但它们不含麦胚凝集素。如果我说从血糖的角度看，利用酵母和小麦粉做成的面包是最安全无害的，你会不会感到很惊讶？这是因为酵母分解了面包中的凝集素和糖！

我还要再浇上一盆冷水：为了使大多数无麸质烘焙食品变得更加蓬松诱人，制造商也会选择用转谷氨酰胺酶作为发酵剂。转谷氨酰胺酶还被用来黏合肉馅或碎海鲜（比如制作蟹棒），所以它经常被称作肉胶。糟糕的是，转谷氨酰胺酶能够穿过血脑屏障，对神经递质造成破坏。它也是导致我们患上麸质共济失调（一种和帕金森病非常类似的疾病）的罪魁祸首。尽管如此，转谷氨酰胺酶还是获得了美国食品药品监督管理局（FDA）的批准，并且食品制造商无须在产品标签上标明这种成分。

值得注意的是，即便我们对麸质不过敏，转谷氨酰胺酶也会让我们变得对麸质过敏。这意味着如果你吃了从商店买回来的面包或其他小麦制品后身体出现了某些症状，并判定你对麸质过敏，那么你的身体可能是对食物中的转谷氨酰胺酶产生了反应。

当食品制造商用全谷物生产加工食品（包括面包和早餐麦片）时，为了防止其中的多不饱和油被氧化，他们会加入一些有害的防腐剂，比如丁基羟基甲苯（BHT）。我会在后文中介绍BHT及其近亲，但在这里我只能说你的面包或早餐麦片中可能添加了雌激素。不同于椰子油之类的饱和脂肪，存在于谷物胚芽当中的多不饱和脂肪总是试图与氧原子结合，一旦成功，它们就会让面包发出馊味儿。几年前我在法国讲完课后，需要乘坐很早的航班返回美国。我询问酒店能否在凌晨4点左右将早饭送到我的房间，前台经理回复我说没问题，但他们无法提供牛角面包，因为那个时间它们还没烘焙好。当我告诉他前一天剩下的牛角面包也可以的时候，他有点儿生气了，并一再保证他们酒店绝不会这样做，因为隔夜的牛角面包已经不适合食用了。

当你查看批量生产的面包、饼干或其他零食的保质期时，请不要忘记这个故事。如果食品的保质期超过一天，那么它们肯定含有丁基羟基甲苯或其他类似的防腐剂。不能吃丁基羟基甲苯的理由太多了，比如它是一种主要的内分泌干扰物质，作用与雌激素类似。这是你最不希望你的孩子吃到的东西，因为它会导致脂肪堆积，让女孩性早熟，或者让7岁大的男孩长出"乳房"。[18]如果你还需要更多理由来避开这种防腐剂，那么我可以告诉你，丁基羟基甲苯的众多商业用途之一就是制造尸体防腐剂。我说的都是真话！

寻找规律

当我从患者的健康状况和我的饮食计划给他们带来的益处中观察到一些规律后，我意识到凝集素才是破坏我们的健康和让我们体重超标的罪魁祸首。于是，我把医疗实践的重点转移到康复医学（有时也被称为功能医学）上，我的第一批患者里有很多人都体重超标，并且患有心脏病。简单来说，康复医学是一种促进身体自愈的医疗实践，而不只是治疗疾病。苗条的妻子将她们超重的丈夫们拽到我面前，并拜托我"治好"他们。考虑到改变生活习惯需要一家人的共同努力，所以除了对丈夫们进行多项复杂的血液检查和基因检测之外，我通常也会要求妻子们做同样的测试。此外，我还会对丈夫们和妻子们的病史进行全面的了解。

令我惊讶的是，这些看上去苗条又健康的女士也存在一些健康问题。有很多女性出现了甲状腺功能减退的症状，并且大多数是因为患上了桥本甲状腺炎，这是一种病因尚不清楚的自身免疫性疾病。（但你读到后面就会知道，事实并非如此。）她们中有不少人患有关节炎，为了缓解疼痛，她们服用过一种或多种非甾体抗炎药，以及抑酸药（比如奥美拉唑、兰索拉唑或艾司奥美拉唑）。有的女士甚至非常依赖抗抑郁药，她们对我说："要是你和我的丈夫结婚，你也得吃这种药！"她们也会服用一种或多种治疗骨质疏松的药物，而且她们大多曾被告知患有肠易激综合征。实际上，我的那些（看上去很健康的）女性患者人均服用多达7种药物！

出现在这些苗条女性身上的甲状腺功能减退、胃酸反流、骨质疏松、肠道疾病和抑郁，以及她们为了缓解病情而服用的那些药物，形成了一定的规律。她们都吃些什么？如果你猜测是那些所谓的"健康食品"，你就答对了！她们吃全麦意大利面、全麦百吉饼，搭配脱脂奶油奶酪、蛋清早餐饼和沙拉。她们对脂肪深恶痛绝，但她们中的大多数人还是需要服用立普妥或可定等他汀类药物来降低胆固醇水平，也会服用其他药物来治疗那些她们认为"正常"的小病。看起来，她们吃得越"健康"，身体反而会变得越不健康。

那么，她们的丈夫呢？男士们几乎无一例外地遵循着同一种模式：通过服用药物降低血压和胆固醇水平，减少胃酸反流，缓解关节炎及其他疼痛，促进睡眠。这些家庭的药橱差不多就是一个小型药店了！

在对他们进行专业检测后，我发现某些炎症标志物和免疫细胞活化标志物的测试结果表现出明显的一致性：我的患者和他们妻子的免疫系统都进入了全面攻击模式。我把两份食物清单推荐给他们，并建议他们把某些家庭生活用品和个人美容产品丢掉，之后他们的身体逐渐达到了自愈的状态。

很快，一些被类似的健康问题困扰的女性慕名而来，她们的身边不再站着肥胖的丈夫。但是，这些女性患者大多有超重或者肥胖的问题。她们几乎不约而同地向我讲述了相同的故事：她们那些解释不清的身体不适通常会被医生归结为"女性问题"，比如激素失调、抑郁或焦虑等；她们尝试过各种饮食方式，也造访过纤体机构，还认真地执行着运动计划，但体重超标问题始终挥之不去。和之前的那些苗条女性一样，她们也在服用多种药物。她们来找我是因为她们知道自己的身体出了问题，并且从朋友那里得知我可以治好她们。果不其然，我向其他患者推荐的饮食计划同样帮助了她们。

之后，一些患有自身免疫性疾病（比如类风湿性关节炎、狼疮和多发性硬化）和免疫系统疾病（比如淋巴瘤或多发性骨髓瘤、克罗恩病和溃疡性结肠炎）的患者也出现在我的诊室里，我因此被称为"修理师"。后来，癌症Ⅲ期或Ⅳ期的患者也找上门来。我要告诉你的是，自身免疫性疾病患者和癌症患者在实施我的饮食计划后，病情也出现了不同程度的好转。这简直令人难以置信！

检测凝集素

说到这里，你可能会问，我是如何认定凝集素就是导致这一系列相似健康问题的罪魁祸首的呢？这个问题非常好。实际上，这个过程相当曲折。从医30多年后我才得出结论，那些困扰我们的健康问题都是由一些很小的因素引起的，尤其是那些相对严重的健康问题。我再重复一遍：一些很小的因素（比如凝集素）就能够造成很严重的健康问题。我之所以走上这条路，写了这本书，起因是我从一位患者身上观察到的一些简单现象，他是最早实施我的饮食计划的患者之一。

我的患者的检测结果揭示出许多规律，正是这些规律帮助我搞清楚了影响我们健康的因素究竟是什么。然而，我能够顿悟还要感谢一位名叫托尼的患者。托尼是一位健康且充满活力的半素食主义者，他称自己为弹性素食主义者。他在40多岁时实施了我的饮食计划，每天都会吃很多绿叶蔬菜，并拒绝食用谷物、准谷物、土豆和其他淀粉类食物，以及大豆和其他豆类。他也很少吃水果和长种子的蔬菜。除此之外，托尼还增加了鱼类、贝类、鱼油、橄榄油、牛油果和澳洲坚果的摄入量。

和我的其他患者一样，实施我的饮食计划后不久，托尼的精力和运动能力就得到了改善，体重也减掉了10磅。但托尼患有白癜风，这种皮肤病的症状就是皮肤色素缺失。白癜风是由皮肤内的黑色素细胞持续受损引起的。黑色素细胞原本是一种神经细胞，在胚胎发育阶段它们会迁移到皮肤中。为什么白癜风患者体内的这些神经细胞会死去呢？当时人们还无法给出确切的解释，但怀疑它是自身免疫过程遭到破坏的结果。

自身免疫过程通常指人体的免疫系统受到欺骗并攻击自身细胞的行为，患有自身免疫性疾病的人会被告知他们的免疫系统出错了。比如托尼，他的黑色素细胞被免疫系统当成了外来入侵者，受到了攻击，致使他的皮肤出现了发白的斑块。显然，他的免疫系统杀死了不该杀死的细胞。

作为一位医生，这些年来我接触了各种病症，我自认为是一个足够沉着冷静的人。但是，当我听说并看到托尼实施我的饮食计划后发生的改变时，我不禁目瞪口呆。是的，他的白癜风消失了。或者更恰当地说，他的皮肤色素沉着恢复了正常。怎么会这样？说实话，那时候我也不清楚。我知道我的饮食计划具有很强的抗炎作用，但这并不能解释为什么托尼的白癜风会痊愈。数千年前，现代医药之父希波克拉底曾经对人体的自愈能力进行了描述，并称之为"绿色生命力"（veriditas）。他认为医生的工作就是找出导致患者不能自愈的因素，消除它们，而绿色生命力会负责余下的事。显然，托尼的新饮食习惯成功清除了自愈的障碍。绿色生命力起作用了，这一切就发生在我眼前！

于是，我重新审视了自己的研究。作为一位心脏移植领域的权威医生，我着重回顾了我的异种器官移植研究。我的饮食计划中的哪一部分使得托尼的免疫系统不再攻击他的黑色素细胞？他是不是吃了别的什么东西，或者他是不是做了哪些改变，使阻碍其身体自愈的因素不再起作用？凭借我在器官移植方面的知识，我认为后一个答案是正确的，即他清除了某种外力。但是，这种外力究竟是什么呢？

我认为这个问题可以这样解释。大多数有健康问题的人都认为，某些食物或补充剂具有一定的抗炎作用，也就是说，它们能抑制炎症。而我要探究的正是这些炎症的真正起因，如果希波克拉底是对的（他确实是对的），它就能够阻止炎症继续发展。换句话说，我的饮食计划并不能缓解托尼体内的炎症，这与很多饮食疗法的观念不同。实际上，我的饮食计划的真正作用是消除炎症的根源，一旦根源被消除，身体就能够自愈，而不需要借助任何抗炎药物。这个看似很小的发现将极大地改变你对人体机能的认识。

显然，炎症就是托尼健康问题的根源。那么，炎症又是从哪里来的呢？这听起来可能很奇怪，但我发现炎症的根源就是他的黑色素细胞，因为在免疫系统看来，它们与凝集素非常相似。由于我的饮食计划能够清除人体内的凝集素，炎症的根源也随之消失。

几亿年来，植物进化出与捕食者体内的关键组织极度相似的蛋白质（比如凝集素）。当凝集素穿过我们的肠壁时，就会激活我们的免疫系统，让其不假思索地"扫射"，既攻击凝集素，也攻击我们体内与凝集素相似的关键组织。别忘了，凝集素的初衷之一就是麻痹昆虫的神经系统。在托尼的例子中，他的黑色素细胞（记住，它们原本是神经细胞）被误认作外来入侵者。科学家们把这种现象叫作分子模拟，正是它让我顿悟了。托尼体内的凝集素被清除干净后，他的肤色随之恢复正常。凝集素是引发这个问题的根源，但它们最初是如何通过托尼的肠道进入了他的身体？

模式匹配

模式匹配是一个计算机科学术语，它指的是通过检查项目序列以查找模式的组成部分的行为。每当你用谷歌、必应等搜索引擎在互联网上搜索信息的时候，这一过程就会发生。你每按下一个键，搜索引擎都会进行模式匹配，并呈现出可能是你想要的结果。你输入的信息越多，匹配的结果可能就会越准确。但你也知道，搜索程序经常会给出匹配不当的结果，有时甚至让我们觉得失望或好笑。比如，你正在策划一场婚礼，你输入关键词"白色花朵"（white flower），但搜索引擎会优先给出有关白色面粉（white flour）的内容。这和你想要的信息可不太一样！

我曾经通过观察女性患者的身体不适和饮食习惯，发现了一些相似的规律或模式。实际上，任何时候、任何人身上出现任何一种模式都是可预测的。基于不同时节获得食物的难易程度，这些模式能够预测你的身体是处于"在夏季为即将到来的冬季储存脂肪"的模式，还是"燃烧脂肪度过冬季"的模式。食物的选择乃至食物的甜度都会通过模式匹配告诉你的身体现在处于哪个季节，你的身体也会做出相应的反应，比如增加体重（夏季）或通过燃烧脂肪获得能量（冬季）。模式匹配是每个生物（无论体型大小）维持生命活动的秘诀。通过一次次的观察，我逐渐意识到模式匹配决定了我的患者的健康状况。

巡逻中的免疫系统

近几年我们才了解到，人体免疫系统会利用非常简单的"扫描仪"来寻找和匹配模式。我在第1章论述凝集素欺骗免疫系统时，曾提到过这种扫描仪。它们被称为TLR，也就是Toll样受体，但我更愿意把它们看作小雷达。它们分布在你体内所有细胞的细胞膜上。

每一种蛋白质，无论它是病毒、凝集素还是细胞壁，都拥有独特的条码。你体内白细胞的TLR就像《星球大战》电影里的预警系统一样，不断搜索着外来入侵者（主要是细菌和病毒）的模式。TLR会一直扫描并"浏览"所有进入你身体的蛋白质分子的"指纹"或条形码，就如同收银台上那些能识别你购买的所有商品条形码的扫描仪，并一一确定它们的价格。一旦TLR确定某一条形码代表的究竟是敌人还是朋友，它们就会做出相应的反应，让蛋白质毫无障碍地通过，或者拉响警报告诉你的免疫系统有外来入侵者。

现在我们来了解一下另一类受体。就像电脑的USB（通用串行总线）接口一样，它们通过对来访的激素和酶进行扫描，搞清楚这些激素和酶想要细胞做什么。这一类受体被称为G蛋白偶联受体，也可以叫作G蛋白探测器。和空间站上的接口类似，它们充当的是所有细胞的接口。当一架来访的航天飞机想要卸下物资并上传信息时，它的接口必须与空间站的接口相匹配，就像你只能用与你的苹果手机兼容的充电器给它充电一样。同样，只有当激素或酶与受体相匹配的时候，它们才能互相交换信息。

如果你觉得你身体里的这个通信系统听起来太过奇幻，不妨想一想，我们的手机还能够接收从卫星或信号塔发射出来的看不见的电子脉冲，这是不是更不可思议！但我们对此已经习以为常了，我们体内的细胞通信实际上也会以类似的方式运行。

换句话说，你的免疫系统的职责就是扫描友方或敌方的模式，当它确认遇到了外源蛋白质时，就会向身体发出警报。随后，它会和人体的其他部分分享有关外源蛋白质模式的信息，这会使今后集结对抗外敌的部队变得更容易一些。在你注射流感疫苗后，你的身体就会发生这些反应。来自流感病毒外表面的蛋白质被注射到你的身体里，你的免疫系统发现这种外源蛋白质后，扫描它们的条形码并确定它们是外来者，就会开始攻击它们。之后，你的白细胞和免疫信号蛋白上的扫描仪会对这种外源蛋白质一直保持警惕。当真正的流感病毒进入你的身体时，你的身体马上就能做好对付它们的准备。TLR 识别出这些"导弹"是你的敌人后会立即发送信号提醒你的身体，并启动导弹防御系统，白细胞就会像小型炸弹一样攻击外源蛋白质。结果是，你的免疫系统全歼流感病毒，大获全胜！

免疫与激素的风暴

2011 年的诺贝尔医学或生理学奖被授予对这些扫描仪的工作原理做出解释的科学家。一年后，诺贝尔化学奖又被授予了 G 蛋白偶联受体的发现者。正是这些重大发现让我把那些受看似毫不相关问题困扰的患者联系到了一起。

我发现，这些患者的健康问题的根源在于，细胞的 TLR 和 G 蛋白偶联受体一直处于扫描、检测、拉响警报或激活细胞机器的循环模式。他们的 TLR 和 G 蛋白偶联受体一直在接收来源不明的信息，而这些输入源是近 50 年来才出现的。归根结底，这是因为人们吃的食物、使用的药物和个人护理产品发生了根本性变化。总之，你的系统被"黑"了。这一过程严重损害了我的患者的身体健康，同样，它十有八九也是你的健康问题的根源。

我又是如何确定这就是一切的起因，以及持续的扫描应该为一系列健康问题的发生负主要责任的呢？毕竟，你身体里的这种致命的生理活动都发生在细胞或分子层面上，不可能被你察觉。触发这些受体的化合物是如此微小而不可见，这让它们看起来似乎无关紧要。但我对炎性激素进行的测量和测试，促使我在过去的几年里对引发健康问题的根源进行了持续的追踪调查。

在我和患者的共同努力下，我发现了免疫系统对抗外源蛋白质并引发炎症的模式。我还发现凝集素和其他外源蛋白质严重干扰了细胞之间的交流，因为凝集素对模式的模仿十分精妙，它们传递给细胞的很多信息都是不准确的。我的所有患者的健康问题的根源都在于，他们的TLR一直在错误地拉响警报，或者说他们的G蛋白偶联受体一直在接收错误的信息。不管患者出现了什么健康问题，他们的共同点就是体内正常的信息传递受到严重干扰，以至于他们的免疫系统在身体里制造了一场免疫与激素的风暴，对他们的健康造成了毁灭性破坏。随着患者体内的通信系统恢复正常，这些健康问题也会迎刃而解。好消息是，你只需要对你的饮食和生活方式做出简单的改变。

致命的错误识别

小时候，当你感觉喉咙疼痛的时候，你的母亲可能会担心这是由乙型溶血性链球菌引起的，也就是俗称的脓毒性咽喉炎。如果你已经为人父母，那么你可能会有同样的担忧。脓毒性咽喉炎可能会引发一种非常严重的疾病，就是风湿热。风湿热患者又很容易患上风湿性心脏病，包括我在内的心脏外科医生都对这种疾病非常感兴趣。治疗这种疾病通常需要进行心脏瓣膜置换术，因为患者的心脏瓣膜大多会出现残缺。

搞清楚风湿性心脏病如何导致瓣膜残缺是非常重要的，即便你从未患过脓毒性咽喉炎。乙型溶血性链球菌的细胞壁是由脂肪、糖和蛋白质构成的，免疫系统会通过特定的条形码对其进行识别。如果你感染过这种链球菌，你的免疫系统就会让TLR不断搜寻同样的条形码。不幸的是，这种条形码和你的心脏瓣膜细胞表面的条形码非常相似。

设想一下，当TLR扫描你的心脏瓣膜时，它们惊讶地发现了链球菌的条形码，并立刻发出警报，请求免疫系统杀死这些入侵者。随后，你的免疫系统进入了全面作战模式，日复一日、年复一年地攻击着你的心脏瓣膜。最终，你的心脏瓣膜严重受损，丧失了正常功能，必须接受置换术。

在我为患者切除瓣膜时，我发现这些瓣膜的质地看上去和冠状动脉内部的质地非常相似。这成为解开谜题的一个线索：冠状动脉疾病与风湿性心脏病看上去很相似，是因为它们都受到了免疫系统的攻击。由于TLR混淆了相似的条形码，免疫系统对人体自身发动了错误的攻击，这成为目前大多数人类疾病和健康问题的诱因。

危险的冒牌者

每种蛋白质都有其专属的条形码，但通过上文链球菌的例子，你就会知道很多条形码实际上非常相似。有些植物凝集素和被人体免疫系统识别为入侵者的化合物（比如脂多糖）十分相似。脂多糖是那些不断分裂繁殖最后死在你的肠道里的细菌残骸，它们会穿过你的肠壁，依附或隐藏在饱和脂肪中，进入你的身体。

免疫系统无法识别出一个完好的细菌及其残骸之间的区别，因此它会把脂多糖当作一种威胁，就好像你的血液或身体其他部位发生了细菌感染。你的免疫系统随即会召集白细胞对脂多糖发起攻击，并引起炎症。还有一个坏消息是，那些一直警惕着外源物质的免疫细胞会把凝集素误认作脂多糖并对其发动攻击，就好像你的体内确实充满了细菌，然后你的身体就会爆发炎症。

但是，通过对患者的观察，我发现凝集素最阴险的诡计就在于，它和人体的组织细胞、神经细胞和关节软骨细胞表面的蛋白质有惊人的相似之处。而为了慎重起见，以及更好地保护你的身体，你的免疫系统不会放过某些关键的危险物质。在抗生素被发明之前，如果你的身体受到细菌感染，你就摊上大麻烦了，因为你的免疫系统会对任何与细菌的细胞壁或外源蛋白质稍有相似的物质都表现得十分敏感。

风湿病医生把这一反应叫作自身免疫性疾病，这实际上是一种"友军误伤"。如果一只动物因为吃下了某种含有凝集素的食物而生病、感觉不适或不能茁壮成长，它很快就会意识到不应该再吃了。请记住，从植物的立场看，使敌人变得虚弱有益无害。如果你能让你的敌人搬起石头砸自己的脚，你就占据了上风。当植食动物（包括人类）的免疫系统开始对自身的健康组织发动攻击时，这些动物就不太可能再吃这种植物（以及它的孩子）了。更重要的是，这些动物也不太可能繁衍出更多的后代，这进一步确保了这种植物能够生存下去。

成功故事

学会治愈自己

大约 5 年前，我的好朋友托尼·罗宾斯给我打来电话，向我寻求帮助。一位杰出的古鲁（guru）——被全世界 1 200 万人当作"神明"的人——患上了严重的冠状动脉疾病，他住在印度的一家医院里，正准备接受一次紧急的冠状动脉搭桥手术，涉及 5 条冠状动脉。托尼问我能否帮他逃过这次手术？我的答案是肯定的。但是，这位时年 62 岁的古鲁的血液检查结果看上去并不乐观。他不仅患有冠状动脉疾病，还有严重的糖尿病，他的糖化血红蛋白（一种反映人体对糖类与蛋白质不耐受程度的标志物）数值超过 9.0（正常情况下不超过 5.6），并出现了晚期肾衰竭的症状。当他通过 Skype（一款即时通信软件）向我咨询时，我问他究竟是不是神，他回答说，人们之所以把他称为神，是因为他能够创造奇迹并治愈他人。我又问他，如果他能够创造奇迹，为什么他无法治愈自己？他回答道："你也知道神是如何行事的，我能治愈其他任何人，但我无法治愈自己！因此，我需要你。"自此，我们变得非常投缘。

这位古鲁一直在接受一位阿育吠陀医师的治疗，并且坚持传统的印度饮食方式，以大米、豆类和印度烤饼作为主食。他有典型的啤酒肚。我告诉他正是他的饮食习惯导致他患上糖尿病、心脏病和肾衰竭，他感到非常震惊。它们为什么不健康呢？我给他的答案跟我之前给所有食用"健康食物"的患者的答案是一样的：如果你真的吃得非常健康，你又怎么会患上这些疾病呢？

爱因斯坦说过，疯子就是反复做同一件事，却期望有一天会出现不同结果的人。我让这位圣人加入了我的植物悖论饮食计划，几周之后，他的胸痛症状就消失了，血糖水平也开始下降。在计划开始实施后的大约三个月里，他的情况持续好转，但之后他的血液测试结果又变得非常糟糕。当我们在 Skype 上聊天的时候，我问他究竟发生了什么。答案很简单，那里的人们每三个月都会举办一次庆典来表达对他及所有僧侣的崇敬，他的追随者们会将献给诸神的食物赠予他，而他有义务把它们都吃掉。这个模式持续了大约两年——向前迈两步，向后退一步——因为这个庆典每三个月就要举办一次。

最终，在一次通话中，我终于按捺不住了。"你的追随者不是很敬重你吗？"我问道。"是的。"他答道。"那么你为什么不能决定自己应该吃什么？"我又问。"我从没想过这个问题。"他说，"但接下来我会告诉我的那些追随者，我想要按照冈德里的饮食计划吃饭。"他确实也是这么做的。

如今，这位古鲁的皮肤有了健康的光泽。他的心脏压力测试结果显示一切正常，肾衰竭的症状消失了，糖尿病也有了明显好转。他现在无须服药，糖化血红蛋白数值就能保持正常的水平——5.5，而且还在继续下降。对了，他的阿育吠陀医师也开始按照我的饮食计划吃饭了！

我们每个人都拥有这种绿色生命力，只要消除阻碍它的外力，我们的身体就能自愈。毕竟，圣人也需要借助这种力量治愈自己。我和他都认为，虽然我能够为你指出这条道路，但你要自己走下去。

所有健康问题的起因

我从我的患者身上发现的另一个重要事实是，人体免疫系统对凝集素的反应强弱取决于你的身体，比如你的家族病史和遗传基因，以及这些凝集素是否已经穿过本来完好的肠黏膜屏障，其中后一点更重要。这看起来很简单，是不是？不是的。在下一章里，我们会更加仔细地审视我们面临的健康危机，特别是如今日益多发的肥胖症及相关疾病。最重要的是，我们将着眼于如何逆转这些疾病的发病过程。事实证明，凝集素具有的模仿其他蛋白质并破坏人体内信息传递的能力，与很多疾病的发生密切相关。我亲眼见证了我的患者如何凭借已知的原则和我修改过的饮食计划解决了如下健康问题：

- 关节痛；
- 胃酸反流或胃灼热；
- 痤疮；
- 老年斑、皮赘；
- 过敏；
- 脱发；
- 贫血；
- 关节炎；
- 哮喘；
- 自身免疫性疾病（包括自身免疫性甲状腺疾病、类风湿性关节炎、1型糖尿病、多发性硬化、克罗恩病、结肠炎和狼疮）；
- 骨质流失（包括骨质减少和骨质疏松）；
- 脑雾；
- 癌症；

- 口腔溃疡；

- 慢性疲劳综合征；

- 慢性疼痛综合征；

- 结肠息肉；

- 痉挛、刺痛、麻木；

- 牙齿健康状况下降；

- 痴呆；

- 抑郁；

- 糖尿病、糖尿病前期、胰岛素抵抗；

- 疲惫；

- 脂肪泻（由消化不良引起）；

- 纤维肌痛；

- 胃食管反流、巴雷特食管；

- 胃肠问题（胃气胀、疼痛、腹胀、便秘、腹泻）；

- 头痛；

- 心脏病、冠状动脉疾病、血管疾病；

- 高血压；

- 不育、月经周期不规律、流产；

- 易怒及行为改变；

- 肠易激综合征；

- 免疫球蛋白G、免疫球蛋白M和免疫球蛋白A数量下降；

- 睾酮水平较低；

- 白细胞数量较少；

- 淋巴瘤、白血病、多发性骨髓瘤；

- 男性型秃发；

- 健忘；

- 偏头痛；

- 由吸收不良导致的营养缺乏，比如铁元素含量较低；

- 帕金森病；

- 周围神经病变；

- 多囊卵巢综合征；

- 皮疹（包括疱疹样皮炎、湿疹、银屑病）；

- 婴儿及儿童发育迟缓；

- 不明原因的头晕或耳鸣；

- 白癜风；

- 体重减轻或增加。

读到这里，你可能会想，我几乎把所有种类的疾病和身体不适都列举出来了，它们怎么可能是由同一个原因引起的？相信我，如果你在 12 年前提出上述所有疾病都是由凝集素及进入我们身体的其他化学物质引起的，我也会对你的观点嗤之以鼻。然而，我诊治的上万名患者可以证明，这就是事实。所以，如果你实施我的饮食计划，困扰你的健康问题也会得到缓解。

凝集素的过去和现在

如果凝集素早在一个多世纪之前就已经存在，并且我们每天都会从多种食物（下文会列出一个完整的清单）中摄入凝集素，那么为什么只有一部分人会受到凝集素的攻击？我们也可以这样问，为什么它们在过去没有攻击我们，现在却开始攻击我们了？有哪些因素发生了改变？在上文中，我揭露了凝集素是如何进入人体的，在接下来的两章里，我将带你好好了解一下这些干扰因素。

第 3 章

肠道保卫战

在前面两章里，你已经接触到一些复杂而新奇的概念，但我还是要提醒你，在后文中你会遇到更多这样的概念。尽管听上去有些不可思议，但我要讲述的一切内容都是有相关研究支持的，它们均由各知名大学的科学家完成，并且经过同行评议后发表，其中也包括我本人的研究。我想告诉你，你在健康（也许还有体重）方面遇到的问题实际上都是由一些很小的因素引起的。在我们逐步认识肠道这个迷人的世界的过程中，你就能明白我的意思了。

微生物是敌是友？

在你的肠道中、口腔中、皮肤上乃至你周围的空气里生活着几百万亿个种类繁多的微生物，包括细菌、病毒、霉菌、真菌，还有蠕虫。我们对健康最严重的错误认识之一，就是我们未能清楚地认识到谁才是我们的盟友。真正的你或者说完整的你，实际上就是你所认为的"你"加上众多微生物。在你的所有细胞中，有 90% 都不属于人类。进一步说，在你的所有基因中，有 99% 都不属于人类。

乍一看，这种多生命形式共存的情况非常陌生，但你确实是和微生物生活在一起的。它们决定了你的健康状况，你也决定了它们的健康状况。从根本上讲，你并不孤独。大多数人都认为我们做的所有决定全由自己掌控，但你的微生物小伙伴们可能会对你的选择表示强烈反对。你也许无法接受这些微生物竟然会对你产生如此大的影响，但我们都知道事实就是这样。

你可以把你自己和你的微生物群看作一个由上万亿居民（包括人类细胞和非人类细胞）组成的国家。这些非人类细胞好比拥有合法身份的外来者，它们依照外国劳工计划在这个国家工作。它们在特定的人体部位安家，比如皮肤上或肠道里。

人体微生物群不仅包括你的肠道微生物，还包括生活在你的皮肤上，甚至像云一样笼罩在你周围的微生物。你为这些微生物提供了一个家，反过来它们也会为你服务。它们依赖你获得食物和安居之所，但对大多数人来说，很难接受的事实是我们也要依赖它们。没有这些微生物，我们就没法生存和成长。无菌小鼠的实验让我们了解到这一点，诸如此类的研究促使人们开始探索宿主生物和寄居在它体内的微生物之间的关系。无菌小鼠在成长过程中没有接触过任何微生物，它们的体型更小、寿命更短，也更容易生病，因为它们的免疫系统尚未发育完全。[1] 所以，现在我们知道，让你的微生物群吃饱并保持心情愉快是一件非常重要的事。

1960 年，我上五年级时参加了美国国家科学竞赛。基于那个时代的研究人员对微生物群的研究，我的项目内容是给小鼠构建一个无菌环境。我那时根本想不到，几十年后，我会写一本关于人类宿主和微生物之间协同合作的书。就像我之前说过的，本书并不是我的首次尝试。

辛勤的外来打工人

现在，让我们好好看看你的肠道里到底发生了什么。对大多数"外来打工人"而言，你的肠道就是它们居住和工作的地方。它们的工作是分解并消化植物的细胞壁，将其转化成能量，再将能量以脂肪的形式储存起来。和其他所有动物一样，人类也得仰仗这些微生物打工人完成这项重要工作。"吃"木头的并不是白蚁，是它们肠道里的微生物完成了消化木头并将其转化成能量的工作。如果没有这些微生物，白蚁就会被活活饿死。

这些打工人的主要工作有两项：一是把宿主吃下的植物转化成能量；二是为宿主的免疫系统站岗放哨。因为微生物群中含有丰富的遗传物质，所以包括我在内的一些科研人员认为，我们已经将身体的大部分免疫监视工作"外包"出去了，这就像把我们的遗传物质上传到云端一样。一个比较流行的理论是，人类将分辨敌友并将敌人引开的工作外包给了微生物群。

这些外来打工人的寄居地视具体物种而定，但它们主要聚居在三个位置上分解宿主食用的植物：对于牛和其他反刍动物，这个位置就是它们的胃或反刍胃；对于大猩猩和其他类人猿，这个位置就是它们的小肠；对于人类，这个位置就是我们的大肠（结肠）。

为了帮你更好地理解接下来的内容，我们先了解一下解剖学方面的知识。你的消化道从口腔开始一直延伸到肛门，它实际上就是你身体内部的皮肤。肠的内壁包含的东西实际上处于身体外部。是的，肠道的内部世界就像你身边的世界一样，都是外在世界的一部分。这怎么可能呢？如果它们在你的身体内部，又怎么可能和在身体外部一样呢？

你可以想象一条在河下方开凿的公路隧道。当车辆开进和开出隧道时，这些车辆实际上都位于河的外部。当它们穿过隧道时，它们实际上也不在河里，而在河的外部，它们进入的是一条充满空气而不是河水的通道。虽然它们看上去消失在河水中并在河的另一边再次出现，但它们从未真正"进入"河水。同样地，你吃下去的大部分食物及你的外来打工人看似在你的身体内部，并且穿过了你的身体，但实际上它们在你的身体外部。你的肠道就像一道边境围栏，将外来打工人和你身体的其余部分分隔开。

与此同时，你的皮肤也是几万亿皮肤微生物的家园，它们有两项最基本的功能：第一，它们会保护你的身体，将其与外部世界分隔开；第二，它们会吸收和阻隔一些物质。其中，第一个功能更加重要（或者这只是人类的看法）。

你的肠道内壁就是你身体内部的皮肤，因此肠道也具有人体皮肤的两项功能。然而，对肠道而言，它更重要的职责是吸收食物的营养。如果你忘记了，让我提醒你一下，你那弯弯曲曲的肠道的表面积有一个网球场那么大！但是，问题就出在这里。我们知道，肠壁只有一层细胞的厚度，这些细胞紧紧地挨在一起，承担着阻止外源物质越过边境进入身体组织和血液的责任。它们的目标是让你肠道内的东西（包括微生物群）待在它们原本的位置上，也就是你的身体外部。一旦它们进入身体内部，就大事不妙了。

信不信由你：来自母亲的礼物

每个人最初的微生物群完全继承自母体。在你离开产道的时候，你会从母亲那里继承她的微生物群。它们对培育你的新生免疫系统来说是必不可少的，实际上这一过程早在你出生之前就已经开始了。乳酸杆菌（一种以乳糖为食的微生物）在正常情况下是不会存在于阴道内的，但在妊娠期的最后三个月，它们会移居到那里。如果我告诉你，母乳中含有婴儿无法消化的复杂乳糖，而这些乳糖是保持婴儿体内微生物群健康和生长必需的物质，你会不会感到很惊讶？而且，你是否知道，如果你未能从母亲那里继承正常的微生物群，你的免疫系统将很难正常发育？实际上，如果你是剖宫产出生的，那么你需要花费整整 6 个月的时间去构建正常的微生物群，以及一个运行良好的免疫系统。

各就其位

你的肠道、皮肤和你周围的空气中生活着重达 5 磅的微生物，包括细菌、蠕虫、原生动物、真菌、霉菌和病毒，它们也是你的一部分。目前，研究人员已经对人类微生物群中的上万种微生物进行了鉴定，随着人类微生物组计划的展开，这个数字还在逐年增长。

这 5 磅微生物为什么与你密不可分？微生物群在免疫系统、神经系统和内分泌系统中都扮演着重要角色，它们会告诉人类细胞"外面的世界"正在发生什么。消化道里的微生物会分解掉你消化不了的东西，会将已经消化的食物吸收进去，也会与可能对你的身体造成伤害的东西（包括凝集素）展开战斗。

各得其所

尽管这些构成微生物群的非人类细胞对于人的健康福祉必不可少，但你体内的人类细胞却认为这些异类细胞应当待在身体外部。人类细胞愿意接收来自这些微生物的信息和营养，前提是这些微生物能好好地待在围栏外面。就像诗人罗伯特·弗罗斯特在他著名的诗作《修墙》中写的那样，"好篱笆带来好邻居"。你的微生物群就是你的近邻，但它们必须待在篱笆的另一侧，也就是你的皮肤和肠壁的外面。

下面我以核电站为例，解释为什么微生物和你的身体之间的这道"篱笆"如此重要。可控核裂变是一种重要但极其危险的能源，如果不对它加以约束，它就会变成杀伤力极强的原子弹；但如果对它进行适当处理并加以控制，它就能够为发电机供能，生产出无污染的电力。防辐射结构会阻止核辐射外逸，但风险仍然非常大，所以核电站的工作人员都配备了辐射探测仪，它们的功能就相当于扫描仪。还有一些扫描仪被安放在主要反应堆的周围和外侧，一旦扫描仪探测到核辐射，就会拉响警报，这代表人们的健康正面临着迫在眉睫的威胁。不幸的是，2011年发生在福岛核电站的堆芯熔毁事件证明，这种有毒物质的逸出将大大危及核电站周围地区，而且这种危害可能是永久性的。

虽然我们要讨论的对象处于微观领域，但我们还是可以思考一下你身上的大多数微生物如何安居在你的消化道中。就像核反应堆的安全壳一样，我们的肠壁将这些微生物隔离在身体外部，让身体内部免受污染。你的肠道微生物群就类似于核能，只要它们一直待在肠壁外面，这些微生物就会对维持人体的正常运作产生至关重要的作用。但实际上，你的肠壁每天都会被攻破，这导致你的身体出现了一系列严重问题。[2] 很多时候你感觉自己就要被"熔毁"了，这其实没有什么好奇怪的。

我们很难让肠道微生物待在它们应该待的位置，因为黏膜屏障具有两种截然相反的功能。黏膜屏障不仅会把凝集素挡在你的身体外部，还要允许营养物质进入你的身体内部。而且，你的肠黏膜上皮细胞只有一层，它们肩负着一项艰巨的任务，就是阻止这些寄居在消化道内的外来打工人进入你的身体内部。

成功故事

传统的全素饮食并不利于人体健康

一位80岁专门研究素食烹饪的作家（她的饮食以谷物和豆类为主）曾

和全素饮食最早的倡导者之一约翰·麦克杜格尔博士有过合作。我见到这位作家时，她瘦骨嶙峋，双手有严重的关节炎。检查结果显示，她患有严重的狼疮和乳糜泻，这些都是凝集素穿过肠壁的典型临床表现。我建议她实施植物悖论饮食计划，很快她的狼疮和乳糜泻症状就得到了缓解。尽管新的饮食方式让她重获健康，但她仍然决定重拾她的全素饮食计划。结果，她的狼疮标志物水平迅速升高了 10 倍，肾功能出现了减退症状（狼疮肾炎），充血性心力衰竭也加重了。这位作家至此才恍然大悟，她决定重新遵照我的饮食计划来选择食物。令人高兴的是，她的所有健康问题再一次得到了缓解。

穿过肠壁有多难？

食物只有被消化成分子量很小的单分子后，才能够穿过肠壁。所以，你午餐食用的沙拉和汤中的营养物质是怎样穿过你的肠壁的？简单来说，为了穿过你的消化道，所有食物都必须被分解成单个氨基酸（来自蛋白质）、单个脂肪酸（来自脂肪）和单个糖分子（来自糖和淀粉）。这些微小的单分子能够给人体提供能量和营养素。酸、酶和你的外来打工人会全权负责将这些大分子分解成你的身体需要的小分子。

随后，你的肠黏膜上皮细胞会吞下单分子的氨基酸、脂肪酸或糖，带它们穿过肠壁，再将它们释放到附近的门动脉或淋巴系统中。这些小分子能够在不打破肠黏膜上皮细胞之间紧密连接的前提下穿过肠壁。如果一切运作正常，大分子将留在它们应该在的地方，也就是你的身体外部，因为这些分子实在太大了，肠黏膜上皮细胞根本无法吞下它们。第一，你的肠黏膜上皮细胞无法吞下它消化不了的东西。第二，如果一切运作正常，大分子是不会穿过你的肠壁的；一旦它们穿过肠壁，你的免疫系统就会断定有外来入侵者潜伏在你的身体内部，随即拉响警报。

肠壁被攻破

肠道是一个了不起的系统，但它并不完美。你也许会认为，事物不总是依照预期的方式运行。由于我们摄入的食物和食物的种植方式发生了变化，凝集素和脂多糖时时刻刻都能攻破我们的肠壁。除了麦胚凝集素以外，所有凝集素都是大分子蛋白质，而你现在也知道，在正常情况下大分子蛋白质无法轻易穿过我们的肠壁。但是，凝集素非常擅长扯开肠黏膜上皮细胞间的紧密连接。于是，一些更大的分子也能经由这些"突破口"进入你的身体内部，对你的身体健康造成严重的破坏。当凝集素、脂多糖或两者同时穿过你的肠道时，你的免疫系统就会判定有外敌入侵并进入高度警戒状态，它还会向你的身体发出信号，让你的身体为了这场战争储备好脂肪等物资。与此同时，凝集素会与肠黏膜细胞的"过境通道"（受体）结合并使其"堵塞"，这样维生素和其他营养物质就无法被人体吸收了。

如果凝集素会造成上一章结尾列出的所有健康问题，为什么从未有人注意到这种情况呢？我只能这样解释："如果不睁开双眼，你是发现不了任何问题的！"大多数医生和营养学家完全不了解凝集素及其对人体的影响，这也是为什么在他们看来，大多数人似乎都可以摄入凝集素（包括麸质），人们也不会因此受到任何不良影响。注意，上一句话的关键词是"似乎"。

---- 成功故事 ----

克罗恩病的痊愈

几年前，我在Skype上见到了吉尔，她是一位大三学生，时年20岁，获得了一个基金会的全额奖学金。这个基金会的创始人恰好是我的一位患者，她设立这个奖学金的目的就是鼓励学生把研究免疫学作为自己的职业。我的这位患者曾患有克罗恩病（一种发作于肠道的致残性自身免疫性疾病），需要服用器官移植抗排斥药物。我让她尝试了我的植物悖论饮食计划，在随后的三个月里，她的克罗恩病得到了缓解，体重也减轻了50磅（这算是意外收获）。毫无疑问，她对这一变化开心不已，所以她将我的饮食计划中的两份食物清单分享给她资助的学生，也就是吉尔，因为吉尔也患有克罗恩病。那时，吉尔正在接受梅奥诊所的一位杰出的胃肠病学教授的诊疗服务。我的患者问我能否和吉尔聊一聊，我欣然同意了。

我们刚聊了几句，吉尔就告诉我，当初她的资助人把食物清单分享给她的时候，她表示半信半疑。她为了治疗克罗恩病尝试过多种饮食方式，但无一成功。此外，她的主治医生告诉她克罗恩病是一种遗传病，和饮食毫无关系。她略显局促地对我说，她之所以会尝试我的饮食计划完全是看在资助人的面子上。然后，她的神情变得生动起来："两周之后，我经历了人生中第一次正常排便，之后也都很正常。两天前，我给我的主治医生打电话，告诉他我通过调整饮食方式缓解了克罗恩病。他对我说这只是安慰剂效应，因为克罗恩病和饮食没有关系，这完全是我自己的想象。"

"我当时沮丧得要命，"她继续说道，"放下电话转身就去了厨房。我母亲正在那里烤圣诞饼干，我吃了两块。几分钟后，我感觉好像有一颗炸弹在我的胃里爆炸了。那天晚上，我又开始腹痛、腹泻。我立即回到植物悖论饮食计划上来，现在一切又恢复了正常。但是，为什么我的主治医生不相信我的克罗恩病从始至终都是由饮食不当引起的呢？为什么他没有发现呢？"

就像上文中说过的那样，我对她说："如果不睁开双眼，你的医生是发现不了任何问题的！第一，如果你连凝集素是什么都不知道，那么你根本不可能知道凝集素会引发一系列的健康问题。第二，即便知道凝集素是什么，你也不一定知道食用它们可能会带来什么影响。"

继续读下去，你就会知道我的双眼是怎么睁开的，很快，相信你的双眼也会睁开。而且，我会给你提供一些工具，帮助你修复肠壁、恢复健康。记住，有很多发生在你身体内部的事情是难以用常规方法检测到的。如果凝集素会对我们的身体造成伤害，而这种伤害并不明显或不会立刻显现，我们又该怎么办呢？我的患者的血液检查结果告诉我，他们的身体确实受到了伤害，凝集素或一些看上去很像凝集素的物质正在穿过黏膜屏障。但是，很久以前它们无法穿过肠壁，如今怎么就做到了？这到底是为什么？

打开潘多拉的盒子

这个问题一度让我感到非常迷茫。直到大约 12 年前，我在医院大厅遇到了一位病理医生。他说："我知道你在成为心脏外科医生之前学习的是普外科专业，那你听说过肠蹼吗？"我表示从未听说过，他说他也是。紧接着，他给我讲述了一位因肠梗阻被送进医院手术室的 50 岁女性的故事。这位患者的小肠有多处发生肿胀和阻塞，因此大部分小肠都需要手术切除。病理医生在切开她的小肠后发现了蹼状组织，它们就像装在水管上的垫圈一样，把小肠内部几乎完全堵住了，只留下一个针孔大小的开口。这位病理医生之前从未见过这样的组织。

这勾起了我的好奇心，我追问，这些蹼状组织是从哪里来的。他回答说还不清楚，但他正在研究，并且他非常肯定的是，这种情况在经常服用非甾体抗炎药（比如布洛芬、阿乐维、萘普欣、莫比可、西乐葆和阿司匹林）的人群中较为常见。除了阿司匹林以外，所有这些药物在 20 世纪 70 年代早期的美国都被用于缓解疼痛和发热症状，还作为阿司匹林的替代药物用于治疗关节炎。长期服用阿司匹林显然会对胃黏膜造成损伤，但由于其他非甾体抗炎药不会对胃黏膜造成损伤，制药公司就把它们吹嘘成了灵丹妙药。

我向这位病理医生提出的下一个问题是，这些非甾体抗炎药是如何引起肠蹼的。他的回答是这个问题无关紧要。但是，在好奇心的驱使下，我开始做相关调查，并且一不小心打开了潘多拉的盒子。简单来说，非甾体抗炎药不会损伤胃黏膜，这一点我们通过胃镜就能观察到。实际上，它们损害的是小肠黏膜，而这个部位是内窥镜到达不了的地方。正因为我们无法看到它们的副作用，才放任非甾体抗炎药对将凝集素和脂多糖挡在你身体外部的黏膜屏障造成了严重损伤。

镇痛药治标不治本

寄居在肠黏膜细胞上的微生物都是有益菌，它们以低聚果糖这种复杂抗性淀粉为食，并刺激肠黏膜上皮细胞分泌出更多的黏液。于是，黏液就成了捕捉凝集素并阻挡它们闯入肠道的护城河。肠黏膜细胞分泌的黏液越多，肠道对凝集素就越有抵抗力，除非你经常服用非甾体抗炎药。（黏液不仅存在于你的肠道里，你的鼻腔黏液也能够将有害物质变成鼻涕，还会捕捉外源蛋白质并阻止它们进入你的身体。是的，鼻涕是个好东西！）

过去半个世纪里的许多研究结果都表明，大量服用看似无害的非甾体抗炎药就如同吞下了一颗颗手榴弹，这些药物会在我们的肠黏膜屏障上炸出洞来。随后，凝集素、脂多糖和细菌就会疯狂涌向肠黏膜上的洞，在你的身体内部肆虐。之后，你的免疫系统就会尽其所能，让你的身体发炎并让你感到疼痛。疼痛又会促使你服用另一种非甾体抗炎药，以致形成恶性循环，最终你不得不服用处方镇痛药来缓解疼痛。换句话说，那些看似无害的非甾体抗炎药只是入门级毒品。[3] 抗生素和抑酸药的服用，甚至是饮食方式的改变，都会导致有害细菌侵入我们的身体，这与非甾体抗炎药造成的后果是一样的。

由凝集素和脂多糖引起的肠道易透性，以及定期服用非甾体抗炎药和抑酸药，都会导致我们患上肠漏症。我一开始也和其他人一样，认为肠漏症只是困扰着少数不幸患者的一种独立疾病，但现在我很确定肠漏症是所有疾病的基础，就像希波克拉底认为的那样。更糟糕的是，单单是我们从全谷物食品和其他烘焙食品（包括使用了转谷氨酰胺酶这种发酵剂的无麸质食品）中摄入的凝集素，就足以让我们的肠道变得更易透。请记住，全谷物是近年来才再次进入我们的饮食的，所以它们带来的问题也是近期才出现的。

自身免疫性疾病的真正起因

现在请仔细听好，我下面要讲的事实将颠覆你对自身免疫性疾病的看法。如果你不幸患有克罗恩病、溃疡性结肠炎、显微镜下结肠炎、甲状腺功能减退（或桥本甲状腺炎）、狼疮、多发性硬化、类风湿性关节炎、干燥综合征（眼干和口干）、硬皮病、系统性硬化病、银屑病、雷诺综合征、皮肌炎、纤维肌痛、骨关节炎及其他自身免疫性疾病，那么我有一个好消息要告诉你，你可能无须服用药物也可以摆脱它们！我每天都在见证这类奇迹的发生。解决问题的关键在于，你需要修复已经出现漏洞的肠道，我会在本书第二部分进行详细讨论。

现代研究已经证实了希波克拉底的观点，那就是所有这些疾病都发源于肠道，并且我们可以通过修复肠道治好它们。凭借在患者中的良好口碑，10多年来，我的医疗实践中有一半都涉及自身免疫性疾病的治疗和治愈。在对研究所中所有的病例实验记录和临床标志物进行了全面严格的检测之后，我（和其他人）确信所有自身免疫性疾病的起因都在于，生活在你的肠道内、口腔中和皮肤上的有益微生物群变成了有害微生物群，你的肠壁、口腔和牙龈的易透性也发生了变化。

是什么影响了这种易透性？正如我们在前文中了解到的，非甾体抗炎药、抗生素、艾司奥美拉唑和奥美拉唑等抑酸药，以及抗微生物剂农达，都能够影响你的肠道微生物群和肠黏膜，它们每天都在损伤你的肠黏膜屏障。它们与凝集素联合起来，诱骗你的免疫系统对你的身体发动攻击，这是一个典型的由分子模拟造成的错误。分子模拟之所以会发生，是因为人体免疫细胞会攻击细胞表面与凝集素和脂多糖相似的蛋白质。

肠漏症的一系列危害在一开始的时候很难被察觉，但当你的肠壁严重受损，肠道失去了正常吸收功能，血液检查结果显示蛋白质水平偏低时，你就会意识到它的存在。就像能够吸收液体的海绵或麂皮抹布一样，在正常情况下，肠道能够吸收大量的蛋白质、脂肪和糖，直到吸饱为止。为了理解这种破坏作用有多么难以察觉，你可以设想一下，吸烟会悄悄毁掉用于交换气体的肺泡，但要过很长一段时间吸烟者才会被诊断患上了肺气肿或慢性阻塞性肺疾病。与此相似，凝集素也在悄悄攻击肠壁。对于这两种情况，等到损伤已经非常明显的时候，无论做什么都太迟了。在我的行医生涯中，我经常会遇到一些无论摄入多少营养素都吸收不了的患者。实际上，很多我们误认为是衰老过程中的正常现象，实际上都是凝集素毒性的累积效应。但和肺气肿不同的是，凝集素造成的损伤是可以修复的！一座城市若在战争中被轰炸，市民会逃离这里，轰炸停止后，市民会重新回到这里。你可以把凝集素想象成即将落下来的炸弹，为了修复损伤，你必须马上停止摄入凝集素。

互利共生关系

微生物在消化、排泄和维持肠道健康等方面发挥的作用只是其功能的冰山一角。微生物也是你的健康的重要守护者，它们构成了一个复杂的生态系统，并且与你的大脑及身体其他部分始终保持着沟通与交流，它们能够发送和接收信息。[4] 早在我们用电子设备发送即时消息之前，这些微生物就已经通过相互传递信息来控制我们的激素水平和食欲了。

生物学家把人类和微生物之间的关系定义为互利共生关系。你的生存离不开微生物，它们的生存也离不开你。动物王国中有很多类似的例子。比如，一种名叫牙签鸟的水鸟以鳄鱼牙齿上残留的食物为生，小鸟吃饱了肚子，鳄鱼的牙齿也变干净了。还有一些鸟类，比如牛椋鸟（也叫食虱鸟），会站在非洲一些大型哺乳动物的背上，啄食其身上烦人的昆虫。再以你和你的微生物群之间的互利共生关系为例，某些生活在你皮肤上的微生物会为愈合一个伤口战斗至死，它们还会保护你免受其他有害细菌的侵袭。这些有益微生物之所以会保护你，是因为你与它们之间是一种互利共生关系。你喂饱了它们，作为回报，它们会保护你。

肠道里的好伙伴也会尽力照料和维护它们的家园，它们甚至会通过分泌使人快乐的激素（比如血清素），向你表达它们的愉悦（如果你服用了抗抑郁药，那么我敢肯定你的肠道里的好伙伴已经离你而去了）。然而，如果你改变了这种关系，它们扮演的角色也将改变。赶走有益的微生物群或让有害的微生物群进来，就像一个气氛融洽的街区被一群帮派分子接管一样。它们对照料和保护你并不感兴趣，它们只顾自己。它们还会闯入正常肠道居民与大脑之间的古老通信系统，激发你对它们所需食物的兴趣，比如糖、脂肪、垃圾食品和快餐。你只是受到了操控，这再次证明你的疲惫感、疾病和超重并不是你的错。

正常情况下，这个复杂系统会促使微生物群和身体细胞的交流、共存。虽然这听起来可能很奇怪，但这些单细胞生物实际上非常聪明，它们的行为和你（或其他多细胞生物）的行为一样。让有益微生物群住在你的身体里，给它们提供它们想要的东西，你和它们不仅都不会受伤，而且都能生生不息。但如果有害微生物群占领了你的肠道，你就会受到它们的控制。在过去 50 年里，由于很多因素都发生了很大的变化，你的身体与微生物之间的正常通信系统遭到了严重破坏。

在下一章里，我会向你介绍"七大破坏因素"。在你的肠道受损后，这些破坏因素会为凝集素、脂多糖和其他外来入侵者打开进入你肠道的大门。

脑肠通信通路

迷走神经是副交感神经的一种，也是脑神经中最长的一对，从大脑一直延伸到肠道，向身体的各个器官发出指令。最近，一些激动人心的研究表明，凝集素不仅能够经由血液来到大脑，还能够通过迷走神经从肠道进入大脑，这个结果令人瞠目结舌。[5]大脑连接心脏、肺和腹部器官的神经纤维数量只占大脑连接肠道的神经纤维数量的1/9，实际上，肠道中的神经元比脊髓中的神经元还多。所以，你确实还拥有第二个大脑，它就在你的肠道中，并且这个大脑是由你的微生物群掌控的。我和其他许多医生从未在医学院学到的知识是，迷走神经的存在不仅能够让大脑接收到肠道发出的信息，还能够让肠道接收到来自大脑的信息。因此，我告诉我的患者，他们的"直觉"是对的！

微生物群的失衡

若有益菌在你的身体里占多数，你的身材就会很好，但一旦有害菌占据上风，问题就出现了。因此，培育以有益菌为主的微生物群，对保持健康和预防疾病来说都至关重要。你必须给有益微生物喂食它们生长、繁殖所需要的食物，与此同时，你还要避免食用糖和其他有害菌喜欢的食物。为了让你自己获得足够的营养，你必须先让肠道有益菌获得足够的营养。

这一点看上去不难做到，也是营养师建议你多摄入益生菌与发酵食品的原因。但需要注意的是，即便是有益菌也不应该越过肠道边界。如果你长期服用非甾体抗炎药、抑酸药，或者摄入你的身体处理不了的凝集素，即便你的肠道内有很多有益菌，它也会被破坏，继而引起健康问题。

过去半个世纪里，食物供应、非处方药和处方药及环境因素方面发生的一系列令人难以察觉的变化，导致你从祖先那里继承下来的微生物群遭到了大肆破坏，有害微生物占据上风。[6] 不论你对微生物有多少了解，事实就是它已经被破坏了。就像其他很多人一样，你之所以出现了这样或那样的健康问题，是因为你和你的微生物群之间的关系（在一系列环境触发因素的影响下）发生了改变。如果你的体重超标，很可能也是出于同样的原因。你的微生物群不再与你互利共生，不再为你提供重要的信息，更糟糕的是，它们可能还会传递一些错误的信息，就像电脑病毒一样，引入一些让你的"系统"容易被攻破的"新数据"。

但不要绝望，我们还是可以在黑暗中看到曙光的。一旦你了解了自身健康问题（包括肥胖）的根源，我就会为你提供我的饮食计划。事实证明，这个计划能够修复受损的肠道，让你的身体恢复健康和活力。

成功故事

摔跤吧！儿子

迈克尔，13岁，身体瘦弱的他被父母带到我这里看病。迈克尔的父亲是一位摔跤教练，但他儿子的皮肤和骨骼显然不够健康。为了治疗慢性扁桃体炎，迈克尔需要长年服用抗生素，还患上了克罗恩病。他的父母听说我能治好这种病，就把他带过来了。之前为了治疗克罗恩病，迈克尔不得不服用免疫抑制剂，但这些药完全不起作用，他不得不忍受出血性腹泻的痛苦。

这个男孩为了治病愿意尝试任何方法，包括放弃所有少年都喜欢的食物。我的治疗方案是，先消除他饮食中的凝集素，再用大剂量的维生素 D_3、益生元和益生菌修复他的肠壁。不到 3 个月，迈克尔的出血性腹泻和腹痛就消失了，体重增加了，甚至能和他的父亲一起练习摔跤。

坚持我的饮食计划对这个男孩来说真的很困难，但每当他松懈的时候，他就会觉得肚子不舒服。同辈压力让他不好受，不过他认为身体健康比什么都重要。每次见面，我都会减少他需要服用的免疫抑制剂的剂量，直至他不必再服用这些药物了。那时他考上了高中，还加入了校摔跤队。

现在的迈克尔是一个强壮且充满活力的帅小伙子。去年，他们父子俩来到我的办公室。他的父亲负责一家当地报纸的体育专栏，第一篇文章写的就是他儿子的故事，一个 5 年前还瘦骨嶙峋的男孩如今竟然成了加州摔跤锦标赛的冠军。如今他已经是一名大学生了，还拿到了体育奖学金。

击退肠道克星

在下一章，你将了解到如何识别、回避或消除那些能给凝集素和其他肠道克星大开方便之门的"七大破坏因素"。这些破坏因素会改变你和你肠道里的微生物群，而且它们控制你已经有一段时间了。它们通过你吃的食物、喝的饮料、使用的个人护理产品和家庭清洁用品，以及装食物和饮料的容器，将信息传递给你和你的微生物群。在过去 50 年左右的时间里，这些破坏因素已经完全改变了你（或你的父母）和你体内的微生物群，让你不断地受到自身免疫系统的攻击，并陷入激素水平紊乱的状况。

我们很快就会看到，食用正确的食物及某些补充剂是肠道保护和修复策略中非常关键的一环。调整饮食方式固然有效，但还要辅以生活方式的改变。

第 4 章

身体的七大破坏因素

你可能听说过"温水煮青蛙"的实验：如果你把一只青蛙扔进很热的水里，它会立刻从里面跳出来；但如果你把它放进装着温水的锅里并慢慢加热，它就会安然地待在那里直到被煮熟。之所以会出现两种截然不同的结果，是因为青蛙的温度感受器（或模式匹配程序）难以识别出缓慢的温度变化。

就像青蛙一样，你的身体里发生的变化也很微小，以至于你很难察觉到。那些深刻地影响你的健康的重大问题实际上都源于一些非常微小的变化。你的身体发生的每一次消极变化都会影响你的健康，这意味着你会对不健康的食物产生更强烈的欲望，或者需要更多的药物及治疗。它们看似改善了我们的健康状况或提高了我们的生活水平，但实际上它们只会让我们的健康状况变得更差甚至会加速我们的死亡。

生活质量与寿命长短

有一种错误的观点认为，近几十年来，人类的整体健康水平得到了显著提升。（如果确实如此，为什么有那么多人都饱受超重问题的困扰？）这个观点的事实依据是，在过去的 50 年里，人类的平均寿命不断增长。1960 年美国男性的平均预期寿命是 66.4 岁；2013 年，这个数字增加为 76.4 岁。[1] 对美国女性来说，这两个数字分别是 73.1 岁和 81.1 岁。但你必须明白，这两个数字的上升与近几十年来传染病的急剧减少有着密不可分的关系，过去婴儿和儿童尤其容易受到传染病的影响。因此，这才是过去半个世纪里美国人平均预期寿命大幅上升的真正原因。如今，疫苗会保护我们的孩子，让他们不会因为麻疹、风疹、腮腺炎、白喉、伤寒、猩红热、百日咳、流感等致命传染病而丧命。抗生素也帮助上百万人死里逃生。由于产前护理和助产技术的进步，婴儿死亡率显著下降。1935 年，每 1 000 个美国婴儿中就会有 56 个活不过 1 岁。2006 年，这个数字下降为每 1 000 个婴儿中只有不到 6 个，[2] 但黑人儿童死于疾病的可能性仍远高于白人儿童。此外，在婴儿死亡率方面，世界上还有其他 25 个国家的数字比美国更低。[3]

毫无疑问，预期寿命是一个社会健康水平的重要衡量指标，还有一个指标也很重要，我称之为预期健康状况。虽然我们现在活得更久，但我们的生活质量真的更高吗？对大多数人而言，生命中有相当一部分时间都处在逐步衰退的状态。虽然我们常听到"现在的 50 岁相当于过去的 40 岁"等乐观的说法，但上一辈人在和我们差不多大的时候，他们的健康状况却远好于我们。一项近期的研究表明，从 50 岁左右开始，我们的健康状况就开始下降，这个时间远早于之前的预期。[4] 然而，除非你是一只敏感的"金丝雀"，否则你很有可能根本意识不到这种情况。

那么，美国和世界其他地区相比，如何呢？从全球范围看，美国的人口预期健康状况并不理想，排名仅为第 35 位，日本排名第 2 位。然而，有趣的是，美国每年的人均医疗保健花费为 8 300 美元，食物上的花费只有 2 200 美元；日本每年在医疗保健和食物上的人均花费分别为 3 300 美元和 3 200 美元。[5] 这意味着什么呢？

在过去的半个世纪里，我们使用多种医疗手段和药物有效延长了寿命。如果照料得当，一个痴呆患者可能会多活几十年，但他真的活得很好吗？作为一个心脏外科医生，我已经尽自己所能延长了上千人的生命，我发明的设备也使心脏手术变得更安全，所以患者的术后存活率更高，术后存活期也更长。与此同时，深受 2 型糖尿病及其他严重健康问题困扰的人数呈指数增长。老年期被显著延长，老年人的医疗费用也大幅增长。我必须说明一点，我并不是主张见死不救，我只是想让你们认识到提高生活质量和延长寿命不是一回事。

为了打破另一个谬论，我还要说一句，有些人总是能够幸运地躲开那些夺去了不少儿童和成人生命的疾病，或者患大病后痊愈，甚至能健康地活到 90 多岁。

暗战

下面的内容可能会让你大吃一惊。你每天使用、食用的东西已然发生了巨大的变化，它们将彻底改变你的人类细胞与非人类细胞之间的交流方式，而这些变化基本都是在最近的 50 年里发生的。

我们是不是温水锅里的那只青蛙？我们的身体是不是每天都受到攻击，而这种攻击是我们察觉不到的，直到水沸腾起来？如果你正面临着很多免疫性健康问题，那么你的水显然已经沸腾了。但是，点火的又是谁呢？

我已经找到了一些令人吃惊的证据，它们足以证明，在过去大约 50 年里有七大破坏因素彻底改变了你的健康状况。新型食品、新型食品加工方式和新型个人护理产品，都含有与过去完全不同的化合物，这让我们深受其害。与此同时，环境毒素和电灯改变了我们的生活环境。由于这些破坏因素（模式匹配程序失常）的存在，你不再是"你"了。你已经对其中两大破坏因素有所了解，即凝集素和转谷氨酰胺酶。全谷物会将凝集素特别是麦胚凝集素直接带进肠道，让肠道中的脂多糖进入血液，扰乱激素水平。摄入转谷氨酰胺酶会让你变得对凝集素过敏，而你原本不会这样。

成功故事

"健康"骗局

当我遇见时年 76 岁的詹妮弗时，她正饱受类风湿性关节炎的折磨，她体内的炎症标志物水平也比较高。通过参与植物悖论饮食计划，她的类风湿性关节炎得到了缓解，她体内的炎症标志物水平也恢复了正常。一切进展都很顺利，直到她开始食用戴夫杀手面包（Dave's Killer Bread）。她认为这种面包有利于健康，因为它的原料中包含多种全谷物（超过 21 种）。她体内的炎症标志物水平立马直线上升，一度消失的严重关节痛也卷土重来。在停止食用这种面包后，她的炎症标志物水平又逐步地恢复正常了。

这两种破坏因素和接下来要介绍的其他 5 种破坏因素不仅对你的健康造成了严重破坏，还会导致你发胖。

破坏因素一：广谱抗生素

在过去的五六十年间，我们在健康和疾病预防方面取得了许多重要的成绩。但医学的进步实际上是一把双刃剑，就和植物一样——植物既能让你生存，也能够杀死你。关于医学进步的一个生动例子就是广谱抗生素的发明。这种于 20 世纪 60 年代末 70 年代初问世的药物能够杀死多种细菌。（目前我们使用的大部分抗生素都属于这种。）确实，它们对治疗肺炎、败血症等疾病非常有效，拯救过不计其数的生命，未来还将拯救更多的生命。然而，当医生用抗生素对患者体内的炎症进行地毯式轰炸时，他们并没有考虑过到底哪些细菌应该被杀死。医生有时过于倚重抗生素，即使疾病的罪魁祸首有可能是病毒，他们也会使用抗生素，但抗生素是杀不死病毒的。

我们并不知道，这种做法也会伤害到有益菌。为什么会这样？每当你服用左氧氟沙星、环丙沙星或其他广谱抗生素来治疗尿路或其他部位的感染时，你就会杀死肠道内的大部分微生物。令人震惊的是，它们中的大多数需要两年的时间才能重新回到你的肠道中，但也有一些微生物可能永远也不回来了。更糟糕的是，一个儿童每服用一次抗生素，他之后患克罗恩病、糖尿病、肥胖症或哮喘的概率都会随之增加。[6]

比起过去，如今人们对细菌已经有了更多的了解。很多我们一度认为有害的细菌，如今我们确定它们是有益的。你可以这样想：你的微生物群就像一片成熟的雨林，在它极端复杂的生态系统中，每个物种都依赖于其他物种而活。假设你用凝固汽油、橙剂或一根不小心丢弃的火柴将这片雨林烧毁殆尽，即便你立刻将所有植物的种子重新种下（就像人们试图在肠道中重新培育有益菌一样），这片雨林也无法在几个星期内重新长成。假设每当雨林重新长成，你都会再一次将其烧毁（就像你一次次地服用广谱抗生素一样），那么这片地方将永远成为焦土。不要误解我的意思，靶向抗生素确实能够挽救我们的生命，但除非你的体内发生了致命感染，否则在其他情况下，你都应当慎重服用广谱抗生素。

雪上加霜的是，我们摄入的抗生素不仅仅源自医生开具的处方药。美国出产的几乎所有鸡肉或牛肉中都含有足以杀死一培养皿细菌的抗生素，它们也会不分青红皂白地杀死你肠道中的有益菌。给有机散养的鸡喂食砷，让鸡肉呈现出"健康"的亮粉色，直到不久前在美国仍属于合法行为。但砷其实是一种有毒物质和抗生素。除此之外，砷还是一种激素干扰物，它能够模拟雌激素。马里兰州曾经否决了禁止在鸡饲料中加入砷的法案，因为制造砷的孟山都公司为马里兰州的参议员竞选活动捐助了巨额资金。[7]但这项法案最后还是通过了。2013 年，美国食品药品监督管理局禁止在全美范围内使用三种形式的砷。[8]然而，还有一种形式的砷（硝苯胂酸）未被禁止。不过，我相信这只是时间早晚的问题。此外，大豆和玉米是鸡饲料的主要成分，这两种农作物都含有与雌激素类似的物质，所以，所谓"健康"的鸡胸肉含有的雌激素类物质有可能与一片口服避孕药的雌激素含量相当!

耐药性的产生

20 世纪 70 年代，当我还在医学院读书时，一种名叫艰难梭状芽孢杆菌的细菌突然间造成了很多人的死亡。这种存在于人体肠道中的细菌此前并未引起人们的关注，它之所以致命，是因为广谱抗生素进入人的肠道并杀死了各种微生物，包括有益菌。在这种情况下，那些帮派分子（比如艰难梭状芽孢杆菌）的数量就会急剧增加，最终在人的肠道中为非作歹。我们应当意识到，广谱抗生素的地毯式轰炸必然会导致这种结果。实际上，今天那些所谓的超级细菌对抗生素都具有一定的耐药性，这使得每个人都有可能陷入命悬一线的险境。

为了消灭家禽体内的大肠杆菌，治愈由细菌感染引起的家禽呼吸道疾病，美国的养殖者大量使用拜有利（环丙沙星的同类药物），导致人们对环丙沙星的耐药性增加。[9]美国食品药品监督管理局也承认，人体的耐药性是一个棘手问题。但火鸡养殖场不会只给某一只生病的火鸡喂食拜有利，而会将这种抗生素加到所有火鸡的饮用水中。拜有利是氟喹诺酮类强效药的一种，但耐药性问题显然不限于这种药物。

美国食品药品监督管理局、医生和消费者群体都十分担心，拜有利在动物身上的大量使用会导致人类对环丙沙星的耐药性增加，而环丙沙星主要用于治疗人体内的沙门氏菌感染、弯曲杆菌感染和其他食源性疾病（包括炭疽）。这意味着如果一个人因为吃了没煮熟的肉或加工肉的方式不当而生病了，环丙沙星可能无法治好他。实际上，我的泌尿科同事发现，在患尿路感染的女性中至少有 50% 的人体内存在对环丙沙星具有耐药性的微生物群。

广谱抗生素会使猪、鸡和其他动物长得更快、更大、更肥，既然它们对动物具有这种作用，毫无疑问，它们对人类也不例外。抗生素会改变你的免疫系统与肠道微生物群之间的通信方式，让你的身体进入战斗状态，并储存更多的脂肪。如果你本身也在服用广谱抗生素，那么动物的肉和乳汁中残留的抗生素只会放大这种效应。

成功故事

抗生素引起的克罗恩病

萨拉是一位 71 岁的女性，为了治疗反复发作的尿路感染，她服用抗生素长达 6 周。随后她的腹部发生剧烈疼痛，并伴随着出血性腹泻、严重的关节痛和关节炎。尽管她之前从未得过消化道疾病，但结肠镜显示她患上了克罗恩病。她的医生在没有搞清楚来龙去脉的前提下，将她转诊给一位风湿病专家，这位专家建议她服用免疫抑制剂。幸好，萨拉拒绝了药物治疗，转而来我这里寻求帮助。我去除了她饮食中的凝集素，并通过植物悖论饮食计划重建了她肠道里的"雨林"。6 个月后，她的健康状况得到了显著改善。

破坏因素二：非甾体抗炎药

布洛芬、萘普生等非甾体抗炎药在 20 世纪 70 年代初问世，替代了众所周知会对胃黏膜造成损害的阿司匹林，制药行业把这类药物称为"入门级止痛药"。然而，我们现在已经知道非甾体抗炎药会对肠黏膜屏障造成损害，致使凝集素、脂多糖和其他外源物质穿过你的肠壁，在你的体内掀起一场战争。这场战争发生的证据就是你体内的炎症加重，你会感觉到疼痛难忍。然后，你就会服用更多的非甾体抗炎药来止痛。

我们竟然对这些一无所知？实际上，制药公司是知道的，[10] 但由于内窥镜没法触达小肠，医生一开始根本无法发现小肠受到的损害。直到有了可吞咽的药丸相机，他们才意识到问题所在，但太晚了，非甾体抗炎药已经无处不在了。还记得那个小肠内长满肠蹼的可怜女患者吗？非甾体抗炎药使肠壁严重受损，导致肠道内产生了大量的瘢痕组织，给了入侵者更多的可乘之机，由此形成了一个恶性循环：进入你体内的脂多糖越多，你的疼痛感就越强；你越觉得疼痛，就会服用越多的非甾体抗炎药，直到入门级止痛药对你毫无效果，你不得不服用强效止痛药，也就是处方止痛药。非甾体抗炎药既是销量最好的药物，也是人类健康面临的最大威胁。因此你要记住，吞下一片非甾体抗炎药就如同吞下一颗手榴弹。

---| 成功故事 |---

走出严寒

埃米莉是一位热爱攀岩的大学生，6个月前她的脚踝因为跌倒而受伤。骨科医生让她服用高剂量的布洛芬和萘普生进行治疗，药物治疗一个月后，她发现自己的手脚变成了蓝色，而且这种情况到了冷天还会加剧。这种疾病叫作雷诺综合征，属于自身免疫性疾病的一种。随后，埃米莉连笔都握不住了，不得不中止学业。她希望温暖的天气能够缓解自己的病情，于是她到棕榈泉的祖母家里度过了整个冬季。然而，情况没有丝毫好转。她又去当地的一位瑜伽师兼按摩师那里寻求帮助，后者推荐她来找我。当我见到埃米莉的时候，她的手脚异常冰冷，并且是蓝色的。听完她的故事，我意识到她的肠黏膜屏障已经被骨科医生开具的非甾体抗炎药攻破了，凝集素和脂多糖正在她的体内横行霸道。血液检查结果证实了我的想法，她体内的维生素D含量很低，尽管她每天都在摄入大量的维生素D。我让她服用了益生元和益生菌，这使她血液中的维生素D含量提升至100纳克/毫升。两周之后，她手脚的颜色开始发生变化，不到6周就恢复正常了。之后，埃米莉回到科罗拉多继续她的学业。

破坏因素三：抑酸药

我们之所以要避免服用雷尼替丁、奥美拉唑、艾司奥美拉唑和泮托拉唑等抑酸药，原因有很多。这些药物都属于质子泵抑制剂，能够减少胃酸的分泌量。然而，只要胃酸好好地待在它应该在的地方，它就能够发挥重要作用。

胃酸是一种非常强效的酸，只有少数几种重要的细菌能够忍受它，并在你的胃里安家。因此，你吞下去的很多有害菌都无法在你的胃里存活。正常情况下，由于酸梯度的存在，胃酸会阻止肠道里的细菌进入胃。随着胃内容物向下移动进入肠道，来自胆汁和胰腺的碱性液体会稀释胃酸，但只有当食物到达结肠时，胃酸才会被完全稀释掉。大部分肠道细菌都生活在结肠中，它们通常喜欢无氧、弱酸的环境。

问题来了：如果没有足够的胃酸杀死有害菌，它们就会过度生长，破坏肠道内的菌群平衡。此外，如果胃酸不足，有害菌和有益菌就会轻而易举地从结肠来到它们不应该出现的小肠。在这里，它们会破坏肠黏膜屏障，导致你患上肠漏症，或者造成小肠细菌过度生长。一旦它们在小肠中定居，脂多糖和凝集素就能够更容易地进入你的循环系统。这会刺激你的免疫系统抵抗来自脂多糖和凝集素的威胁，致使炎症爆发！你的体重也会随之增加，因为你的身体需要储存脂肪，这样白细胞才会有更多力气去对付它们的敌人。

服用奥美拉唑、艾司奥美拉唑等质子泵抑制剂，不仅会影响胃酸的正常功能，减少其分泌量，还会让每个细胞的线粒体都失去生产能量的能力，因为线粒体就是利用质子泵来生产能量的。值得注意的是，这些质子泵抑制剂能够穿过血脑屏障并毒害脑细胞的线粒体。有研究者对 74 000 位服用过这类药物的 75 岁及以上老人进行了调查，结果显示他们的痴呆发病率要比没服用过这类药物的老人高出 44%。[11] 出于同样的原因，还有一些研究将质子泵抑制剂和慢性肾病关联在一起。[12] 由于这些风险的存在，这类非处方药和处方药的说明书上都有请勿连续服用超过两周的警告。尽管如此，很多人还是选择长期服用，这给他们的健康造成了严重的损害。20 世纪 80 年代抑酸药刚问世时，它们被视为非常危险的药物，只有出具医生的处方才能购买。你有没有发现其中的规律？

抑酸药的使用导致外源细菌（在正常情况下，它们会被我们的胃酸杀死，对我们的免疫系统来说，它们属于彻头彻尾的外来入侵者）安居在肠道内，破坏了正常的菌群平衡。服用抑酸药的人患上由这些外源细菌引起的肺炎的概率，要比不服用这类药物的人高 3 倍。[13] 更糟的是，抑酸药会让更多的凝集素进入我们的肠道。

最后，胃酸对将膳食蛋白质分解成能够被肠道吸收的氨基酸来说必不可少，所以现在的老年人几乎都存在蛋白质营养不良的问题。这不是因为他们没有摄入足够多的蛋白质，而是因为他们的胃酸不足，无法充分消化蛋白质。如果蛋白质不能被充分分解和消化，他们的肌肉可能就会萎缩，患上肌少症，这是老年人经常遭遇的一种健康问题。实际上，大多数住院患者体内的蛋白质水平都很低，这不是因为他们没有摄入足够多的蛋白质，而是因为他们会定期服用抑酸药，无法将蛋白质分解成能被人体吸收的氨基酸。

癌前病变的消失

67 岁的埃琳娜在她人生的大部分时间里，都受到严重胃灼热的困扰。在到我这里来做咨询的几年前，她的消化科医生对她进行了例行的食管镜检查和活检。医生的诊断结果是，她得了巴雷特食管——一种下食管癌前病变。医生给她开了双倍剂量的质子泵抑制剂，但服用的药物越多，她的身体就越虚弱，胃痛也更加严重。当她来到我这里时，她的血液检查结果显示她对凝集素不耐受，体内的蛋白质水平也很低。因为胃酸不足，她无法分解和消化蛋白质。我建议她立即实施植物悖论饮食计划，并停止服用抑酸药。"那消化科医生的建议和我的巴雷特食管怎么办？"她问道。我向她保证，身为心脏外科医生，我每天都在和食管打交道，能够处理任何突发性问题。于是她照办了，令她惊讶的是，她的胃灼热症状消失了，胃痛也缓解了。不到 6 个月，她的蛋白质水平就恢复正常了。一年后，当她去医院做定期的食管镜检查时，消化科医生非常高兴地告诉她，巴雷特食管的症状已基本消失，她的活检结果也呈阴性。医生问她："你是不是庆幸自己服用了两种不同的抑酸药？"她只是礼貌性地点点头，但此后再没去见那位医生。当我问埃琳娜为什么没有告诉那位医生真相时，她叹了口气，说道："你觉得他会相信吗？"

特洛伊木马禁止入内

我把这些危险的破坏因素称作"特洛伊木马"，因为我们的敌人隐藏在我们体内，就像有害的凝集素鬼鬼祟祟地潜伏在很多食物中一样。在我的计划中，和改变饮食方式同样重要的是远离"特洛伊木马"。除了停止服用广谱抗生素（当然，必须在你的医生允许的情况下）以外，你还必须摒除其他破坏因素，改用无害的替代品。具体可以参阅下列清单：

- 不推荐的止痛药：布洛芬、萘普生、西乐葆、莫比可等非甾体抗炎药。

    推荐的替代品：乳香或白柳皮。

- 不推荐的抑酸药：洛赛克（奥美拉唑）、泮托拉唑、艾司奥美拉唑和伊美拉唑。

    推荐的替代品：碳酸二羟铝钠是碳酸钙的一种低糖来源，你还可以选择去甘草酸甘草甜素片。

- 不推荐的安眠药：安必恩、替马西泮、艾司佐匹克隆和赞安诺。

    推荐的替代品：根据医嘱可选用褪黑素片，睡前服用。

破坏因素四：非营养性甜味剂

三氯蔗糖、糖精、阿斯巴甜等非营养性甜味剂会破坏肠道的微生物群，杀死有益菌，并促使有害菌过度生长。你可能不信，杜克大学的一项研究表明，一小袋三氯蔗糖就能杀死一半正常的肠道微生物。[14] 而且，一旦那些帮派分子占了上风，作为一种防御机制，你的体重就会增长，以保证你的防御部队补给充足。讽刺的是，尽管这些物质的使用初衷是帮你减重，但实际情况恰恰相反。

曾经我们的祖先只能从夏季成熟的水果或偶尔采集的蜂蜜中尝到甜头，因此甜味会给我们的身体发出需要为冬天储存脂肪的信号，而不管当前的季节是什么。（现在我们一年四季、一天24小时都能吃到水果，以及用糖或甜味剂做成的甜品，所以我们的身体一直处于"夏季"。）能感受甜味的味蕾占舌头表面积的2/3，这是为了确保当富含能量的水果或蜂蜜摆在眼前时，你的远古祖先会马上吃掉它们。你的味蕾品尝到的其实不是糖；当一个糖分子（或其他甜味物质）与味觉受体结合时，你的味蕾才会感受到"甜"。舌头上的味觉神经将"甜"的信息传递给大脑奖赏系统，奖赏系统反过来会敦促你获取更多甜味物质，储存更多的能量，以便安然度过食物匮乏的冬季。

甜味和糖不是一回事

人工和天然的非营养性甜味剂存在这样一个问题：你的身体无法分辨它感受到的甜味究竟是来自糖或其他提供能量的物质，还是非营养性甜味剂。这是因为非营养性甜味剂的分子（模式）恰好能够与你味蕾上的甜味受体相匹配，它们会给你的大脑发送愉悦的信号，这些信号与真正的糖给你的大脑发送的信号是一样的。之后，如果糖（葡萄糖）的能量没有进入你的血液，大脑中的葡萄糖受体也没有探测到这些能量，你的大脑就会觉得它被骗了。它"知道"你吃了糖，因为它"尝到"了甜味，但却没有糖进入血液，它感到非常愤怒，从而敦促你吃更多的糖。虽然我曾经每天喝8瓶健怡可乐，但我还是超重70磅。这一系列的研究证明，非营养性甜味剂不但不会帮助你减重或保持苗条，恰恰相反，它们还会导致你超重。

聆听生物钟的召唤

非营养性甜味剂和甜味都属于内分泌干扰物，它们会破坏你体内生物钟的昼夜节律，使你的体重增长。为什么会这样呢？你体内的所有细胞活动都是依据生物钟来进行的，你甚至还有时钟基因。任何有过跨时区飞行经历的人都知道时差反应是什么感觉，出现这种反应的原因就是你的昼夜节律被打乱了。身体的所有机能基本上都是按照生物钟的节奏来运行的。就像我们有以24小时为一个周期的生物钟一样，我们还有月亮生物钟和季节生物钟。其中，季节生物钟不仅会受到白昼长度的影响，还会受到不同季节可以获得的食物的影响。在遥远的过去，甜味并不是一年四季都能获得的；相反，甜味与水果成熟的季节相关，这一季节总在冬天之前到来，而到了冬天人们能获得的食物就非常有限了。不论冬天是干燥、潮湿还是寒冷，人们在这个季节能够获得的食物总是很少，而在夏天总是很多。因此如果你一年四季都能吃到甜食，即便你吃的是含有天然糖分的水果，你也会破坏这种古老的生物钟，导致体重不断增加。你很快就会了解到，一年四季都能吃到水果是造成肥胖危机的罪魁祸首之一。

人工甜味剂的来源

- 不推荐的甜味剂：所有人工甜味剂都对人体健康有害，特别是糖精、阿斯巴甜、安赛蜜、三氯蔗糖和纽甜。你还要远离软饮料和运动饮料，远离任何含有人工甜味剂的健康能量棒或蛋白棒，远离包括玉米糖浆、龙舌兰糖浆或纯蔗糖在内的任何形式的糖，远离任何含有人工甜味剂的加工食品。

  推荐的替代品：甜叶菊（含有菊粉），如糖（来自菊苣根），包括木糖醇或赤藓糖醇在内的糖醇，雪莲果糖浆，菊粉。记住，要适量食用，尤其是糖醇，它会导致胀气和腹泻。
- 警告：任何甜味都会刺激胰岛素的分泌，让你想食用更多甜味剂。

破坏因素五：内分泌干扰物

虽然同被称为激素干扰物，但这些低剂量的雌激素模拟物种类繁多，包括存在于大多数塑料制品、有香味的化妆品、防腐剂、防晒霜等产品中的化学物质，就连普通收据上也存在 1,1–双（对氯苯基）–2,2–二氯乙烯这种内分泌干扰物，它是双对氯苯基三氯乙烷、林丹杀虫剂和多氯联苯的代谢产物。[15] 根据美国内分泌学会对内分泌干扰物的补充说明，接触这些强效的物质会对人类和实验动物（及其后代）产生多种影响，其中一些影响甚至有可能潜伏多年。[16] 它们引发的问题包括：

- 肥胖、糖尿病和其他代谢疾病；
- 女性与男性的生殖问题；
- 女性的激素敏感性癌症；
- 前列腺问题；
- 甲状腺问题；
- 大脑与神经内分泌系统发育受损。

有害的防腐剂

这类物质中的很多化合物都被用作防腐剂或稳定剂。一个典型的例子就是丁基羟基甲苯，它被用于制造加工食品，包括全谷物食品。随着标榜"健康"的全谷物粉的出现，之前被丢弃的麸皮重现江湖，它们当中的ω-6脂肪很容易发生氧化并腐坏，所以食品制造商不得不在其中加入丁基羟基甲苯。双酚A被用于制造轻质塑料水瓶，使其变得耐用、耐高温，儿童的磨牙环里也有这种物质！[17]此外，大多数罐装食品的塑料薄层里都含有这种物质，它能防止金属生锈和污染食物。化妆品和防晒霜中的苯甲酸甲酯也能起到类似的作用。对羟基苯甲酸甲酯是一种与雌激素类似的化合物，也是一种重要的变应原，被用于制造多用途容器，可使装入其中的大多数药物溶液保存完好。如果你对牙医诊所开具的止痛药普鲁卡因过敏，那么你很可能是对药瓶里的对羟基苯甲酸甲酯过敏。

最近的研究表明，人造食物防腐剂特丁基对苯二酚在一定程度上可能是导致如今食物过敏患者增多的原因。[18]这种添加剂存在于多种加工食品中，包括面包、华夫饼、饼干和其他烘焙食品，以及坚果和食用油。然而，这种物质是不需要在成分表里注明的。T细胞对于我们的免疫系统至关重要，而摄入特丁基对苯二酚会刺激T细胞释放出能引起过敏反应的蛋白质，导致我们对一些食物（比如小麦、牛奶、鸡蛋、坚果和贝类等）过敏。在正常情况下，T细胞会释放出细胞因子保护我们的身体免遭入侵者的破坏，但特丁基对苯二酚的存在抑制了T细胞的正常运转。

你可能知道，具有抗菌性的化学物质，比如洗手液、肥皂、除臭剂、牙膏等个人护理用品中的三氯生，会毁灭那些生活在你的口腔中、肠道里和皮肤上的有益菌。但你可能不知道的是，它们还会改变你的肠道微生物群，模拟雌激素，让你发胖。所以，你要确保这些有益菌在它们应该在的地方好好存活。在你的口腔里生活的有益菌负责捕捉你呼出来的化合物，并把它们转化成能够扩张你的血管、帮助你维持正常血压的强效化学物质。漱口水除了会给你带来"薄荷味的清新"口气，也会杀死你口腔中的有益菌，导致你的血压急剧上升。[19] 如果你被告知需要通过药物治疗高血压，而你却一直在使用漱口水，那你最好赶紧把漱口水丢掉。洗手液和牙膏中的三氯生能够诱发膀胱癌，促进癌前细胞繁殖。下一次你去超市时，离消毒剂售卖区远一点，这样就不会伤害到你的肠道微生物群了。

维生素D的缺失

防晒霜会阻碍维生素D的吸收。上面讨论过的所有化合物，无论是在防晒霜中还是在其他产品中，都会削弱肝脏激活维生素D的能力。这会导致具有保护功能的黏膜屏障无法生出新的细胞，从而使更多的凝集素、脂多糖和其他外源物质更容易穿过这道屏障。前列腺癌男性患者体内的维生素D水平普遍很低。尽管我的工作地点位于加利福尼亚州南部，但我发现我的80%的患者血液中的维生素D水平都很低。我遇到的所有肠漏症和自身免疫性疾病患者的维生素D水平也都很低。由于缺乏足够的维生素D，肠壁会持续遭受攻击且无法自我修复，也就不能将凝集素和脂多糖挡在身体外部，这会导致我们的免疫系统一直处于战斗状态。难怪，大多数超重和肥胖的患者体内都缺乏维生素D。[20] 缺乏维生素D还会影响骨形成，引起骨质疏松。当那些骨质疏松的苗条女性患者第一次来到我的诊所时，她们同样缺乏这种重要的维生素。

不容忽视的类雌激素化合物

大多数激素干扰物都会模拟雌激素，雌激素的主要作用就是告诉细胞要为即将发生的怀孕储存脂肪。一年 365 天，我们每天都在做这件事，不论我们处于什么年龄段，不论我们是什么性别。难怪，有的女孩才 8 岁就进入了青春期，有的男孩长出了"乳房"，还大腹便便。正常的激素在与受体结合之后就会离开，但这些类雌激素化合物会一直占据着受体，扰乱正常的细胞通信。实际上，它们产生的累积效应比真正的激素还要强。[21]欧洲和加拿大已经禁用双酚 A，但在美国，2015 年提出的一项要求美国食品药品监督管理局禁用双酚 A 的法案却未获通过，原因是反对该法案的美国化学理事会向国会捐出了大笔竞选资金。[22]

远离邻苯二甲酸酯

邻苯二甲酸酯最早出现于 20 世纪初，如今它们已无处不在。它们的主要用途是软化塑料，墙面涂料、乙烯基地板、洗碗手套、托盘、保鲜膜、玩具等物品中都含有这种物质。由于塑料保鲜膜和塑料容器的广泛使用，邻苯二甲酸酯普遍存在于我们的食物当中。邻苯二甲酸酯也可用作香料的溶剂，因此它们还会出现在喷发剂、润滑剂、拒虫剂等数千种家用和个人护理产品中。邻苯二甲酸酯类化合物的名字都很拗口，比如邻苯二甲酸二环己酯、邻苯二甲酸二（2–乙基己基）酯、邻苯二甲酸二正辛酯和双酚 S。

根据对动物和人体的研究，邻苯二甲酸酯与许多内分泌干扰物的表征相关，比如大鼠的睾丸变小。[23]男性尿液中高浓度的邻苯二甲酸酯代谢产物，已被证明与精子的 DNA 损伤有关。[24]幼年接触这些化学物质可能会导致女孩的乳房过早发育。[25]胎儿脐带上的邻苯二甲酸酯水平越高，就越有可能早产。[26]这些化合物都是重要的激素干扰物，它们和孕妇及胎儿体内的雌激素受体牢牢结合在一起。它们还会和细胞表面的甲状腺激素受体长久地结合在一起，导致真正的甲状腺激素无法传递信息。这就好比一架飞机长时间地占用了你的飞机跑道一样。

为了摸清楚食物中这类化合物的含量，欧洲、加拿大展开了相关研究。但直到2013年，美国才开始进行相关研究。[27] 对生活在相对不发达的纽约州北部的人群进行研究后，研究人员发现人体内的邻苯二甲酸酯的主要来源（按照由多到少的顺序）为：谷物、牛肉、猪肉、鸡肉和奶制品。如果你时常感到疲惫，头发变稀疏，并且平时食用全谷物食品和无骨无皮鸡胸肉，而你的医生却说你的甲状腺激素水平正常，这时你就要认真考虑一下你的饮食方式了。你的甲状腺激素可能没有问题，但邻苯二甲酸酯可能占据了它的跑道，它没法降落，也无法与细胞表面的受体交流信息。这些富含邻苯二甲酸酯的"健康食物"是你在实施植物悖论饮食计划的过程中必须远离的食物。

警惕食物中的砷

你可能还记得，鸡肉中的砷不仅是一种抗生素和有毒物质，还是一种内分泌干扰物。如今鸡肉已经取代牛肉、羊肉、猪肉等肉类，成为标准美国饮食的重要组成部分。但有些事实可能会让你对鸡肉敬谢不敏：一个孕妇吃的鸡肉越多，生下男婴的阴茎就越小，[28] 他的注意力持续时间也越短。此外，砷和邻苯二甲酸酯污染还会影响他对玩具的选择和他的行为。[29] 实验表明，怀孕大鼠吃的鸡肉越多，体内的砷和邻苯二甲酸酯的含量就越高，对胎儿的性别认知和潜在的性别认同造成的影响也越大。

不吃面包的另一个理由

你想尝一口瑜伽垫吗？偶氮二甲酰胺是一种内分泌干扰物，在制造合成革制品、地毯和瑜伽垫的过程中，它常被用作发泡剂，它还被用于漂白面粉和加工面团。[30] 大多数快餐厅都会在它们的部分或全部面包中添加这种物质。欧洲和澳大利亚已经禁止使用偶氮二甲酰胺来制作面包了。[31] 在美国，赛百味主动提出不在其产品中添加这种物质。[32] 偶氮二甲酰胺可能会引发哮喘和过敏反应，还会降低人体免疫力，[33] 当这种物质被加热或烘烤时危害尤其大。[34] 此外，有证据显示，这种物质能够将麸质分解成单个蛋白质分子、麦醇溶蛋白和血凝素，这会加速它们损害人体健康的过程。

内分泌干扰物的来源

这些破坏力惊人的物质存在于不计其数的产品中，下面列举的这些只是冰山一角。

- 不推荐的产品：把丁基羟基甲苯用作抗氧化剂的所有食品，特别是批量生产的烘焙食品。提示一下，如果食品有外包装或包装上印有"全谷物"字样，那么它们很有可能含有丁基羟基甲苯。（别忘了，饼干、面包或脆脆棒也可能含有转谷氨酰胺酶。）而且，食品制造商不必将这种化学物质写在食品外包装的成分表里。

    推荐的替代品：以获得批准的面粉为原料的家庭烘焙食品。

- 不推荐的产品：用于生产不粘锅、防污织物和防污地毯的特氟龙，它的主要成分是聚四氟乙烯。全氟辛酸也被用于制造部分不粘锅。

    推荐的替代品：使用普通的锅，也可以选择陶瓷涂层锅，但它们不能含有聚四氟乙烯或全氟辛酸。

- 不推荐的产品：装在含有双酚A的塑料容器里的产品。

    推荐的替代品：购买装在玻璃或不锈钢容器中的产品，饭菜也要存放在由非活性材料制成的容器里。购买外包装不含双酚A的食品。虽然一些饮用水的瓶子是用不含双酚A的塑料制成的，但我们很难确定这些塑料是否安全。你可能觉得用它装水很安全，结果却发现双酚S造成的问题比双酚A有过之无不及。[35] 购买一个不锈钢或玻璃水瓶，用它来装饮用水吧。

- 不推荐的产品：塑料保鲜膜和塑料袋。

    推荐的替代品：使用旧式的蜡纸包装或可重复利用的布袋。

- 不推荐的产品：用热敏纸打印的商店和银行收据，其中可能含有双酚A。

    推荐的替代品：让银行把收据以电子邮件的形式发给你。如果你想保留商店收据以便退换货，记得让销售人员把它们装进袋子里。回到家后，你可以用夹子把它们夹出来。触摸收据之后记得清洗双手。用手机把收据拍下来，然后立刻把它们丢掉。你可以建议商店和银行将热敏纸更换成不含双酚A的纸张。

- 不推荐的产品：含有苯甲酸甲酯（比如对羟基苯甲酸甲酯）的防晒霜。只使用活性成分为二氧化钛的防晒霜，并远离有香味的产品。

  推荐的替代品：可以登录美国环境工作组（EWG）的官方网站查看防晒指南，其中列出了一些不含苯甲酸甲酯的产品。

- 不推荐的产品：含有苯甲酸甲酯的化妆品。

  推荐的替代品：美国环境工作组的官方网站上还有一个数据库，包含62 000种不含苯甲酸甲酯的化妆品。

- 不推荐的产品：含有苯甲酸甲酯或铝的香体剂、止汗剂。

  推荐的替代品：美国环境工作组也对香体剂和止汗剂进行了分类和评级，并将结果录入了它的官方网站上的化妆品数据库。

- 不推荐的产品：含有三氯生的洗手液和所有除菌皂。

- 不推荐的产品：含有三氯生或三氯卡班的牙膏、漱口水和抗菌牙刷。此外，你也不要用含有十二烷基硫酸钠的牙膏。

  推荐的替代品：无氟牙膏都不含有三氯生或十二烷基硫酸钠。

破坏因素六：转基因食品和农达除草剂

除草剂、杀虫剂和农药属于不同形式的抗微生物剂。除草剂能够杀死野草，让农作物在生长的过程中不需要和其他物种竞争水分及营养；杀虫剂能够减少蚊媒传染病的发生；农药则能够提升农作物产量，为数十亿原本可能会挨饿的人提供食物。但是，这些抗微生物剂造成的意外后果同样不容忽视。我们吃的农产品和肉类可能都含有些许强效的有毒物质，它们会穿过我们的肠道或皮肤进入我们体内。这些化合物会启动异常的模式匹配程序，打开或关闭人体细胞内的某些基因，从而彻底改变人类或动植物体内的信号系统。[36]

孟山都公司生产的农达除草剂和陶氏化学生产的恩利除草剂中都含有2,4-二氯苯氧乙酸（臭名昭著的橙剂的成分之一）和草甘膦。在用谷物或大豆饲养的动物的肉和乳汁中，我们都能发现这些破坏因素的踪迹，在农作物及其制品中也有这些物质的影子。

简单介绍一下，人们通过引入外源基因创造出转基因作物，目的就在于使植物产生更多的杀虫物质（凝集素）或具备对农达的抗性。理论上，农达会杀死转基因作物周围的所有杂草，保护作物的生长。这听起来似乎很合乎逻辑。

短期研究认为，谷物或大豆中残留的农达不会对人体造成任何伤害，因为我们体内并不存在莽草酸途径，而农达正是利用这种植物代谢途径使杂草变得虚弱直至死亡。因此，农达被美国食品药品监督管理局认证为一种对人体安全的除草剂。那么，问题出在哪儿呢？第一，转基因作物会产生一些新型凝集素，而我们体内的扫描仪会将其识别为外来入侵者，在我们吃下这些农作物后，它们就会在我们体内引发炎症。第二，把农达喷洒到转基因作物上后，作物能够承受住这些化学物质的猛烈攻击，而周围的杂草全部被杀死了。工业化农场如今也会将农达用作非转基因作物的干燥剂，如果想在固定时间内收获小麦、玉米、大豆、豆类和油菜籽，干燥后的农作物处理起来显然更省时省力。

如果你以为这些谷物收获后会被清洗干净再送去加工，那你简直太天真了。残留在谷物和豆类上的草甘膦会进入家畜的脂肪、肉和乳汁，最终这些脂肪、肉和乳汁又被我们吃下或喝下。工业化农场里的动物几乎都以转基因谷物或豆类为食。这些改变了的基因不仅出现在动物的肉中，还存在于哺乳期女性的乳汁及她们婴儿的脐带血中！更糟糕的是，几乎所有非转基因谷物和豆类在收获的过程都会使用农达，所以即便是"健康食品"，也可能会含有草甘膦。这是因为以前在加工过程中通常会被剥除的谷壳如今都会被完整地保留下来，以便可以打着"全谷物有益健康"的旗号。[37]农达就这样进入了你的肠道，对你的身体造成了伤害。

就像植物一样，肠道微生物也会利用莽草酸途径，在代谢过程中它们会制造出三种人体必需的氨基酸：色氨酸、酪氨酸和苯丙氨酸。由于动物体内没有这种途径，所以我们必须从肠道微生物那里摄取这些必需的氨基酸。色氨酸和苯丙氨酸能够合成血清素，它是一种快乐激素，酪氨酸和苯丙氨酸则是人体合成甲状腺激素必需的物质。一旦我们食用了转基因食品或那些在收获过程中使用了农达的农作物，莽草酸途径就会被阻断，我们的肠道微生物就无法合成这些必需的氨基酸了。

我再强调一次，因为现在的非转基因作物在收获过程中喷洒过农达，加上大多数的家畜和家禽都是用这些谷物和豆类来喂养的，即使你避开了转基因作物，也会遭到农达的双重打击。难怪那些平时吃全谷物食品且骨瘦如柴的女性患者，都需要服用抗抑郁和治疗甲状腺疾病的药物。谷物和豆类中的草甘膦破坏了这些女性的肠道微生物群，切断了人体必需的三种氨基酸的供应，阻碍了血清素和甲状腺激素的合成。

你可能很难一下子消化这么多信息，但我还有更糟糕的消息要告诉你。我们正常的肠道微生物群已经进化出消化麸质的能力了，如果你因为食用那些被喷洒过农达的含麸质食物、豆类或大豆而将这些微生物全部杀死，你就会突然失去一道重要的防御屏障。恰恰因为有了这道屏障，我们中的大多数人才觉得麸质无害。一旦失去这道屏障，你就会变得对麸质过敏。[38]除此以外，农达还会和麸质结合在一起，使后者变成一种抗原（并引起免疫反应），让那些原本对麸质不过敏的人开始产生过敏反应。[39]

再强调一次，人如其食，你吃的食物塑造了你。

可怕的后果

2015年，世界卫生组织下属的国际癌症研究机构宣布，农达的有效成分草甘膦是"可能致癌物"。[40] 于是，美国有机消费者协会和养世计划（也就是现在的清毒计划）联合起来，推出了为公众检测他们的饮用水或尿液中是否含有草甘膦的项目。公众的反应非常热烈，以致项目不得不中止，因为项目组织方需要建造一个更大的实验室。在对前 131 名参与者提交的样品进行检测后，2016 年 5 月发布的结果表明，有 93% 的尿样的草甘膦检测结果为阳性，儿童尿样中草甘膦的含量最高。（但是，在所有水样中都没有检测到草甘膦。）对于生活在美国中西部的人，其尿液中的草甘膦含量通常高于生活在其他地区的人。由于美国有机消费者协会参与了这个项目，其参与者比普通公众食用有机食品的可能性更大，这意味着要么有机食品受到了污染，要么存在其他未知的草甘膦来源。

这个项目的组织者不仅希望公众能够了解草甘膦的风险，还希望能够说服美国国家环境保护局下令禁用这种化学物质。美国农业部目前尚未对食物中的草甘膦残留进行检测，理由是成本太高。然而，2016 年年初，美国食品药品监督管理局宣布将从未来的某个时间开始对大豆、玉米、牛奶和鸡蛋等食物的草甘膦含量进行检测。[41]

在调查与处理草甘膦带来的风险方面，美国实际上要落后于其他国家。2013 年，萨尔瓦多明令禁止使用这种内分泌干扰物，因为它导致上千名农业工人死于慢性肾衰竭。欧盟也禁止欧洲国家使用农达，这和美国的态度正相反。

当人们还在为草甘膦的风险和价值进行激烈辩论时，草甘膦仍然可以在美国使用。但说服美国政府禁止使用草甘膦的呼声也没有停止。越来越多的科学家冒着被生物技术行业攻击的风险，研究并揭露草甘膦与癌症、肾功能和肝功能衰竭、先天缺陷、不孕不育、过敏风险增加及其他慢性疾病之间的联系。[42] 一些官方文件表明，孟山都公司早在 40 年前就已经知道这种化学物质会给人类健康造成毁灭性影响。[43]

美国有机消费者协会的罗尼·康明斯在一次新闻发布会上指出："有

84%的转基因作物在生长过程中被喷洒过草甘膦，它们很可能含有这种化学物质。最终，草甘膦必须被禁用。"[44]

讽刺的是，有些人认为种植转基因作物能够提高农作物的产量，并减少除草剂的使用量。但是，在对来自联合国粮食及农业组织、法国植物保护业联盟、美国地质调查局和美国农业部下属的国家农业统计局的数据进行深入分析后，《纽约时报》发现事实并非如此。[45]

实际上，从转基因作物出现以来，加拿大和美国的每英亩①作物产量在过去的 20 年里确实有所提升。但与此同时，在禁止种植转基因作物和仅依靠传统种植方法的西欧，作物产量同样出现了增长，并且增长速度很快。此外，在过去的 10 年里，美国对包括"野草杀手"农达在内的除草剂的使用量急剧攀升。但与此同时，法国极大地减少了除草剂的使用量。

草甘膦和转基因作物的来源

• 不推荐的产品：农达及其同类产品。

    推荐的替代品：将一加仑②白醋、一茶杯的盐和一汤匙的液体洗碗皂混合在一起，再将这种混合物洒在野草上。你也可以对这个配方进行调整，比如用柠檬汁代替白醋，用硫酸镁盐代替盐。

• 不推荐的产品：转基因食品。

    推荐的替代品：有机食品。

---

① 1 英亩 ≈ 4 046.86 平方米。——编者注

② 美制 1 加仑 ≈ 3.79 升。——编者注

成为一个密码破译者

一旦你熟悉了下面这些术语,你就会在很多产品的包装上发现它们。记住,不要被它们看似积极或无害的标签蒙骗。你需要避开带有这些标签的产品,我会告诉你它们背后的真正含义。

在买家禽肉的时候,你也不要被有机、散养之类的标签误导。我一再强调,这意味着这些禽类生活在仓库里,并且以谷物和大豆为食。如果超市里的某种鸡肉产品的标签上写着"全素饲料喂养",请不要选择它。鸡是食虫动物,不应该以谷物为食。此外,如果某种鱼类产品的标签上写着它是来自苏格兰、挪威或加拿大的有机三文鱼,也不要选择它。这意味着,这条鱼是用谷物和大豆养殖的。你真觉得他们会一直跟着这条三文鱼,监控它是不是在吃"有机"水草吗?有机牛肉也是这样,如果它的标签上没有明说这头牛一生都以草料为食,那么它很有可能名不副实。所有牛都会在某一生长阶段以草为食,因此,它们都可以贴上草饲的标签,但很多牛大部分时间都待在养殖场里以谷物和豆类为食。

加密信息	破译信息
"全素饲料喂养"	食物中含有谷物、准谷物或大豆,而且它们可能是转基因作物。通常写在禽类产品的包装上。
"自由放养"	根据 2007 年的一项美国联邦法律,被圈养在仓库里并以玉米和大豆为食的肉鸡也可以贴上"自由放养(或散养)"的标签,只要这个仓库有一扇通向一小片草地的门,并且这扇门每天至少打开 5 分钟。当然,由于太过拥挤,大部分肉鸡可能从未见过阳光。
"无麸质"	比起被它替代的含麸质产品,这种产品含有更多的糖和凝集素。
"纯天然"	飓风、龙卷风、地震和砷,都是纯天然的!这是一个没有意义的术语,美国食品药品监督管理局和美国农业部都没有给出明确的定义。
"无胆固醇"	替代胆固醇的脂肪实际上是有害的 $\omega-6$ 脂肪。

加密信息	破译信息
"无反式脂肪"	这种产品含有有害的ω-6脂肪。
"部分氢化"	这种产品含有有害的ω-6脂肪。
"不含人工成分"	老鼠屎也不含任何人工成分，所以这又是一个没有意义的术语。
"有利于心脏健康"	大型食品制造商和制药商都希望你吃这个！顺便说一句，美国食品药品监督管理局曾将果脆圈认证为"有利于心脏健康"的产品。然而，牛油果、三文鱼和坚果却没有得到美国食品药品监督管理局的认证。好好想想吧。
"全有机成分"	消费者，你要小心了。砷也是有机的，给所谓的有机肉鸡喂食砷是合法的。但砷其实是一种重要的抗生素和内分泌干扰物。有机种植的转基因作物同样可以贴上"有机"的标签。

破坏因素七：长期暴露于蓝光下

几千年来，人类和其他动物都是根据日光的变化来获取食物的，特别是日光里的蓝光。昼长夜短会刺激我们吃下尽可能多的食物，为即将到来的冬天做好准备。反过来，昼短夜长则会告诉我们不要吃太多食物，因为冬天食物匮乏，我们在夏天获得的脂肪此时就会派上用场。在食物匮乏的时候，狩猎或采集往往不是明智之举，因为你在寻找食物过程中消耗的能量可能远远超过你从食物中获得的能量。

所以在冬天，比起四处寻找食物，燃烧夏天囤积的脂肪更加合理。瘦蛋白会向我们的身体发出这一信号，让我们产生饱腹感。这种依据季节选择以葡萄糖或脂肪为燃料的现象被称为代谢灵活性，它受日光中的蓝光影响。

现代生活已经被蓝光主宰，我们的身体不断地暴露于非自然的蓝光之下。电视、手机、平板电脑和其他电子设备，还有某些节能灯泡都在发射蓝光，这种光会影响我们的睡眠。蓝光能够抑制褪黑素（一种有助于睡眠的激素）的分泌，睡眠缺失还和肥胖症之间存在关联。[46] 蓝光也会刺激胃饥饿素和皮质醇的分泌，这两种激素分别是"饥饿"激素和"苏醒"激素。我们的遗传程序会将蓝光和日光联系在一起，所以持续暴露在蓝光之下会让身体误以为我们一直处于昼长夜短的季节（夏天）。这会导致我们的体重持续增加，直到昼短夜长的冬天到来，但这一天不会到来，造成这一切的罪魁祸首就是电灯。古老的昼夜节律已经被破坏了，我们一年 365 天都生活在"无尽的夏天"当中。出于这些原因，我建议你尽量不要在夜间暴露于蓝光之下。

蓝光的来源

- 不推荐的产品：身体持续暴露于蓝光之下。

  推荐的替代品：

  * 下载一个应用程序（justgetflux.com），你只需输入所在地区的邮政编码，就可以将你的电子设备屏幕发出的蓝光调成琥珀色的光。晚上，你可以把手机设置成夜间模式。
  * 当你在夜晚使用手机或其他电子设备时，记得戴上琥珀色的防蓝光眼镜。包裹式防蓝光眼镜不仅能阻挡来自你前方的蓝光，也能阻挡两侧的蓝光。
  * 将你的卧室（或所有房间）的灯泡更换为无蓝光灯泡。

与凝集素狼狈为奸

这七大破坏因素是怎么和凝集素勾结在一起，让我们的身体发胖或生病的？凝集素对我们的身体造成的损伤，使我们更难抵御这些破坏因素发动的额外攻击。当脂多糖和凝集素突破了肠道屏障时，你的身体就会进入防御状态。为了让你的白细胞（免疫部队）有足够的能量应对发生在你体内的战争，你的身体必须存储足够多的脂肪和葡萄糖，此时你的肌肉会产生胰岛素抵抗和瘦蛋白抵抗，这种健康问题通常被称为代谢综合征。

这些破坏因素引发的激素紊乱和昼夜节律紊乱，以及我们体内凝集素和脂多糖的持续增加，对我们正常运行的身体系统造成极大的冲击。在下一章，我们将围绕这个主题进行更加深入的探讨，帮助你了解为什么在过去半个世纪里，我们会变得更胖、更容易生病、更不健康，以及为什么这些问题都不是你的错。

第 5 章

现代饮食之罪

　　你可能仍然搞不清楚，为什么第 2 章结尾列出的那些疾病可以用植物悖论饮食计划来应对。但很多发表在同行评议医学期刊上的研究已经表明，对饮食与生活方式进行适当的调整，会给你的健康状况带来惊人的变化。16 世纪英国博物学家、医生托马斯·穆菲特曾写道："人们用牙齿掘开了坟墓，那些索命的利器比敌人的武器更危险。"500 年后，他的话仍然正确，同样正确的还有希波克拉底的著名宣言："以食为药，以药为食。"

　　这两句话是经过验证的：我的研究，其他人的研究，以及上千名通过我的饮食计划成功自愈的人都可以证明。我的很多患者起初也长着一身赘肉，但只要他们实施我的饮食计划，体重就会下降，而且通常不需要花费太大力气。

健康的体重

　　我知道你大概对讲述如何减肥的章节更感兴趣，请少安毋躁。你必须先搞清楚一点：你会发胖或你很难减重并不是因为你是个懒惰或不自律的人。如果你长着一身赘肉，原因很可能在于你吃了错误的食物或没有食用正确的食物。根据我的经验，植物悖论饮食计划中不能吃的食物往往影响更大，而不是可以吃的食物，这是我要说的第一点。第二点是，疾病的发生通常与体重问题密不可分，所以本章会同时论述这两个问题。

还有一点也很重要，那就是大多数人都没意识到我们的肠道微生物的作用，不仅是它们对健康和疾病的影响，还有它们在保持正常体重方面扮演的角色。一些肠道微生物能帮你保持体重健康，另一些肠道微生物则会使你发胖。有些会使你生病的微生物可能还会影响你对营养物质的吸收，这使你很难保持健康体重。你的肚子里可能装满了食物，但如果你的肠道微生物群无法协助你的肠道把这些食物消化分解掉，你就会错失其中的能量和微量营养素。乳糜泻只是营养不良所引发问题的冰山一角，还有其他许多健康问题与消化不良或营养不良有关。

───── 成功故事 ─────────────────────────

"亚瑟小子"成功减重

一位名叫雷蒙德的先生给我的助理打来电话，说他非常感谢我的饮食计划给他带来的改变。我很纳闷，因为我认识的人当中没有叫这个名字的，我也不记得曾把两张食物清单给了这位雷蒙德先生。尽管有些摸不着头脑，我还是接了这个电话。电话那头的人其实是亚瑟·雷蒙德四世，是的，就是那个"亚瑟小子"。他此前得到了扮演电影《顽石之拳》中舒格·雷·伦纳德这个角色的机会。但当真正的舒格·雷见到雷蒙德的时候，这位拳击手上下打量了雷蒙德一番，然后说雷蒙德实在太胖了，不太适合扮演他！如果你见过雷蒙德，你绝对不会用"胖"来形容他，体脂率只有7%实在算不上"胖"。但对扮演舒格·雷这个角色来说，亚瑟确实有些胖。为了减重，亚瑟先尝试了原始人饮食，然后是无麸质饮食，之后是全素饮食。与此同时，他每天锻炼五六个小时。但是，这些都毫无效果。他究竟是应该加强锻炼，还是减少能量的摄入？他感到非常困惑，几乎要放弃了。

就在这个时候，亚瑟的经纪人前往纽约拜访一位女性朋友，这位女士曾实践过我的饮食计划，并取得了很好的效果。于是，经纪人拿走了贴在她冰箱上的食物清单，并把它们交给了亚瑟。亚瑟在减重15磅后，给我打了这通电话。他现在已经是"舒格·雷"了！他从推荐食物清单里挑出了他喜欢吃的食物，并远离不推荐食物清单里的所有食物，最终成功减重。是不是很不可思议？其实没什么，我的饮食计划只是让一个设计完美的系统重新正常地运行起来而已。现在，亚瑟希望全世界的人都知道我的饮食计划。

我知道通过控制饮食和锻炼来减重有多么令人沮丧，尤其当你觉得目标虚无缥缈的时候。但如果这个目标唾手可得呢？体重健康是释放你的本能的必然结果，只要你坚定地将"健康食品"和"纯天然产品"摒弃掉。而这正是植物悖论饮食计划能够做到的事。

体重的战争

超重（或体重过低）是一个非常清楚的信号，也是唯一的信号，它标志着你的身体处于战争状态。如果你正在阅读本书，我想你可能开始担心自己的健康状况或体重问题了。有很多人和你一样。回过头看，从20世纪60年代中期开始，美国人的健康就开始出现问题了。如今70.7%的美国成年人体重超标，其中约有38%的人过度肥胖，而在20年前，这个数字还不到20%。[1]此外，糖尿病、哮喘、关节炎、癌症、心脏病、骨质疏松、帕金森病和痴呆的发病率也急剧上升。每4个人中就有一个人患有一种或多种自身免疫性疾病。虽然大部分人每天只工作七八个小时，并且比我们的祖辈吃得更好，但我们还是觉得精力不足，过敏性疾病的发病率也居高不下。市面上甚至出现了专门卖给忧心忡忡的家长的肾上腺素注射笔（一种装有肾上腺素的注射器），孩子可以把它带到学校去，当别的孩子吃花生时，他可以给自己扎上一针。但在1960年，花生还不会致人死亡。

我们如今把这种糟糕的身体状况和体重超标归咎于西方饮食、环境和运动不足。尽管专家们围绕这些方面提出了一些合理的建议，但他们都没有切中要害。我并不是说这些做法对我们的健康状况毫无助益，而是说他们都没有找到造成这场健康危机的主要原因。一种饮食方式或一套锻炼计划在前几周或前几个月里可能会奏效，但之后往往以失败告终。这听起来是不是很熟悉？这些"解决方案"之所以不能给你的健康带来持久的改善，是因为它们都无助于终结你和肥胖之间的战争，以及你身体内部的战争。

成功故事

获得新生的艺术家

一位77岁的日本雕刻家被他的妹妹带到了我的诊所。他弯着腰一瘸一拐地走过来，当他伸出一双粗糙的手时，我震惊了，关节炎几乎摧毁了他的身体。他不太会讲英语，但他的妹妹向我讲述了一个关于这位受人尊敬的木雕艺术家不能再进行创作的悲伤故事。他甚至连锤子、凿子、雕刻刀或刷子都握不住。在骨科医生的建议下，这位艺术家开始服用布洛芬和萘普生，他还准备接受膝关节置换术和髋关节置换术。他来我这里是为了检查他的心脏状况是否适合做这些手术。我建议他试一试植物悖论饮食计划，他同意了。在他妹妹的帮助下，我向他展示了两张食物清单，并告诉他有哪些食物是不能吃的。而且，他必须立刻停止服用非甾体抗炎药。

4个月后，这位艺术家又来到我面前，这次他不再一瘸一拐了。他从椅子上站起来，用力地握住了我的手。我问他："膝关节置换术做了吗？""没有。"他答道，"膝关节很好，不用做手术！"

这已经是两年前的事了。我最近又见到了他和他的妹妹，他在哈默博物馆举办了个人作品展，成了《洛杉矶时报》的封面人物。他的很多优秀作品都是在近两年里完成的，他不再被疼痛困扰，可以尽情地向世人展现他的才华了。

令人吃惊的真相：更小的身体和大脑

根据古人的骨骼化石，我们知道 12 000 年前人类的平均身高为 6 英尺（约 1.83 米）。然而，到公元前 8000 年，人类的平均身高降至 4 英尺 10 英寸[①]（约 1.47 米），仅在几千年的时间里就下降了 14 英寸（约 0.36 米）！农业革命使得谷物和豆类成为我们祖先的主食，此后，他们的身高就开始"缩水"。远古人类的骨骼化石中未发现任何关节炎的痕迹，相比之下，绝大多数现代人（除了不吃含凝集素食物的人）的骨骼都有关节炎的痕迹。（前文提到，对古埃及木乃伊的研究表明，在古埃及人学会种植谷物的 2 000 年后，他们开始患上关节炎。）此外，12 000 年前的人脑尺寸比今天大 15%！我们能把这称为进步吗？

瘦身饮食的失败和运动的难题

出于对健康状况和体重的担忧，我们开始沉迷于各种瘦身饮食，但我们始终没有找到永久解决这一问题的办法。瘦身饮食之所以会失败，是因

---

① 1 英寸≈2.54 厘米。——编者注

为它没能阻止食物和我们接触过的其他产品暗中损害我们的身体。最近的调查显示，《超级减肥王》真人秀的大多数获胜者在其瘦身成功的事迹被大肆宣传后，他们的体重又反弹至原来的水平，对节食者来说，这应该并不奇怪。但如果你就此认定所有减肥计划都毫无用处，那也是不对的。

一旦你体内的战争结束了，你的体重就会趋于正常。获得健康的体重是身体自愈不可缺少的一部分，与此同时，你的寿命也会得到延长。先通过节食瘦下来，再拾回过去的习惯，这可不是真正的解决之道。了解某些食物（及某些产品）对你身体的影响，并因此改变你的饮食方式和其他习惯，这是我要传授给你的解决之道。饮食方式就是你吃东西的方式，它是减重成功的关键。

很多研究显示，运动不能够帮你减重。运动的一个问题在于，它会让你更加饥饿。另一个问题在于，对大多数体重严重超标的人来说，运动会让他们觉得疼痛，以至于他们很难坚持下来。但这并不意味着运动作为一种积极的生活方式毫无意义。一项大型研究显示，经常锻炼（不只是在健身房里锻炼，整个人都要活跃起来）能够帮助你保持体重。[2] 此外，保持身材匀称还有其他很多好处，包括改善心血管健康、调节血压、提高高密度脂蛋白胆固醇水平和降低甘油三酯水平。有氧运动和负重训练也能提升你的平衡能力（这样一来，你就没那么容易摔伤了），改善心情，缓解压力，提升睡眠质量。

峰回路转

我写过一篇关于驱动人类进化的生物和社会因素的文章，那是我在耶鲁大学的毕业论文，自此我就开始痴迷地研究食物的选择给人类进化和人口增长带来的影响。我运用这些研究结果开发出最初的饮食计划，写成了我的上一本书《冈德里医生的饮食进化》。之后，我又学到了更多东西。

人类是一个不断进化的物种，在研究过程中，我的思想也在不断进化。一切都是从我对麦特金尼斯公司的一次参观开始的，该公司是一家知名的营养品制造商，我受邀向其科学团队阐述我上一本书的理论。那时候，我是一个重度碳水化合物恐惧症患者，认为碳水化合物（糖）对人体有害，而且是所有疾病的根源。在我演示我的数据和观点时，麦特金尼斯的一位研究人员站起来问道："那么，你又如何解释基塔瓦岛人的饮食方式呢？"

那些可恶的基塔瓦岛人！这个南太平洋部落是所有主张低碳高脂饮食研究者的噩梦。基塔瓦岛人喜欢抽烟，他们从碳水化合物中获取的能量大约占60%，从椰子油当中获取的能量占30%。虽然如此，他们却较少患心脏病或脑卒中，检查结果也未显示出任何患心脑血管疾病的迹象，他们还很瘦。他们普遍健康长寿，基本不需要医疗护理。低碳饮食的倡导者，包括以前的我在内，一直都把基塔瓦岛人当成一个特例，并认为（实际上毫无证据）他们的健康状况之所以如此良好，是因为他们饮食中的能量较低，众所周知，这种饮食方式对健康长寿具有积极的影响。这是不是说得通？

先别着急下结论。研究者的首要职责就是不断检验自己的观点。实际上，研究的真正目的就是证明你的观点是错的！只有你证明不了它是错的，它才有可能是对的。所以，在起初把基塔瓦岛人当作低碳饮食的特例而将其排除之后，我对自己一直以来的研究进行了重新思考，试图寻找不同文化的食物选择背后的驱动力。在斯塔凡·林德伯格著作的启发下，我发现基塔瓦岛人虽然摄入了大量的能量，但他们还是很瘦。能量守恒（摄入的能量等于消耗的能量）的观点似乎不适用于基塔瓦岛人。研究的意义在于重新发现，我也这么做了，这一章就是我重新发现的成果。

人类选择谷物的真正原因

我已经讲过，在大约1万年前，大多数人都放弃了四处游荡的狩猎采集生活，而选择了以农业生产为基础的生活方式。他们过去的食物主要是应季水果（一年只能收获一次）、猎物、鱼类和贝类。此外，他们还非常依赖植物块茎中的淀粉，自从人类在 10 万年前发现了如何使用火，他们就开始通过炙烤对块茎进行加工。尽管这种饮食方式能够为他们提供充足的能量，但地球上人类的数量依旧非常少。之后，人类的能量来源变为谷物、豆类、牛奶和羊奶。

传统理论认为，我们的祖先之所以转向这些食物，是因为这些农作物易于储存，动物也可以饲养。你在某个季节种下谷物和豆类，收获后将它们晒干并储存起来，就可以食用一整年。奶牛能够产奶，牛奶可以立即食用，也可以做成奶酪（储存起来）。因为一整年都能吃到这些食物，人口数量得以保持稳定，哪怕天气变化或农作物歉收。这就是我学到的理论，我也全盘接受了。但实际上还有一个更"深层次"的原因，正是它促使最早的农耕者选择以谷物、豆类和动物乳汁为食。

每当我与一个热爱长跑的人讨论锻炼的好处时，我都会指出，根据遗传学定义，最成功的动物总是以最少的努力获得最多的能量。但摆在我眼前的事实是，最成功的动物能够最高效地将能量转化为脂肪。也许，我们都搞错了。我们的祖先选择以谷物、豆类和动物乳汁为食，并不是因为它们易于储存，而是因为他们发现，和其他食物相比，这三种食物拥有一种超凡的能力，那就是它们可以把能量转化为脂肪储存在我们体内。

成功故事

与糖尿病和 30 磅体重说再见

我遇到了不少西班牙裔患者，和我的其他患者一样，他们也受到一系列健康问题的困扰。他们患有糖尿病和自身免疫性疾病，也存在体重超标的问题，这在很大程度上应该归咎于他们用现代饮食替代了传统饮食，以及从农耕生活转变为城市生活。玛利亚是其中的典型案例。我第一次见到她时，她47岁，患有严重的糖尿病，通过注射胰岛素进行治疗，她的糖化血红蛋白数值为7.9，而正常范围的上限为5.6。在实施植物悖论饮食计划不到一年的时间里，玛利亚体内的自身免疫性疾病的标志物水平就下降了一半。如今，她的糖化血红蛋白数值为5.9，接近正常范围。她的空腹血糖水平从146降至109，她停止了一切药物治疗，包括注射胰岛素。

如何变胖

我无数次听到我的患者说："谷物和豆类是健康饮食的关键。"然而，我现在可以告诉你，从动物身上发现的证据证明事实恰恰相反。20世纪五六十年代，我在内布拉斯加州的奥马哈长大，那时当地以拥有世界最大的牲畜养殖场而闻名。每个内布拉斯加人都知道，养殖场通过喂食玉米给肉牛催肥。难道把牛从美国中西部运到奥马哈，就只为了用玉米给它们催肥吗？是的，如果只吃干草和青草，肉牛是不会长胖的，每个农民都知道这一点。早在19世纪，俄亥俄河谷地区的人就开始用玉米给猪催肥，之后把它们送到辛辛那提的屠宰场。与其用驳船把玉米运送到养猪场，不如直接把用玉米催肥的猪运送到市场，因为后一种做法可以让农民获利更多。那时有个流行的说法，叫作"把玉米装到猪里拿到市场上去卖"。

你可能会觉得不可思议，但在正常情况下，猪确实不是一种很胖的动物，野猪和未驯化的猪都是肌肉发达的精瘦动物。如果你是阿肯色大学野猪队的粉丝，你就会明白我的意思了。但你可能不知道的是，猪和人类有着非常相似的消化系统和心血管系统，心脏外科医生会用猪的心脏瓣膜来替换有缺陷的人类心脏瓣膜。所以，就像猪和牛一样，吃玉米也会让人发胖。

虽然有很多患者是为了减肥找到我的，但其中至少有一半人也是为了治疗自身免疫性疾病。我在前文中提过，我的饮食计划带来的一个附加好处就是让人们的体重恢复正常，无论他们来找我的初衷是什么。我的患者中有一小部分人，只要他们按照我的要求通过改变饮食方式来治疗自身免疫性病，他们的体重就会一路下降，而且几乎不会反弹。我曾经建议他们摄入更多的脂肪，特别是多吃牛油果，但这毫无作用。这些年来，总有些曾经骨瘦如柴的患者三四个月后又找到我，此时他们的体重会有所增长，因为他们无一例外地又开始吃面包、意大利面、玉米或豆类。是的，当所有其他食物都无法帮他们增重时，谷物和豆类做到了。但令所有人懊恼的是，这些食物也提高了他们体内炎症标志物的水平。我最近发现了一个比较有效的增重办法，那就是大量吃澳洲坚果。

于是，悖论再次出现：那些能够帮助我们的祖先增重和在严冬里存活下来的食物，那些让他们更有可能诞下后代的食物，也会加速他们和我们的死亡。这是因为我们的基因总会做出如下选择：从食物中摄取最多的能量用于繁殖，并确保在孩子长大后双亲会尽快死去，这样就能给孩子留下足够多的食物了。

谷物和豆类之所以能够风靡全世界，不是因为它们是"健康"的，也不是因为它们易于储存，而是因为它们产生脂肪的效率比其他食物更高。这在以前是个优点，但现在完全不是。而且，这种饮食方式严重缩短了人类生育后的存活时间。

你可能还记得，能促进脂肪堆积的不仅有谷物和豆类，还有乳制品。哺乳动物只想用自己的乳汁做一件事：让孩子能够快速长大和增重。所有乳汁中都含有大量跟胰岛素类似的生长激素。不幸的是，很多研究表明，牛奶中的 A1 型 β–酪蛋白会转化为 β–酪啡肽，而后者能够通过引发炎症促进我们体内脂肪的堆积。请记住，炎症代表着战争状态，这会刺激你的身体为了备战而储存更多的脂肪。

难以置信的真相：粪便也有大用处

如果你把胖老鼠的排泄物喂给瘦老鼠，瘦老鼠就会变胖！反过来也一样，瘦老鼠的排泄物会让胖老鼠变瘦。是的，你的理解没错：肠道微生物群决定了你的胖瘦。最新的研究表明，将肥胖人类的粪便喂给瘦老鼠也会让这些老鼠变胖；如果你再喂给它们一些糖和脂肪，增肥效果就会更加明显！如果你觉得还不够震撼，不妨听听这个故事：20世纪30年代，医生会给那些住在精神病院里的重度抑郁患者分发泻药来清空他们的结肠，再用那些来自快乐人群的粪便给他们灌肠。结果是，这些抑郁患者变得快乐了。

20世纪70年代我还在佐治亚医学院读书期间，看到了患有艰难梭状芽孢杆菌结肠炎的人是如何痊愈的。治疗方法还是用粪便给这些患者灌肠，这次的粪便来自健康的医学院学生。我们当时并不知道导致这些患者肠道紊乱的罪魁祸首是广谱抗生素，也不知道是健康的人粪便里的微生物让他们恢复了健康。

凝集素与肥胖之间的关系

我在前文介绍过麦胚凝集素，并说明了它与乳糜泻之间的关系，以及它与胰岛素之间惊人的相似之处。现在，让我们深入探讨一下当麦胚凝集素伪装成胰岛素时产生的有害影响。

在正常情况下，当糖由肠道进入血流时，胰腺会分泌出胰岛素并让其进入血流。胰岛素主要去往三个地方：脂肪细胞、肌肉细胞和神经细胞。胰岛素的主要任务就是打开这三种重要细胞的大门，让葡萄糖进入，为细胞提供能量。

1. 对于脂肪细胞，胰岛素会与细胞表面的受体结合，并指示细胞将葡萄糖转化成脂肪储存起来。胰岛素完成自己的工作后，它会离开受体，这样就不会有更多的糖进入细胞了。

2. 对于肌肉细胞，胰岛素会打开这些细胞的大门，让葡萄糖进入，成为细胞的燃料。

3. 神经细胞同样需要胰岛素的帮助才能获取葡萄糖，这实际上是一个较新的发现。我们现在知道，胰岛素抵抗也会发生在大脑和神经中，这被称为 3 型糖尿病。

胰岛素与细胞膜上的受体结合并发出信号，脂肪细胞、肌肉细胞或神经细胞接收到信息后，胰岛素就会离开受体。

但当凝集素伪装成胰岛素并与细胞膜上的受体结合时，问题就出现了。凝集素要么将错误的信息传递给细胞，要么阻碍正确信息的传递。为了理解其后果，你可以想象你是一个飞机乘客，在经历漫长的飞行到达终点时，却发现你的飞机降落跑道被另一架飞机占住了，并且它永远不会离开！所以，只要凝集素还占据着受体，正常的信息传递就会被打断或阻止，而且是永久性的。

现在我们来看看麦胚凝集素与不同类型细胞的胰岛素受体结合后会发生什么：

1. 麦胚凝集素会一直占据着脂肪细胞的胰岛素受体，不断地指示细胞将葡萄糖转变成脂肪。假设在 8 000 年前，有一种植物化合物能够提升能量转化为脂肪的效率，那么它一定非常受欢迎。但现在，这已经不是一个优点了，因为每颗谷粒中包括麦胚凝集素在内的多种凝集素都不只是增加人体内的脂肪堆积这么简单了。

2. 麦胚凝集素会一直占据着肌肉细胞的胰岛素受体，阻止胰岛素与受体结合，就像有另一架飞机停在你的飞机跑道上，导致你不能降落一样。在这种情况下，你的肌肉细胞无法获得葡萄糖，而葡萄糖会被分发给等在一旁的脂肪细胞。如果我告诉你，在以谷物和豆类为食之前，早期人类的体格要比现在强健得多，你会不会感到很吃惊？看看古埃及的壁画和雕像，刻画的都是些消瘦且没有肌肉的人。事实证明，凝集素是导致我们年老后肌肉发生萎缩的真正原因。我们摄入的凝集素越多，肌肉细胞上被麦胚凝集素和其他凝集素占据的胰岛素受体就越多，发生萎缩的肌肉也越多。

3. 麦胚凝集素和其他凝集素与神经细胞的胰岛素受体结合后，也会阻止葡萄糖进入神经细胞，导致饥饿的大脑要求你摄入更多的能量。如果你的胰岛素受体被麦胚凝集素占据，你将变成一个饥肠辘辘的人，你会吃得更多，并在冬天来临前储存足够多的脂肪。这在短期内可能没问题，甚至还能提高早期人类的存活率。但如果这个过程长期持续下去，就会有越来越多的麦胚凝集素和其他凝集素与神经细胞的胰岛素受体结合在一起，导致脑细胞和周围神经死亡，最终引起痴呆、帕金森病和周围神经病变。

这一切的后果就是我们的肌肉越来越少，大脑变得更饥饿，而体内储存的脂肪却越来越多。

最近有研究发现，凝集素会沿着迷走神经从肠道进入大脑，[3]并沉积在大脑的转接中心——黑质当中，黑质受损可能会引起帕金森病。根据中国的一项大型研究，这解释了为什么那些在 20 世纪六七十年代接受迷走神经切断术的患者的帕金森病发病率要比同龄人低 40%。[4]这也解释了为什么帕金森病在素食主义者中更普遍，因为他们食用的植物更多（摄入的凝集素更多）。请记住，植物只是在做它们该做之事：消灭全世界的害虫，包括你！

总之，在古代食物匮乏的情况下，通过摄入谷物和豆类中的凝集素来增加体重是有好处的。但到了今天，这对我们来说就变成了坏处。现在，让我们了解一下凝集素伤害我们的另一种方式。

为战争做好准备

我在前文中提到，我的那些骨瘦如柴的患者通过食用谷物和豆类增加了体重，但与此同时，大多数人发现他们的炎症标志物水平也上升了。炎症是否也会导致他们的体重上升？记住，脂多糖和凝集素看起来很像外来入侵者，它们会刺激 Toll 样受体向身体发出敌情警报，让身体进入战争状态。为了抗击敌人，军队必须获得充足的给养，而对于非作战人员，食物通常是限量供应的。白细胞和免疫系统就是我们的军队，而肌肉则是普通民众。通过使肌肉和大脑产生胰岛素抵抗、瘦蛋白抵抗，能量将不再流向肌肉和大脑，这就保证了在前线作战的白细胞有足够多的能量供应。此外，如果战争持续下去，你的身体会发出信号，鼓励你摄取更多的能量以支持战斗。你从谷物和豆类中获得的凝集素越多，你的饥饿感就会越强。

这就是问题的关键：你的身体产生胰岛素抵抗和瘦蛋白抵抗，并不是因为你超重；准确地说，你超重是因为你的身体正处于战争状态。这和人们普遍认为的发胖原因截然相反。如果人体不再摄入凝集素和脂多糖，身体就会觉得战争即将结束，没必要再通过吃更多的食物来储存能量了，体重下降只是战争结束的一个"副作用"。这可以解释为什么 50 年前几乎人人都那么瘦，因为那时我们的身体没有处于战争状态。

脂肪堆积

你可能听说过，脂肪都堆积在腹部是一种非常危险的发胖模式，它被称为苹果型；而如果脂肪堆积在臀部或髋部，就不用担心了，这种发胖模式叫作梨型。为了搞清楚为什么脂肪会堆积在腹部，让我们再次以战争做类比。军队需要补给，并且这些补给需要离前线（军队抗击凝集素和脂多糖的地方）很近。那么，战场在哪里？没错，就在你的肠壁（腹部）。脂肪不是罪魁祸首，它只是一种标志，表明你的腹部正在进行一场战争，所以我们才称其为"腹部脂肪"。

作为一名心脏外科医生，当打开一个做冠状动脉旁路术患者的胸腔时，我会在他的心脏表面冠状动脉周围看到大量脂肪。这些脂肪又厚又硬，即便这个患者很瘦。既然这里堆积着大量脂肪，周围肯定有战争发生，并且一直要求增加补给。这场战争就发生在患者的冠状动脉里，他输掉了这场战争，所以需要我为他做手术。实际上，很多研究显示，心包脂肪（冠状动脉上的脂肪）与血管疾病之间存在某种直接的联系。[5] 这表明，如果哪个身体部位出现了赘肉，就表示这里正在发生战争。腹部脂肪不仅说明你的肠道里有战争发生，还预示着战火可能会蔓延到心脏和大脑。

--- 成功故事

手术的替代方案

我会让很多患者做出如下选择：是做手术，还是换一种饮食方式？虽然我是一名心脏外科医生，但如果患者的健康问题适合用我的饮食计划来解决，他们也对这个替代方案感兴趣，我就会建议他们尝试植物悖论饮食计划。只要坚持下去，几乎总能取得显著的效果。因为我常给患者提供不开刀的选项，我得到了一个绰号——"不开刀先生"。很多患者都选择了改变饮食方式这个相对简单的选项，而不是做外科手术。下面介绍其中几个案例。

不再堵塞。67岁的戏剧制作人文森特在运动时突发胸痛，血管造影检查结果显示他的右冠状动脉有些堵塞，他以前做过右冠状动脉支架手术。他的主治医生推荐他来我这里接受饮食治疗，因为他的冠状动脉存在多处病变，已经不太适合做支架手术了。在实施我的饮食计划 10 个月后，文森特又做了一次血管造影检查，结果显示所有的血管堵塞都疏通了。

遵守承诺。索尼娅是一位患有严重糖尿病的 58 岁农场主，在突发心脏病后被紧急安排了动脉旁路术，需要搭 3 个桥。而且，她有 5 条冠状动脉发生严重阻塞。在术前准备室里，她问我是否还有别的治疗方案。在我向她介绍了我的饮食计划后，她保证严格执行我的计划，只要别做手术。她遵守了自己的承诺：3 年时间里，她的体重减轻了 40 磅，糖尿病不再需要用药物治疗，胸痛症状消失了，心脏应激反应测试也恢复正常。

告别糖尿病。69 岁的霍华德身材肥胖，每天需要服用 8 种药物治疗糖尿病和其他疾病。在突发心脏病后，他被紧急安排了动脉旁路术，需要搭 5 个桥。在术前准备室里，我能看出他非常焦虑。我们交谈了一会后，霍华德对我说他觉得自己可能撑不过这次手术了，并问我是否有别的治疗方案。在我向他介绍了我的饮食计划后，他立刻抓住了这根救命稻草。5 年过去了，他的糖尿病和胸痛已经成为过去，不再需要药物治疗，体重也减轻了 30 磅。此外，他每年还会进行一次心脏应激反应测试。

五花八门的饮食方式

为什么会有那么多种饮食方式？为什么其中很多都有效（至少是暂时有效）？它们是否有什么相似之处？我们先细数一下近几年较为成功和流行的饮食理念：低碳、高蛋白质（阿特金斯减肥法、蛋白质饮食、南海滩减肥法、杜肯减肥法等），低碳、高脂肪、高蛋白质（原始人饮食、生酮-原始人饮食），低脂肪、高碳（欧尼斯饮食、麦克杜格尔饮食、福尔曼饮食、艾索斯丁饮食）。在《麸质谎言及关于食物的其他迷思》（*The Gluten Lie: And Other Myths About What You Eat*）一书中，艾伦·莱维诺维茨博士对这些知名的饮食方式进行了嘲讽。他虚构了一种"无包装饮食"，主要原则就是不用塑料包装袋（我没开玩笑）。他列举了可供参考的网站，假装出售商品，还提供了来自患者的感言。在你热切地读完莱维诺维茨的饮食计划后，你会发现，他的数据都是做过手脚的，比如，从其他饮食计划中窃取患者对于良好效果的感言。这简直就是在开玩笑。（但莱维诺维茨忽视了一点：他引用的关于塑料危险性的数据都是真实的。）

我治疗过很多这样的患者，他们都曾践行过上文中提到的某种饮食方式。他们可能已经控制住了体重，但还是面临着这样或那样棘手的健康问题，比如久治不愈的冠状动脉疾病和自身免疫性疾病等。下面，让我们深入了解一下这些饮食方式到底会给我们带来怎样的影响。

大多数低碳饮食方式存在的问题

低碳水化合物饮食（比如阿特金斯减肥法、南海滩减肥法）通常在短期内就能取得良好的效果。然而，一旦你开始大量摄入含有凝集素的碳水化合物，你的体重很快就会反弹。即便你能一直坚持这种饮食方式，你的体重也会从某一时刻起停止下降，或者下降得非常缓慢。所有的低碳饮食实质上都是高蛋白饮食，因此会限制碳水化合物、谷物和豆类的摄入。当南海滩减肥法和阿特金斯减肥法在体重维持阶段重新引入谷物和豆类时，人们就会变胖，这意味着什么？这表明你需要返回第一阶段，不再食用谷物和豆类！

原始人饮食将高蛋白饮食推进了一步，但这种饮食方式的基本假设就是错误的：早期人类经常食用水牛和其他大型动物的肉，这是他们保持身体健康的关键。但早期人类不太可能经常猎捕到大型动物，相反，他们很可能主要以块茎、浆果、坚果和动物蛋白（比如鱼、蜥蜴、蜗牛、昆虫和小型啮齿动物）为生。你可能尝试过原始人饮食或其他低碳饮食，并取得了一定的效果，但无论你是体重下降了还是健康状况好转了，都不是因为你限制了碳水化合物的摄入，或者摄入了大量蛋白质和脂肪。你身上之所以能够发生这些积极的变化，是因为你避开了大部分含有凝集素的食物。别忘了，原始人饮食的定义就是回归我们石器时代的祖先的饮食方式。

最后，我那些提出原始人饮食的同行并没有意识到，我们的所有祖先最初都来自非洲，从来没有接触过美洲的这些含有凝集素的食物，比如番茄、西葫芦、甜椒、枸杞、花生、腰果、葵花子、奇亚籽或南瓜子。

生酮饮食

生酮饮食通常用于帮助包括小孩子在内的糖尿病患者降低血糖水平和胰岛素水平，它也是一种低碳水化合物饮食方式。不过，它与常规的低碳饮食的区别在于，它没有用蛋白质替代绝大部分碳水化合物，它也限制蛋白质的摄入，而把某些脂肪当作能量的主要来源。（生酮指的是通过燃烧脂肪而不是葡萄糖来获得能量。）如果你限制了某些动物蛋白的摄入，就像植物悖论饮食计划主张的那样，你的体重就一定会下降。我还提出了一个生酮版本的饮食计划，进一步限制了动物蛋白的摄入，我发现它不仅对于糖尿病或胰岛素抵抗患者有效，对于癌症、痴呆、帕金森病、自身免疫性疾病和肠道疾病的患者也有效。（我会在第 10 章介绍这个版本的饮食计划。）问题来了：是不是大多数采取生酮饮食方式的人都会患有酮症，这又是不是让他们体重下降的原因呢？根据我的患者的实验室测试结果，答案是否定的。那么，他们的体重为什么会下降呢？我再强调一次，这是因为他们的饮食基本上不含凝集素，而不是因为他们摄入了脂肪。

留住脂肪，拒绝全谷物

那些采取低脂、全谷物饮食方式的人，体重是否也下降了？是的，他们的体重确实下降了。他们中的很多人后来都成了我的患者，因为他们的体重虽然下降了，但他们的心脑血管疾病却在继续恶化。那么，他们的体重为什么会下降呢？我认为有以下 4 个原因：

1. 这些饮食方式都绕开了标准美国饮食中常见的含凝集素食物，比如大豆、花生、棉籽、葵花子和油菜籽。这些食物不仅含有凝集素，还富含 ω–6 脂肪酸，这种物质会在人体内引发炎症级联反应。炎症意味着战争，战争又意味着要在战场周围（也就是冠状动脉）储存脂肪。

2. 这些饮食方式严格限制了脂肪的摄入量，使得脂多糖无法穿过肠壁，也就无法在身体内部引发炎症。这是件好事，但那些曾经将所有脂肪妖魔化并倡导低碳饮食的内科医生逐渐意识到，脂肪之间也是存在区别的。鱼油如今已经成为迪恩·欧尼斯博士的饮食计划中必不可少的部分，乔尔·福尔曼博士也把富含脂肪的坚果作为其饮食计划的重要组成部分。[6] 幸运的是，这些饮食计划都没有让凝集素穿过我们的肠壁，所以它们是"安全"的。

3. 这些饮食方式推荐的都是未经加工的完整谷物，而不是机器研磨过的"全谷物"。马克·安东尼说过："我是来埋葬恺撒的，而不是来赞美他的。"我现在就有这样的感觉，为什么要为全谷物食品辩护呢？大多数全谷物食品都不是真正的全谷物，而是被研磨过的。你真的能在一片面包或饼干中看到很多全谷物吗？它们中的凝集素已经被释放出来了，更糟糕的是，为了防止脂肪被氧化，制造商还在全谷物食品中加入了丁基羟基甲苯。

4. 这些饮食方式已经正确地将关注点放在了有机谷物上，这种食物不太可能含有草甘膦，也不会导致肠道微生物群死亡。所以，我们的肠道还能继续处理麸质，并阻止那些帮派分子乘虚而入。

然而，我还有一个坏消息要告诉你：这些饮食方式推荐的食物通常都很难吃，你可能坚持不了多久。即使是凯洛格兄弟，也无法让他们疗养院里的患者长期坚持吃全谷物，于是家乐氏玉米片诞生了。回顾一下艾索斯丁博士最初的研究，你会发现有50%的人无法坚持到最后，所以包括降低体重在内的任何积极效果都不会持久。

这些饮食方式的部分追随者后来为什么成了我的患者，他们的冠状动脉疾病又为什么会加重呢？小麦中的麦胚凝集素会不断和冠状动脉内皮细胞结合在一起，诱使免疫系统一直对冠状动脉进行攻击。如果你好奇为什么中国南方人、日本人和韩国人（他们的主食都是大米）的心脏病发病率低于美国人，就请记住一点：大米不含麦胚凝集素。基塔瓦岛人大量食用的芋头也不含这种物质。此外，非洲人常吃的小米、高粱和山药也不含麦胚凝集素。

人类和大象的共同点

再讲一个关于青草和谷物的令人震惊的故事。野生非洲象以树叶为食（就像我们的祖先一样），就我们目前所知，它们从未患过冠状动脉疾病。然而，由于栖息地遭到破坏，非洲象群如今移徙到草地上，以青草、干草或谷物为食。其中，有50%的非洲象患有严重的冠状动脉疾病，原因就在于它们吃了本不该吃的凝集素，这种物质会附着在它们的冠状动脉上，并诱使免疫系统不断地攻击冠状动脉。

下面我来揭晓究竟是哪种糖分子一直被麦胚凝集素和其他凝集素追

踪。这种能和凝集素结合的糖分子叫作N–乙酰神经氨酸，我们可以在人类和大象的血管内壁、肠壁中找到该物质。大多数哺乳动物体内都有N–羟乙酰神经氨酸，这种糖分子也会出现在肠壁和血管内壁上。但800万年前与黑猩猩、大猩猩分道扬镳后，人类就失去了制造这种糖分子的能力。我们转而开始制造能和凝集素结合的N–乙酰神经氨酸，可以分泌这种物质的还有贝类、软体动物、鸡、大象。（这是多么奇怪的组合！）凝集素（特别是谷物凝集素）能与N–乙酰神经氨酸结合，却不能与N–羟乙酰神经氨酸结合。因此，被圈养的黑猩猩即便和人类一样以谷物为食，它们也不会患上动脉硬化或自身免疫性疾病，但那些吃草的大象却不能幸免。黑猩猩体内没有这种能与凝集素结合的糖分子，而大象和人类有。所以，只要我们从青草和种子中摄入了凝集素，这种糖分子就会让我们患上心脏病和自身免疫性疾病。

如何抗衰老

请记住，你的目标是找到一种能够改善生活质量的饮食方式，而不只是帮你减掉多余的体重且不会反弹的饮食方式。所有的低碳饮食方式都存在一个严重的问题，那就是大量摄入某种动物蛋白，特别是红肉，而这是引发老化、动脉粥样硬化和癌症的重要诱因。为什么？

要回答这一问题，就不得不提到N–乙酰神经氨酸了。牛、猪、羊体内都有N–羟乙酰神经氨酸，你吃下它们的肉后，你的免疫系统会把这种物质当作外源糖分子。有大量数据表明，当我们的免疫系统暴露于这些来自红肉的外源糖分子时，我们体内就会产生一种抗体。因为血管内壁含有N–乙酰神经氨酸，N–羟乙酰神经氨酸和N 乙酰神经氨酸看起来又非常相似（它们的条形码几乎一模一样），这会使抗体把我们天生就拥有的N–乙酰神经氨酸错当成外源糖分子N–羟乙酰神经氨酸，从而导致我们的免疫系统对N-乙酰神经氨酸发动全面进攻。

这是个友军误伤的典型例子，它进一步解释了为什么经常食用贝类、软体动物和鱼类的人的心脏要比肉食者更健康。此外，有研究显示，癌细胞通过产生血管内皮生长因子（一种激素）对N-羟乙酰神经氨酸加以利用，诱骗血管靠近它们生长。我对我的所有患者体内的血管内皮生长因子水平进行测量后发现，当我们的免疫系统攻击N-羟乙酰神经氨酸时，就会产生更多的血管内皮生长因子。癌细胞把N-羟乙酰神经氨酸当成隐形衣穿在身上，躲避免疫细胞的搜索和攻击。此外，人类肿瘤含有大量的N-羟乙酰神经氨酸，但我们并没有能够合成这种物质的基因。这意味着癌细胞是从你吃下的牛肉、猪肉或羊肉中获得这种物质的，除此之外别无他处。

简单来讲，远离红肉是为了避开会诱发心脏病和癌症的自身免疫性攻击，这一切都源于一种基因突变，它使人体内产生了一种能够吸引凝集素的糖分子。

一种低动物蛋白饮食方式已经被证明有助于延年益寿，我将在第9章对其进行讨论。由此可见，摄入大量的动物蛋白实际上是不利于人类延长寿命的。

加快衰老并不是食用过量蛋白质产生的唯一后果。请记住，摄入简单的糖类能够促进胰岛素的分泌，摄入脂肪能够提升瘦蛋白的水平，它会告诉你的大脑你已经吃饱了。但你可能不知道，当你同时摄入糖和某些在动物中（比在植物中）更常见的蛋白质时，它们就会激活细胞的终极衰老受体，并由这些受体来判断能量是否可利用。

能量（比如食物）的获得通常呈循环模式，以季节或昼夜节律为基础。如果能量很充足，你就可以茁壮成长，然后生育下一代。如果能量匮乏，你就必须未雨绸缪，等待危机过去。在能量匮乏的时候，我们可以使用之前储存的脂肪；与此同时，我们的线粒体从燃烧糖（葡萄糖）切换为燃烧脂肪的模式，这叫作代谢灵活性。我的大部分受多种疾病困扰的患者已经彻底失去了代谢灵活性。这意味着，高糖、高蛋白的饮食方式会导致人们体重超标、更容易患病、寿命缩短，他们的健康状况和生活质量也会大幅下降。

这里又形成了一个悖论：你的基因希望你能繁衍后代。然而，一旦这个任务完成了，你的基因就不在乎你能活多久了。好吧，你确实需要有足够多的时间照顾你的后代，直到他们能够独立生存下去，然后你就没有生存价值了。中年发福刚好证明了我说的这些，一旦繁殖出后代，基因就认为我们没有存活的必要了。但如果我们想尽可能地健康长寿，就必须采取另一种饮食方式。

延续至今的原始人饮食

让我们回到前文中的那个难解之谜，基塔瓦岛人作为一个小型农业部落，生活在巴布亚新几内亚的一座小岛上。瑞典医生斯塔凡·林德伯格曾研究这个部落的饮食方式长达数十年，根据他的说法，基塔瓦岛人获得的60%的热量来自碳水化合物，30%来自脂肪（大多数是饱和脂肪），只有10%来自蛋白质。他们中的大多数人都抽烟，很少运动，而且在没有医疗服务的情况下，他们居然能健健康康地活到90岁。看起来，他们的饮食方式与我们通常认为的健康饮食方式相去甚远，但现代人身上常见的大部分疾病都未曾染指这个部落的人。

在一项研究中，林德伯格将220位基塔瓦岛人分别与220位同龄同性别的瑞典人做比较，最终得出了极具争议性的结论。[7]与瑞典人相比，20岁及以上的基塔瓦岛人的BMI（身体质量指数）更低，血压更低，低密度脂蛋白胆固醇水平也更低。不过，两组人的高密度脂蛋白胆固醇水平相近。60岁以上的基塔瓦岛女性的载脂蛋白B水平也比同年龄段的瑞典女性低，它是低密度脂蛋白胆固醇的一种标志物，与心脏病及血管疾病存在一定的关联。此外，从未有基塔瓦岛人患过脑卒中和心脏病。

抗性淀粉好处多

那么，基塔瓦岛人是如何保持苗条的身材并远离心脏病的呢？他们的主要食物是碳水化合物和饱和脂肪，而这两种物质在我们看来都会导致肥胖。答案就在于，基塔瓦岛人摄入的碳水化合物主要是抗性淀粉，它们（几乎）提供不了任何能量。如果你觉得这听起来不可思议，欢迎你进入抗性淀粉的世界。这类淀粉在肠道中的行为与玉米、大米、小麦等淀粉截然不同。玉米、大米、小麦等很快就会被转化成葡萄糖（血糖），为身体提供能量或以脂肪的形式储存起来。相反，山药、芋头、芭蕉等抗性淀粉只是原封不动地通过你的小肠，这些食物对那些能够分解复杂淀粉的酶具有抗性，这也是它们名字的由来。

这意味着，你不会吸收这些以糖的形式存在的能量，血糖也就不会上升。更棒的是，这些淀粉正是你的肠道微生物梦寐以求的食物，它们会开心地吞下这些淀粉，一边生长繁殖，一边把这些淀粉转化成乙酸、丙酸、丁酸等短链脂肪酸（结肠非常喜欢这种燃料，它也是神经细胞的完美燃料）。和益生元一样，抗性淀粉也会提高有益菌在你肠道中的占比，这不仅能够增强你的消化吸收能力，还能够促进为肠黏膜提供营养的微生物群的生长繁殖。[8]黏液越多，能够断开肠壁细胞之间的紧密连接的凝集素就会越少，体重增加等痛苦的程度也会减轻。[9]

抗性淀粉不但不会提高血糖或凝集素的水平，还能通过以下方式帮你控制体重：

• 替代小麦粉或其他能被快速消化的碳水化合物，减少能量的摄入。[10]

- 让你的饱腹感持续时间更长，让你吃得更少。[11]
- 餐后加快脂肪燃烧，减少脂肪堆积。[12]

你无须生活在一座小岛上日复一日地吃芋头，也能体验到抗性淀粉的种种好处。在本书第二部分，我会向你介绍更多对肠道微生物群有益的食物，以及如何加工才能将它们的好处最大化。

树叶是如何成为高脂肪食物的？

大猩猩是一种典型的植食动物，主要以树叶为食。（它们也会在无意间吞下树叶上的昆虫。）令人惊奇的是，一只大猩猩每天会吃掉16磅重的"无脂肪"树叶，但它体内以脂肪形式存在的能量占其摄入总能量的60%~70%！为什么会这样？原因在于，勤劳的外来打工人——肠道微生物将植物的细胞壁分解并发酵成储能物质，其中主要是脂肪。大猩猩吃的竟然是高脂肪食物，就像基塔瓦岛人一样！

长寿民族的秘诀

值得一提的是，随着全球化进程的加快，传统饮食方式逐渐让位于标准美国饮食或西方现代饮食。基塔瓦岛人并不是唯一一个长寿民族，冲绳人、克里特岛人和撒丁岛人同样以长寿闻名。尽管他们的饮食方式各异，但他们都会食用能够给肠道微生物提供营养的食物。如果你仔细研究这些长寿民族的饮食方式，就会发现在这些看似不同的饮食方式当中存在一个非常显著的规律。冲绳人和基塔瓦岛人的饮食含有大量的抗性淀粉，比如紫薯和芋头；克里特岛人和撒丁岛人的饮食则含有大量的脂肪，比如橄榄油。

这些饮食方式的共同点是什么？答案是动物蛋白的占比都比较少，这意味着大部分长寿民族的主要能量来源都不是蛋白质。即使是那些采取高碳饮食方式的民族，比如基塔瓦岛人和冲绳人，肠道微生物群也会帮助他们把抗性淀粉转化成为身体储存能量的脂肪。在第二部分，我还会对这些长寿民族进行讨论。

让孩子发胖的两个元凶

在过去的 100 年里，美国的饮食结构发生了天翻地覆的变化。尤其是在过去的 50 年里，我们（还有我们的孩子）都明显变胖了。丽莎安·谢利·吉特纳在 2009 年完成的阿克伦大学城市研究与公共事务项目的博士论文中，探究了美国饮食结构的改变与儿童肥胖之间的联系。美国政府的农业政策显著地改变了美国的食品供应结构，[13] 她的标题为《从农场到胖孩子》（*From Farm to Fat Kids*）的论文，对美国政府的农业政策产生的一个意外后果进行了讨论。这些政策为廉价的加工食品和精制食品带来了商机，儿童肥胖率的节节攀升与这些食品的普遍供应有着密不可分的关系。20 世纪 60 年代初，玉米、小麦、甜菜、油菜和大豆等农作物的密集种植，使得美国的植物食品供应结构与 1900 年时完全不同。美国人的饮食方式也随之改变，过去他们食用的是草饲动物的肉和脂肪（黄油和猪油）、食虫的鸡、大量的根茎类蔬菜和少数几种水果，而如今美国人采取的却是高脂高糖的饮食方式，吃（喝）包括苹果汁在内的大量水果制品及其他加工食品，并且很少吃蔬菜。这些年来，美国儿童 BMI 的增加也反映出饮食结构的变化。

有两种食物与儿童肥胖率的上升直接相关：比萨饼和鸡肉。从 20 世纪 70 年代开始，美国儿童对这两种食物的消费量剧增。随便看一所美国公立学校的午餐菜单你就明白了。儿童每年食用的比萨饼和鸡肉越多，他们的BMI平均值就越高。尽管吉特纳的研究对象是公共事务，而不是凝集素，但这两种食物都含有大量的凝集素。制作比萨饼至少会用到三种含有凝集素的原料：小麦，含有A1型β-酪蛋白和胰岛素样生长因子的奶酪，以及番茄酱。那么鸡肉呢？鸡本应以昆虫为食，但现在的鸡在它们短暂的一生中主要以大豆和玉米为食，这些食物中还掺入了类雌激素化合物砷和邻苯二甲酸酯。将这种鸡肉裹上小麦粉，再放进花生油或大豆油里煎炸，就制造出了一颗完美的凝集素和雌激素炸弹。如果儿童长期吃这两种食物，他们体内的凝集素就会越来越多，体重也会大幅增加。

你现在已经彻底了解了我们是如何陷入这场错综复杂的健康危机的，这一切都源自你的食物、个人护理用品和灯光发生的变化，以及一系列新型药物的出现。所以，你的赘肉和健康问题实际上不是你的过错。是时候重新掌控你的身体和人生了。我对我的每一位患者都说过，你的身体是你唯一的家。如果你像照看房子或汽车那样为这个"家"多花点心思，你就会拥有充满活力的长寿人生。接下来，让我们进入第二部分，我将为你提供必需的工具，并告诉你如何利用这些工具收获合适的体重和健康的身体。

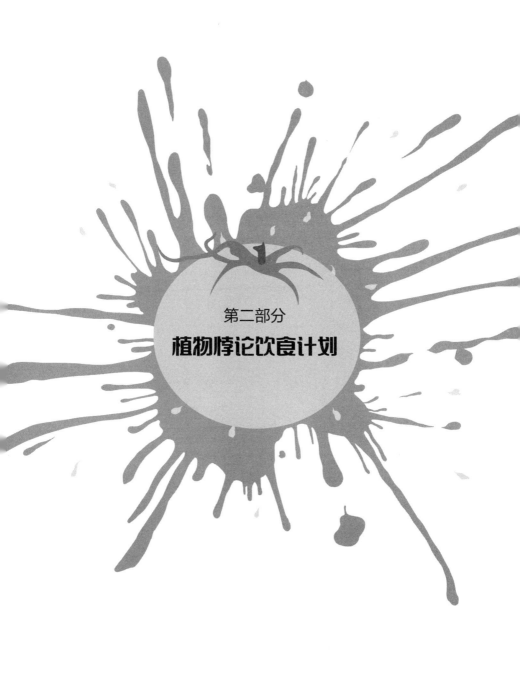

第二部分

植物悖论饮食计划

第 6 章

改变你的习惯

你已经了解了植物悖论饮食计划背后的科学依据，以及它曾为许多人带来的积极变化，现在是时候行动起来了，看看它能为你的身体健康做些什么。在正式开始之前，我希望你能牢记这项计划的 4 条基本规则，以及这样一句话（也是第二部分里最重要的一句话）：每当你犹豫不决的时候，每当你为吃某样东西找借口的时候，每当你听到一个声音悄悄告诉你"这是健康食品"的时候，请立刻停下来，查看下文中的规则 1。

在过去的 16 年里，作为康复医学中心的负责人，我从我的每一个患者身上学到了很多，规则 1 就由此而来：你不食用的东西比你食用的东西更重要。托尼（前文中提到的那位治好了白癜风的患者）就是一个很好的例子。在他的皮肤重新生成色素后，我大可以说这都是因为我的饮食计划具有极好的抗炎效果，提供丰富的抗氧化剂，简单碳水化合物的占比很少而橄榄油的占比很多，等等。所有饮食方式的创立者都喜欢做出这样的声明。但坦诚地说，在分析一项饮食计划为什么有效的时候，绝大多数解释都是错误的。为什么？原因在于，并不是我建议托尼吃的那些东西为他带来了健康；恰恰相反，是我建议他不要吃的那些东西拯救了他。

4 条基本规则

以下 4 条基本规则将会帮助你在实施植物悖论饮食计划方面取得成功。

规则 1：你不食用的东西比你食用的东西更重要。

据我所知，我曾经工作过的伦敦大奥蒙德街儿童医院的约翰·苏西尔教授是第一位阐述这条规则的人。如果你严格遵守这条规则，并遵照植物悖论饮食计划中的食物清单选择食物，那么我基本上可以向你保证，你将获得良好的健康状况，并且能够一直保持下去。我并不是建议你不要吃东西，虽然简单的清水断食对于很多疾病具有非常惊人的治愈效果。[1] 这条规则印证了希波克拉底的一句话，那就是"一切疾病皆始于肠道"。如果你的肠道不再受到损伤，你就会变得更健康。在所有组成"你"的细胞中，肠道微生物群占 90%。所以，发生在你肠道里的事不仅仅影响你的肠道。这就引出了第二条规则。

规则 2：如果你照顾和供养你的肠道微生物群，那么它们也会照顾和供养你。毕竟，你就是它们的家。

换句话说，只要你满足肠道微生物群的需求，你和它们就能相安无事。这听起来很简单，但读完第一部分后你应当知道，大多数人的肠道都沦为了不毛之地。常年服用抗生素、抗酸药和非甾体抗炎药，外加高脂高糖的西方饮食，已经摧毁了我们肠道里曾经茂盛的"雨林"。"食物荒漠"指的是难以获得高质量食物的地方，即便居住在那里的人们非常想获得这种食物。你可以把你的肠道想象成一片广阔但不适宜居住的食物荒漠，只有有害菌能够生存在那里，只有它们能够依靠你吃下的垃圾食品生长繁殖。根据规则 1，不要再给这些帮派分子喂食它们生长繁殖所需的食物了。只有这样，它们才会消失。一切就是这么简单。

多吃一点儿都不行

23岁的莉迪亚咽喉肿痛并且咳个不停，她的主治医生建议她服用广谱抗生素进行治疗。之后她患上了皮疹，医生称之为"抗生素药疹"。由于这些皮疹一直不消，医生又建议她去找风湿病专家看看。风湿病专家诊断她患上了狼疮，并使用高剂量的类固醇对她进行治疗。她的皮疹虽然消失了，但痤疮、肥胖（使用类固醇的副作用）让这个曾经生气勃勃的年轻姑娘变得身材臃肿、心情沮丧。莉迪亚的故事很有代表性：肠道里的有益菌已经被广谱抗生素的地毯式轰炸消灭了，只剩下帮派分子在那里肆虐，免疫系统也对她的身体发起了错误的攻击。

于是，我决定和她并肩作战，我们俩的任务就是尽最大努力制止凝集素即将发动的攻击，修复肠壁，重建肠道微生物群。我逐渐减少了她的类固醇的使用量，并督促她实施植物悖论饮食计划。不到3个月，莉迪亚就可以完全停用类固醇了，她脸上和胳膊上的皮疹消失了，她的体重下降了，她也不再抑郁了。一切都好起来了。

一个多月后的一天早晨，莉迪亚惊慌失措地跑进我的诊所。我那时正坐在前台填一份表格，一抬头就看见这个可爱的姑娘身上出现了巨大的红色疹块，那是典型的多形性红斑，属于自身免疫性疾病的一种症状。她不好意思地承认她前一天晚上吃了一片酵种面包，结果起床后就变成这样了。幸运的是，服用低剂量的苯海拉明和槲皮素就能解决这个问题。但她永远也不会忘记这次教训。

规则3：水果和糖没有区别。

不要再把水果当作一种健康食品了。我们知道，食用应季水果能够让我们的祖先长胖，为冬天的到来做好准备，但现在我们一年 365 天都可以吃到水果。下次当你准备吃一份水果沙拉作为你的"健康"早餐时，我建议你不妨来一碗彩虹糖。它们对你的身体同样有害。规则 3 的推论是：只要有种子，它就一定是水果。这意味着，西葫芦、番茄、甜椒、茄子、黄瓜都是水果。和那些显而易见的水果（比如苹果）一样，当你吃下这些食物的时候，它们也会给你的基因和大脑传递同一条化学信息：要为过冬储备更多的脂肪。此外（这个事实可能会让你备感惊讶），摄入水果中的果糖会导致你的肾肿大和受损，甚至有可能彻底毁掉你的肾。[2]

需要澄清的一点是，有三种水果是可以吃的，只要它们还是绿色的，即香蕉、杧果和木瓜。未成熟的热带水果的糖（果糖）含量很低，而且它们属于抗性淀粉，肠道有益菌非常钟爱这类食物。青木瓜和青杧果适合做沙拉，绿香蕉制成的香蕉粉可以用来制作无谷物煎饼和烘焙食品。牛油果是唯一一种可以吃的成熟水果，它不仅不含糖，还含有有益脂肪和可溶性纤维，这些成分能够帮你减轻体重，以及吸收脂溶性维生素和抗氧化剂。

我曾在第一部分多次提及一个重要观点，于是它成了我的饮食计划的第四条也是最后一条规则。

规则 4：人如其食。

如果你食用工业化养殖场出产的畜肉、禽肉、鱼、鸡蛋和乳制品，那么你在很大程度上就是一根玉米或一捧大豆，因为所有工业化养殖场的动物基本上都以这两种农作物为食。

并不明显的真相

为什么我从来不提你每天应该摄入多少能量？我们熟知的旧规则（摄入的能量等于消耗的能量）的前提是，你能吸收所有能量。但它并没有考虑到这样一个事实：你肠道里的有益菌拥有一项惊人的能力，它们能消耗掉很多你在实施植物悖论饮食计划期间摄入的能量。它们会利用这些能量分裂繁殖很多有益菌，要么让你无法吸收这些能量，要么将能量转变成能够提升你生活质量的特殊脂肪。植物悖论饮食计划能够确保你的肠道微生物群得到充足的食物，这意味着你可以吃得更多，体重反而会下降。就像我的朋友特里·瓦尔斯常说的那样，你会在马桶里长长的"蛇形"大便中找到证据。

我会在下文中详细介绍你能吃和不能吃的食物，并对它们进行更加细致的说明。在你完成了植物悖论饮食计划的三个阶段后，在你修复了肠道也恢复了对某些含凝集素食物的耐受力后，你的食物选择范围就可以扩大了。和大多数饮食计划不同的是，实施我的饮食计划时你不需要对摄入的能量或者碳水化合物进行计算，而只需要注意动物蛋白的摄入量。

无处不在的玉米

在标准美国饮食中，特别是加工食品中，处处可见玉米的身影。快餐店常会使用玉米油、玉米淀粉、玉米粉、玉米糖浆及其他玉米提取物作为原料。科学家对来自多家快餐厅的大约 480 个汉堡进行检测后发现，几乎所有汉堡（超过 93%）都含有标志性的四碳化合物，这意味着这些汉堡里的牛肉都来自玉米（这意味着肉牛的饲料含有大量玉米）。[3] 如果你因此认为下次去快餐厅时可以选择鸡肉三明治，那么我告诉你，鸡肉三明治中的肉同样来自玉米。实际上，这项研究涉及的所有鸡肉都来自同一个供应商——泰森公司，他们用玉米饲养鸡，而且只用玉米。在快餐厅里，玉米可谓无处不在。

如果 93% 的汉堡中的牛肉都来自玉米，从逻辑上讲下一个问题可能就是："你我又在多大程度上来自玉米？"好消息是，这个比例不到 93%。

坏消息是，加州大学伯克利分校的科学家对普通美国人头发中的碳进行了检测，结果显示其中69%的碳都来自玉米。[4]（他们对养生大师桑杰·古普塔头发中的碳进行检测后发现，来自玉米的碳也占69%。[5]）令人震惊的是，普通欧洲人的头发中只有5%的碳来自玉米。

除此之外，还有更多的坏消息在等着我们。在美国种植的大部分用作饲料的玉米（喂给家畜吃的玉米）都是转基因玉米。为了提高玉米的抗虫能力，雪花莲中的一种能产生强效凝集素的基因被植入了玉米的基因组。一旦含强效凝集素的转基因玉米被喂给牛、鸡和猪，而你又吃了这些动物的肉，凝集素就会进入你的体内。这是一种会让每个人都发生过敏反应的凝集素，它甚至还会出现在美国产妇的乳汁中。

另一个严峻的问题是，转基因玉米会导致鸡骨质减少和骨质疏松。[6]（你可能会认为，只有绝经后的女性才会患上这两种骨质退化疾病。）鸡之所以被圈养，原因之一是它们的饮食致使它们的腿变得脆弱、易骨折。所以，如果你早上服用了治疗骨质疏松的药物，中午或晚上却食用了无骨鸡，你不妨套用那个经典的问题问问自己：到底是先有鸡，还是先有骨质疏松？实际上，先有的是玉米。再强调一次，你正在吃这些动物吃的东西。[7]

因为工业化养殖的家畜和家禽常被喂食抗生素，它们很可能成为多种耐药菌的宿主。美国人几乎每周都会听到肉制品或鸡因为引发致死疟疾而被紧急召回的新闻。

而且，调查显示，有不少鸡蛋、鸡肉、猪肉、牛肉和牛奶都遭到了黄曲霉素的污染，这种物质是生长在玉米、小麦、大豆上的霉菌和真菌的有毒副产物。这种化合物对于动物和人类是有毒的，会导致基因突变和癌症。[8]用作家禽饲料的谷物和大豆特别容易受到黄曲霉素的污染。[9]尽管美国农业部限定了给鸡、火鸡、牛和猪喂食的玉米、谷物和大豆的真菌毒素含量，但对于肉制品和奶制品的真菌毒素含量，美国政府并没有出台限制性政策。坦白地说，这些食物的黄曲霉素含量高得惊人。美国农业部似乎更关心动物对这些毒素的摄入量，而不是人类通过食用肉制品和奶制品摄入了多少毒素。下次当你点麦乐鸡套餐时，想想这一点吧，鸡肉和小麦粉会让你一次承受来自黄曲霉素的双倍攻击。

成功故事

吃不吃，你做主

29 岁的玛西亚容貌出众，因为患上慢性进行性多发性硬化而来到我的诊所。她已经服用了大量免疫抑制剂，也尝试了无麸质饮食和全素饮食，但都没有效果。长期的脑雾和左手日渐加重的麻木感导致她无法通勤，只能在家办公。采取无麸质饮食方式后，她的健康状况确实有所改善，但她喜爱的一些无麸质食物（比如玉米片、土豆和番茄）似乎加重了她的症状。她的血液检查结果表明，她对凝集素过敏并且吃了很多含凝集素的食物。我让她立刻停止吃这些食物，不到 3 个月，玛西亚就恢复了正常的工作，不再需要服用免疫抑制剂，脑雾和左手的麻木感也消失了。

这已经是 5 年前的事了。她最近的血液检查结果表明她的饮食不再含有凝集素，但我偶尔还是会接到她的求助电话。有一次，她早上醒来后发现左手手指变得麻木，脑雾再次出现。"你昨天晚上做了什么？"我在电话里问她。"和一群朋友待在一起，我吃了一块无麸质比萨饼。"她答道。无麸质比萨饼好比一颗超级凝集素炸弹，它的面皮是用燕麦粉、玉米粉或大米粉做成的，还添加了番茄酱和含有 A1 型 β-酪蛋白的奶酪。我问玛西亚为什么要吃这块比萨饼。她的回答是，她现在已经 33 岁了，想好好享受自己的生活。"好吧。"我对她说，"你可以这样做，如果你想在轮椅上享受你的余生的话。选择权永远在你自己手中。"

结伴制

让我们回到规则 2，这条规则适用于你肠道里的有益菌。有益菌就像热衷维护社区环境的好邻居一样，你要保护它们，帮助它们茁壮成长。但为了满足那些有害菌，有益菌的需求通常就会被搁置在一旁，躲在家里不敢出来。但如果你能饿死有害菌，给有益菌提供必需的帮助，有益菌就会重新站出来维护社区环境。这些年来，每当那些喜欢吃肉和土豆的顽固派在实施我的饮食计划几个月后，跟我说他们已经爱上了绿色蔬菜沙拉的时候，我都会由衷地感到高兴。实际上，他们也会对自己现在的行为感到震惊，因为他们的行为受到了肠道有益菌的影响，这些微生物向他们发出了新指令："请好好照顾我们共同的家。"

肠道有益菌送给你的最重要的礼物，就是它们调节了你的胃口，控制了你的饮食冲动。所以，你不需要刻意地控制食欲，不需要进行烦琐的能量计算，也不需要把那些看上去很好吃的垃圾食品妖魔化。只要你给肠道有益菌提供它们想要的东西，它们就会给你回报。[10] 很快，那些导致你无法控制饮食冲动的有害菌就会离开。

那些采取高蛋白、高脂肪、低碳水化合物饮食方式的人们，通常要强忍自己对食物的渴望。但如果他们的蛋白质来源是鱼类，同时从绿叶植物和块茎中获得大量的抗性淀粉，这种渴望就不会产生。但是，高蛋白饮食中的脂肪基本都来自牛和其他家畜的饱和脂肪酸。肠道中的脂多糖就是搭乘着饱和脂肪酸的便车穿过你的肠壁的，然后它们会被直接运送到大脑的饥饿中心——下丘脑。之后，你的大脑会发生炎症，让你产生更强烈的食欲。

植物悖论饮食计划与原始人饮食、生酮饮食之间的一个重要区别在于，它不会让你一直觉得饥饿。植物悖论饮食计划只包含适量的动物脂肪，我还专门为那些不吃肉、鱼、乳制品或鸡蛋的人准备了素食版和严格素食版饮食计划。那些认为我们必须摄入动物蛋白的人马上就会了解到一个连大猩猩都知道的事实：树叶中含有大量能够强健肌肉的蛋白质。不相信？你可以看看马，它们可不是因为吃了汉堡才长出了一身结实的肌肉。

植物悖论饮食计划概述

植物悖论饮食计划通过为你和你的肠道有益菌提供所需的食物，帮助你达到最佳健康状态，同时有效地控制你的体重。我将在接下来的三章里详细介绍植物悖论饮食计划的三个阶段，先概述一下这三个阶段的内容：

- 第一阶段：为期三天的排毒阶段是一个修复肠道、强化有益菌并赶走大部分有害菌的过程。三天后，你的肠道微生物群会发生变化，你的肠道也会发生变化。此时，你必须立即从第一阶段进入第二阶段，以防止帮派分子再次回到你的肠道。
- 第二阶段：进入这一阶段，就标志着植物悖论饮食计划正式启动了。只需要两周的时间，你就能重新掌控自己的生活。两周后，你会亲自见证并感受到自己的变化。6周后，新的饮食习惯就会真正建立起来。在此期间，我会要求你不食用或减少食用某些食物，并代之以其他食物。大致的过程是：

    *远离凝集素（谷物和豆类）、全谷物食品、转基因食品、喷洒过农达的农作物和饱和脂肪酸。它们会使你的免疫系统变得过于敏感。

    *远离所有糖和人工甜味剂。

    *尽可能少地摄入ω-6脂肪酸，它会导致你的身体进入攻击状态，储存更多的脂肪，并让你更容易感到饥饿。

＊不再食用工业化养殖的家禽、家畜、鱼肉制品和乳制品。养殖场用抗生素、玉米、含有ω–6脂肪酸和农达的大豆来喂养它们。

- 你可以把一小份坚果、牛油果酱或半个哈斯牛油果当作零食。[11]一段时间后你会发现，如果你一直食用正确的食物，你就不想吃零食了。相反，食用错误的食物总会让你感到饥饿。
- 远离会干扰内分泌的食物。
- 你可以食用以下食物：

　　　＊所有绿叶蔬菜和某些其他蔬菜，以及含大量抗性淀粉的块茎和其他食物。一开始，你连水果也不要吃。之后，你可以食用应季水果。

　　　＊摄入更多的ω–3脂肪酸，特别是鱼油、紫苏子油、亚麻子油和其他油脂（比如牛油果、胡桃、橄榄、澳洲坚果），以及MCT（中链甘油三酯），它们都可以快速修复屏障。

　　　＊每天摄入的动物蛋白不能超过8盎司①，并且主要来源于野生鱼类和贝类，这两种食物都富含ω–3脂肪酸，并且不含会损害冠状动脉的N–羟乙酰神经氨酸。你还可以食用完全放养的鸡下的蛋。

　　　＊在你每天摄入的蛋白质中，草饲或牧场放养动物的肉不要超过4盎司，比起那些吃谷物和大豆长大的动物，这些动物的肉含有更多的ω–3脂肪酸，而ω–6脂肪酸的含量较少，但它们仍含有较多的N–羟乙酰神经氨酸。

　　　＊只食用某些品种的牛的奶制品，或者羊、水牛的奶制品，它们都含有A1型β–酪蛋白。一般来说，应当限制除印度酥油以外

————————————

① 1盎司≈28克。——编者注

的所有奶制品的摄入量，因为它们都含有N–羟乙酰神经氨酸。
- 第三阶段（可选择）：减少包括鱼在内的所有动物蛋白的摄入量，每天2~4盎司为宜，并且要定期节食。
- 生酮重症护理计划是专门为那些患有糖尿病、癌症、肾衰竭或神经疾病（比如痫呆、帕金森病、阿尔茨海默病或肌萎缩）的患者设计的，我会在第10章对此进行讨论。如果你属于这类人，实施完三日排毒计划后就直接跳到第10章，进行深度阅读。我将帮助你确定你是否可以进入第二阶段。

素食者和严格素食者的福音

在多年的行医生涯中，有许多素食者和严格素食者寻求过我的帮助。不幸的是，他们中的大多数人都被我称为"意大利面–谷物–豆类主义者"。尽管这些食物会使他们生病，但劝说他们放弃这些食物对于他们和我都是一种折磨。幸运的是，在我和他们的共同努力下，我找到了解决这个问题的办法。其中一个好消息是，高压锅能够破坏很多豆类中的凝集素，这成为除蔬菜之外植物蛋白的绝佳来源，高压锅也能够破坏茄科和南瓜属蔬菜中的凝集素。更棒的是，在去除了麻烦的凝集素后，高压锅烹制出的豆子有利于肠道有益菌的生长繁殖，这有助于延长你的寿命和提高你的记忆力。另一个好消息是，大多数天然食品商店和全食超市都会出售某些品牌的罐装大豆及其他豆类，而且这些品牌的罐头盒内层不含双酚A。因此，在植物悖论饮食计划的第二阶段，素食者和严格素食者可以食用少量经过正确加工的豆类及其他某些含凝集素的食物。

不幸的是，小麦、黑麦、大麦和燕麦（它们都是麸质食物）中的凝集素是无法破坏的，所以这些食物仍然不能食用。但高压锅可以破坏其他谷物和准谷物中的凝集素，将它们变成可以安全食用的食物。但无论如何，在进入第三阶段之前，你都不要食用这些食物。

不是祖母用的那种高压锅

你可能因为觉得很危险而不愿意使用高压锅。几乎所有生长在 20 世纪 50 年代的人都听说过高压锅爆炸事件，它们会把厨房搞得一片狼藉，甚至会伤人性命。那个时代的高压锅只有一个机械调节器，它会让压力不断增大，以至造成灾难性的后果。但今天的高压锅完全不同，因为人类发明了能承受巨大压力的金属联锁锅盖、密封垫圈，以及能够让锅内保持恒压的安全阀。而且，这种锅比较便宜。你可以买一个自动高压锅，在一个蒸煮周期完成后，它会自动关闭。如果你想拥有无忧无虑、无凝集素的生活，一个好用的高压锅是必不可少的。

要摄入多少蛋白质才算适量？

就为身体供能和强健肌肉来说，摄入充足的蛋白质应该非常重要。你摄入的蛋白质应该提供身体必需的氨基酸，用于合成身体无法自行产生的蛋白质。然而，大多数美国人摄入的蛋白质，特别是动物蛋白，都超过了身体所需。由于谷物和大豆是工业化养殖的家畜、家禽和鱼类的主要食物，美国政府给这些农作物的种植补贴使动物蛋白变得廉价。但不论多便宜，也没有人需要一次吃掉一磅牛里脊肉。我们在前文中讨论过，过量摄入蛋白质会导致我们的血糖水平上升、体型变胖、寿命变短。[12] 此外，动物蛋白中的某些氨基酸（比如甲硫氨酸、亮氨酸和L-异亮氨酸）可能是加速衰老和癌细胞生长的罪魁祸首。[13]

所以，你到底应该摄入多少蛋白质？大多数蛋白质的建议摄入量都是依据你的去脂体重而不是体重计算的，而且计算过程很复杂。为了把问题简化，南加利福尼亚大学长寿研究所的瓦尔特·隆哥博士和我都认为，人体每日所需蛋白质的量仅为每千克体重0.37克。[14] 1千克约等于2.2磅，一位体重150磅的男性每天需要摄入25克蛋白质，一位体重125磅的女性每天需要摄入21克蛋白质。用你的体重千克数乘以0.37，就可以得到你每天需要摄入的蛋白质量。具体来说，20克蛋白质相当于一勺蛋白质粉，或者2.5个鸡蛋，或者一条蛋白棒，或者2~3盎司的鱼肉或鸡肉，或者一盒3盎司的金枪鱼罐头，或者一盒3.75盎司的沙丁鱼罐头，或者4盎司的罐装蟹肉。为了方便判断你摄入的动物蛋白量是否超标，你只需要记住一个规则，那就是"吃一口就够用一天了"。

另外，千万不要掉入"蛋白质组合"的陷阱，即认为你每餐都必须摄入人体必需的蛋白质。从进化的角度看，这完全是一派胡言。你的祖先不会每一餐都仔细检查他们的蛋白质组合是否合理。相反，你的身体会对必需的蛋白质进行循环利用。

说得更复杂一些，上面的计算方法没有把我们每天回收的蛋白质（大约20克）计算在内，这些蛋白质来自肠壁细胞和黏液。你的肠道会回收并消化这些蛋白质，所以，如果你想对蛋白质的适当摄入量进行精确计算，你可以将上文中的蛋白质建议摄入量减半。由此可见，我们对蛋白质的需求量真的很少。

在日常生活中，如果你早餐吃了两个鸡蛋（约含15克蛋白质），午餐吃了一盘撒有一盎司软质山羊奶酪（约含5克蛋白质）的沙拉，下午吃了几汤匙开心果（约含3克蛋白质）当作零食，晚餐吃了3盎司的三文鱼（约含22克蛋白质），那么你当天的蛋白质摄入量已经远远超过了你的身体所需（我还没算上你吃的蔬菜中的蛋白质）。是的，蔬菜也含有蛋白质。半杯煮熟的菜花含有1克蛋白质，一份中等大小的烤红薯含有2克蛋白质，一份朝鲜蓟含有4克蛋白质。蛋白质很快就能积少成多，在刚启动植物悖论饮食计划时，我会对你的蛋白质摄入量比较宽容。但到了第三阶段，出于非常充分的理由，你需要严格限制蛋白质和动物蛋白的摄入量。

扔掉借口，行动起来

在第一部分，我曾谈到那些名不副实的"健康食品"。作为一个刚接触植物悖论饮食计划的人，你可能心存疑虑：不食用全谷物、有机鸡肉、用牛奶制作的酸奶、毛豆、豆腐等"健康食品"，究竟是不是一个明智的选择？但想让植物悖论饮食计划取得效果，你就必须先克服这个障碍。这项计划实际上非常简单，只有 4 条规则。但不可否认的是，如果你一直在吃蛋白质含量过高的标准美国饮食，或者一丝不苟地摄入你认为健康的食物，那么你确实需要在精神上和身体上都做出必要的调整。如果你一直在吃各种各样的蔬菜却不了解马铃薯和山药之间的重要区别，你同样需要做出身心方面的调整。下面列举了一些最常见的借口，我的很多患者也曾存在这些情况，但在改变了饮食方式后，他们的健康状况和体重都发生了让人惊喜的变化，最终变成了植物悖论饮食计划的坚定拥护者。在你了解到他们身上发生的显著变化后，你可能也会愿意做出一些改变，你的健康状况和整体幸福感都会有所提升。

不要让以下借口成为阻碍你执行我的饮食计划的绊脚石。

借口 1：你已经很苗条、健康且充满活力了。

你可能觉得没有必要改变自己的饮食方式。接下来这个故事的主角看上去很健康，但他不知道自己正面临着一个非常严重的健康问题，这个问题还有可能引发另一个更严重的问题。幸运的是，在他发现这一点后，他决定立即采取行动。毕竟，听之任之不是明智的选择。

帮助运动爱好者提升身体指标

西蒙在朋友的建议下找到了我。他时年 40 岁，每周骑行 150~200 英里，身材苗条，肌肉强健。一开始他只想提升自己的运动能力，但测试结果表明，他可能无法健康长寿地度过一生了。他的低密度脂蛋白胆固醇水平非常高，而高密度脂蛋白胆固醇水平却比较低。他携带着载脂蛋白 E 基因，该基因通常被称为阿尔茨海默病基因（有 30% 的人携带这种基因）。实施植物悖论饮食计划后，西蒙的体脂下降了 8%，体重减轻了 8 磅。他的低密度脂蛋白胆固醇值从 107 降至 47，进入了正常范围，他的高密度脂蛋白胆固醇值则升至 62，也进入了正常范围。西蒙不仅提高了自己健康长寿的概率，也提升了自己的运动能力。

借口 2：你担心这项饮食计划要求你对人体代谢和营养学概念有较为深入的理解。

好消息是，我治疗过很多患有唐氏综合征或存在其他智力问题的患者，并且取得了很好的效果。尽管本书有助于你理解植物悖论饮食计划行之有效的原因，但它对你是否有效，主要取决于你是否仔细了解并严格遵守我列出的那两份食物清单。

——| 成功故事 |

特殊学校的食物

莫莉不仅患有唐氏综合征，还面临着其他一些健康问题。47 岁的她患有脂肪肝和糖尿病前期，胆固醇高，肾功能衰退，身材肥胖。考虑到莫莉的这一系列健康问题，莫莉的母亲十分担心她的未来，于是母女俩一起找到了我。

莫莉的母亲非常忧心的一点是，莫莉上的那所特殊学校会给学生们分发曲奇饼、冰激凌和其他不健康的零食。莫莉的母亲理解了植物悖论饮食计划的原理后，就带着莫莉一起行动起来，她向女儿解释了如何执行这份计划，并为她准备了带去学校吃的食物。莫莉严格执行着这项计划，不到6个月，她的体重就减轻了30磅。与此同时，她的肾功能恢复正常，胆固醇和血压水平也都趋于正常。莫莉认识到学校提供给她的食物会使她生病，如今她正在帮助她的同学远离这些食物。

借口3：你太老了，很难改变自己的饮食方式和其他生活习惯了。

在我那间位于棕榈泉的诊所里，我的很多患者都已经退休了。这些年老的患者为了让自己的生活变得更好而决定做出改变，他们的这种决心让我备受鼓舞。下面的故事只是其中的一个，它充分展示了我每天都在见证的事实：想改善健康状况，什么时候开始都不算晚。每三个月，你身体里约有90%的旧细胞就会被新细胞替代，不论你的年纪有多大。通过你吃的食物和你给肠道微生物群提供的养料，充足的能量会被输送给这些新细胞供它们使用，它们也会构建出一个全新的你！

─── 成功故事 ───

一切都不算晚！

我第一次见到丽贝卡是在10年前，那时候她已经85岁了，独自照料着60岁的智障女儿。初次见面时，她直截了当地告诉我："你必须帮我，我不能死。"丽贝卡患有严重的冠状动脉疾病、充血性心力衰竭、糖尿病和胃灼热，她的关节炎和肥胖症让她几乎无法走路。实施了植物悖论饮食计划后，她的体重下降了 70 磅，并且没有反弹。她所有的健康问题都成为过去，她也无须服用任何药物了。如今，这位迷人的 95 岁红发女士有了一位 85 岁的男朋友！

在这么多成功故事的鼓舞下，我相信你已经跃跃欲试了。但如果你还心存疑惑，你可以考虑以下事实：

- 类人猿通过食用水果增肥，为过冬做准备。你和它们有什么不一样吗？没有。
- 工业化养殖场用谷物和大豆给家畜增肥。你和它们有什么不一样吗？也没有。
- 在草料匮乏的冬天到来之前，为了给马增肥，养殖场会给它们喂食燕麦。你和它们有什么不一样吗？还是没有。

每当你觉得这些"规则"不适用于你的时候，你都要问自己一个问题：你觉得你和别人有什么不一样吗？想必答案不用我再重复了。

如果你想成功减重或改善你的整体健康状况，就赶快进入植物悖论饮食计划的三日排毒阶段吧。

第 7 章

第一阶段：三日排毒

欢迎进入植物悖论饮食计划的第一阶段：三日排毒。我们知道，细菌和其他单细胞生物能够通过多种方式控制你，比如让你的食欲旺盛或让你对不该吃的食物产生渴望。这些入侵者已经节节胜利，在你的肠道里"狂欢"，而你却不得不承担后果。现在，是时候把它们都赶出去了。

就像园丁或农民会先准备土壤再种植一样，在种下有益菌的种子之前，你也需要先把你的肠道环境治理好。基于我对成千上万名患者的研究结果，我可以向你保证，如果你的肠道受损，即使你吃下各种有益身体健康的食物，你也几乎无法从中获益。所以，你需要进行"三日排毒"，这个过程也可以叫作改良版节食。你的肠道修复过程就此开始。

一些精心设计的研究表明，三日排毒能够彻底改变肠道微生物群。但如果你恢复了旧习惯，那么一天之内，所有好伙计都会离开，坏家伙则会卷土重来。[1]值得注意的是，当所有人都把注意力放在结肠里的微生物群上时，最近的研究表明，你的小肠才是真正的战场。[2]所以，植物悖论饮食计划会把关注点放在你的整个肠道，以及生活在你体内和体外的微生物群上。

留住肠道有益菌是非常重要的，在三日排毒阶段结束后，你将进入第二阶段。尽管三日排毒能够恢复肠道微生物群的平衡，但这个阶段并非不可或缺。如果你愿意，也可以跳过三日排毒阶段直接进入第二阶段，但你可能需要更长的时间才能看到效果。

第一阶段策略

在这个阶段，你需要清除有害菌，为有益菌的生长繁殖准备好"土壤"，让肠道做好"种植"新作物的准备。三日排毒不仅能修复你的肠道，还能杀死让我们生病、发胖和诱发自身免疫反应的肠道有害菌。这个阶段由以下三个部分组成：

第一部分：能吃的食物和不能吃的食物

在这个为期三天的排毒阶段，你不能吃任何乳制品、谷物或准谷物、水果、糖、种子、鸡蛋、大豆、茄科植物、根、块茎，也不能吃玉米油、大豆油、菜籽油或其他会引发炎症的油，以及任何形式的牛肉或其他工业化养殖动物的肉。但是，你可以吃蔬菜、少量的野生鱼或放牧鸡。此外，我还制定了可供素食者和严格素食者选择的食谱。我的好朋友伊丽娜·斯科厄里斯帮我研究并制定了适用于这个阶段的食谱，其中一些也会出现在第二阶段的食谱中。第一阶段的食谱详见本书第三部分，其中包括素食版和严格素食版。在我的方法的指导下，伊丽娜的类风湿性关节炎症状得到了显著缓解。只要严格禁食某些食物，你也可以熄灭体内炎症的火焰，开启身体的自愈过程。

排毒食谱涉及的食材，你在大多数备货充足的超市里都可以找到。

蔬菜

- 欢迎来到美妙的蔬菜世界。你需要特别关注十字花科植物，包括白菜、西蓝花、抱子甘蓝、卷心菜、菜花、羽衣甘蓝和芥菜。你可以吃的绿叶蔬菜包括菊苣、生菜、菠菜、瑞士甜菜、豆瓣菜、朝鲜蓟、芦笋、芹菜、茴香、萝卜等新鲜香草（薄荷、欧芹、罗勒和香菜），以及大蒜和葱（大葱和香葱）。不要忘记大海中的蔬菜，包括海带、海藻和海苔。

- 这些蔬菜你想吃多少就吃多少，无论是生的还是熟的。如果你患有肠易激综合征、小肠细菌过度生长、腹泻或其他肠道疾病，那么你需要限制生蔬菜的摄入量，需要将蔬菜煮熟再吃。

蛋白质

- 每天可以食用不超过 8 盎司的野生海鲜（比如三文鱼、贝类和软体动物）或放牧鸡，要分两次食用，每次 4 盎司。某些素肉食品、豆酵饼（不含谷物）和麻籽豆腐也是可以食用的。

脂肪和油

- 每天可以食用一整颗哈斯牛油果。橄榄也是可以食用的。
- 只可以食用牛油果油、椰子油、澳洲坚果油、芝麻油、核桃油、特级初榨橄榄油、火麻油和亚麻子油。

点心

- 可以吃一到两份牛油果酱拌罗马生菜，或者直接把柠檬汁浇在半颗牛油果上食用。你也可以选择 1/4 杯冈德里医生全新改良版世界著名坚果组合或其他符合要求的坚果组合。

调味品

- 可以用新鲜的柠檬汁、醋、芥末、现磨的黑胡椒粉、海盐和香草调味。
- 不可以食用市面上现成的沙拉酱或调味汁。

饮料

- 每天早上可以喝一杯绿色思慕雪。
- 每天喝 8 杯饮用水、过滤水、圣培露或其他意大利气泡矿泉水。
- 可以饮用绿茶、红茶、草药茶或脱因咖啡。
- 如果你喜欢，还可以在咖啡或茶中加入甜叶菊提取物或如糖让味道变甜。

其他

- 每天晚上至少睡 8 个小时。
- 适量运动，最好是在户外。

尽力就好

你用来制作餐点或零食的食材来源和质量至关重要。

- 所有蔬菜都应该是有机的。
- 蔬菜既可以是新鲜的，也可以是冷冻的。如果是新鲜的，就必须是应季的；如果有可能，用可持续的农耕方式在本地种植的蔬菜最好。
- 所有鱼类和贝类都必须是在野外捕获的。
- 所有鸡都必须是放牧养殖的。

就像我一直强调的那样，只要尽力即可。遵循这些准则可以确保你的食物能够为你提供最多的营养和最少的激素干扰物及凝集素。但我意识到，如果偶尔没有买到有机蔬菜，你可能不得不使用一些传统种植的食材，重要的是，你必须知道，这些食材越纯净，排毒效果就越好。

为了确保你烹饪的食物不会在你体内引发炎症，你只能使用某些种类的油。第一阶段的食谱都是用牛油果油烹制的，你也可以使用前文中列出的那些油。特级初榨橄榄油不宜用高温加热，但低温使用是没有问题的。火麻油和亚麻子油也不宜加热，但可以用来拌沙拉或给其他蔬菜调味。

第二部分：准备好"土壤"，并去除"杂草"

米歇尔是我的患者中年纪最大的一位，她现在已经 105 岁了！她穿着跟高 2 英寸的鞋走进我的办公室，衣着光鲜亮丽，发型和妆容完美无瑕。15 年前我问过她为什么会来找我。她回答说，我的很多观点与已故的盖洛德·豪泽非常相似，在她 20 多岁时，这位营养学家改变了她的人生。因为米歇尔的话，我阅读了豪泽写的所有文字，多年来我把他的许多观点与我的实践结合起来。我不仅亲身检验了他的一些说法，还在我的患者身上进行了检验。不出所料的是，那些复杂的血液检查结果证明豪泽的大部分观点都是正确的。

豪泽的第一条原则是，你的首要目标是将肠道内部的坏东西尽可能地清理干净。他研制的草本通便剂就是用来实现这一目的的，通过清除坏东西，为你的肠道"种植"新作物准备好"土壤"。虽然这不是维持身体健康的关键因素，但豪泽还是建议人们服用草本通便剂清理肠道。近一个世纪以来，他的建议被证明是卓有成效的，植物悖论饮食计划的显著效果也建立在这一基础之上。

第三部分：适当添加补充剂

为实现最佳效果，你在准备好"土壤"和清除"野草"后应该再接再厉。有几种天然补充剂对杀死肠道细菌、霉菌和真菌具有显著作用，但它们都不是必不可少的，但如果你患有肠易激综合征、肠漏症或任何自身免疫性疾病，可以考虑将这些补充剂添加到你的饮食计划中。我推荐的补充剂包括以下几种：

- 俄勒冈葡萄根提取物或它的活性成分小檗碱。
- 葡萄柚籽提取物（不要与葡萄籽提取物相混淆）。
- 蘑菇或蘑菇提取物。
- 黑胡椒、丁香、肉桂和艾草等香料，它们能够杀死寄生虫、真菌和其他肠道有害菌。

取得效果

我可以告诉你，仅仅通过三日排毒，你就能恢复肠道微生物群的平衡，使它们变得对你更加有益。但如果你在三日排毒后又回到了之前的饮食习惯，你的肠道微生物群出现的任何改善都将是短暂的，帮派分子会气势汹汹地卷土重来。如果你从完成第一阶段的第二天起，就采取有利于肠道有益菌的饮食方式，即马上进入植物悖论饮食计划的第二阶段，你在三日排毒阶段取得的成果将会得到巩固。等到三日排毒结束时，你会取得以下成果：

- 肠道微生物群恢复平衡，变得对你更加有益。
- 体重减轻 3~4 磅，其中主要是水的重量。
- 体内炎症得到缓解。
- 幸福感得到提升。
- 立即进入第二阶段，巩固你已经取得的成果。

成功的秘诀

在这三天当中，你可以吃到美味的食物，但你的身体可能会想念它习惯的或令它上瘾（和发炎）的食物。你可能会感到饥饿，也许还会感到精疲力竭。如果你想吃这一阶段的食谱以外的食物，你可以从有益食物清单里挑选几种蔬菜，但牛油果酱或牛油果不要超过两份，鱼或鸡肉也不要吃太多。先喝几杯饮用水或过滤水，再吃东西，这样更好。

在这 72 小时里，你可能会非常恨我！但到了第四天，当你进入第二阶段时，你就会高兴地发现你的精力得到了恢复，你的牛仔裤也变宽松了。

尽管这样说可能会显得我很啰唆，但我还是要提醒你一句，你必须立即从第一阶段进入第二阶段。为了让肠道有益菌能够一直为你们共同的家服务，你必须从第四天早上就进入植物悖论饮食计划的第二阶段。

第 8 章

第二阶段：修复

　　如果你的船正在下沉，水已涌入船体，那么用更大的水桶以更快的速度将水舀出去，并不能救你的命，因为这样做是徒劳无功的，而你真正需要做的是尽快堵住船体上的破洞。同样，如果你的健康出现了问题，像现代医学建议的那样去减慢它的发展过程，实际上不是一个有效的解决之道；相反，你应该让它停下脚步。只有这样，你的身体才能启动自愈程序。相信我，你的身体是有自愈能力的，只要你消除那些妨碍它自愈的食物和其他阻力。

　　下面你将进入植物悖论饮食计划的第二阶段，这是一个为期（至少）6周的修复过程。第一步是不再食用那些富含凝集素的食物，因为凝集素会持续地损伤你的肠壁。如果你完成了三日排毒，你应该已经远离这些食物了。我再强调一下第6章讲过的规则1：真正能显著改善你的健康状况的是那些你不吃的食物。一旦你把这一规则牢牢记在心里并且每天付诸实践，你就可以移步规则2了，即你必须通过食用某些食物和摄入某些补充剂给有益菌和你自己提供能量。与此同时，如果你不再给有害菌提供它们所需的食物，也不再使用其他阻碍你身体自愈的产品，有害菌就会被消灭。

一定不要犯错。在前两周，你会感觉自己很难坚持下去，因为你不能食用所谓的"健康食品"，但它们恰恰是你的健康问题的起因。你甚至可能会出现戒断症状，比如精神不振、头痛、情绪波动和肌肉痉挛。有一句老话说得好：瘾君子就是那些明知道使用或吃下某些东西可能会要了他的命，但他还要这样做的人。我只要求你坚持两周，其间你可能会非常讨厌我，但之后你肯定会非常喜欢我。记住，尽管你在两周后就能够看到自己身上发生的积极改变，但你至少需要 6 周的时间巩固你的新习惯。坚持 6 周，一切就会习惯成自然。

在第二阶段的前两周里，你只可以吃推荐食物清单里的食物，而不可以吃不推荐食物清单里的食物。第二阶段的食谱中有很多有益的食物，同样包括素食版和严格素食版。我建议你把食物清单复印一下，去超市和餐厅的时候带上它，在你办公室里也放上一份。只要经常查阅它，很快你就能做到烂熟于心了。

对那些迫不及待想要开启植物悖论饮食计划却没有阅读本书第一部分的人，我在清单后面简要总结了我让你去做这些"疯狂"之事的原因。当你开始看到这项计划的效果时，我真心希望你能花些时间把前面的章节读一读。它可以帮助你理解为什么植物悖论饮食计划会奏效，以及为什么它是一种需要你终身坚持的饮食方式。

禁忌之食

不推荐食物清单罗列的都是在人类开始种植谷物和其他作物前不曾吃过的食物。那时，谷物、准谷物和豆类还没有成为我们祖先饮食的一部分。因此，我们的祖先及其肠道细菌从未遇到或处理过这些种子中的凝集素。从进化的角度看，在 1 万年的时间里了解一种新的凝集素并让免疫系统对它产生抗性，这就像一场速配约会，成功的可能性不大。如今的种

推荐食物清单

油
海藻油
橄榄油
椰子油
澳洲坚果油
MCT 油
牛油果油
紫苏子油
核桃油
红棕榈油
米糠油
芝麻油
调味鱼肝油

甜味剂
甜叶菊
如糖
菊粉
雪莲果
罗汉果
赤藓糖醇
木糖醇

坚果和种子
（每天半杯）
澳洲坚果
核桃
开心果
胡桃
椰子（不是椰子水）

椰奶（不添加糖的乳制品
　替代品）
椰奶油（不添加糖，全脂，
　罐装）
榛子
栗子
巴西坚果（限量）
松子（限量）
亚麻子
火麻仁
火麻仁蛋白粉
车前子

橄榄
全部

黑巧克力
纯度达到 72% 以上
　（1 盎司/天）

醋
全部（不添加糖）

香料和调味品
除辣椒碎外的所有香料
味噌

能量棒
椰子味、巧克力味、香蕉
　味等各种口味的能量棒

粉
椰子粉
杏仁粉
榛子粉
芝麻粉/芝麻籽粉
栗子粉
木薯粉
青香蕉粉
甘薯粉
油莎豆粉
葡萄籽粉
竹芋粉

冰激凌
无乳糖椰奶冰激凌
山羊奶冰激凌

准面条（这是我给这类面
　条起的名字）
意大利宽面和其他面食
魔芋意大利面
日本魔芋面
海带面条
韩国红薯粉

乳制品（每天 1 盎司奶酪
　或 4 盎司酸奶）
帕马森干酪
法国或意大利黄油
水牛黄油

		蔬菜
印度酥油	虾	
山羊酸奶（原味）	螃蟹	
山羊黄油	龙虾	*十字花科蔬菜*
山羊奶酪	扇贝	西蓝花
牛油	鱿鱼	抱子甘蓝
由山羊奶和绵羊奶制成的	蛤蜊	菜花
开菲尔饮料	生蚝	小白菜
羊奶酪和酸羊奶（原味）	青口贝	大白菜
椰子酸奶	沙丁鱼	瑞士甜菜
法国或意大利奶酪	鳗鱼	芝麻菜
瑞士奶酪		豆瓣菜
马苏里拉奶酪	**水果**（除牛油果外的其他	无头甘蓝
乳清蛋白粉	水果需限量）	苤蓝
含 A2 型 β–酪蛋白的牛奶	牛油果	羽衣甘蓝
（仅作为奶油的原料）	蓝莓	绿甘蓝/紫甘蓝
有机重奶油	树莓	菊苣
有机酸奶油	黑莓	生德国酸菜
有机奶油干酪	草莓	韩国泡菜
	樱桃	
酒（6 盎司/天）	脆梨（安久梨、博斯克梨、	*其他蔬菜*
红酒	考密斯梨）	仙人掌
	石榴	芹菜
烈性酒（1 盎司/天）	奇异果	洋葱
	苹果	大葱
海鲜（野生，4 盎司/天）	柑橘	韭菜
白鲑	油桃	小葱
淡水鲈鱼	桃	菊苣根
阿拉斯加大比目鱼	李	胡萝卜（生）
金枪鱼罐头	杏	胡萝卜叶
阿拉斯加三文鱼	无花果	朝鲜蓟
夏威夷鱼	枣	甜菜（生）

水萝卜	**抗性淀粉**	鸵鸟
白萝卜	墨西哥圆饼（由木薯粉、	放牧禽蛋或 ω-3 禽蛋（最
菊芋/洋姜	椰子粉或杏仁粉制成）	多 4 个/天）
棕榈芯	面包和百吉饼（由椰子粉	鸭
香菜叶	制成）	鹅
秋葵	青芭蕉	野鸡
芦笋	青香蕉	松鸡
大蒜	猴面包树果实	鸽子
蘑菇	木薯	鹌鹑
	红薯	
绿叶蔬菜	山药	**肉类**（草饲，4 盎司/天）
长叶莴苣	芜菁甘蓝	野牛肉
红叶生菜/绿叶生菜	欧洲萝卜	鹿肉
小叶蔬菜	丝兰	野猪肉
菠菜	芹菜根	猪肉（人道饲养）
菊苣	魔芋粉	羊肉
蒲公英叶	柿子	牛肉
牛油生菜	豆薯	意大利熏火腿
茴香	芋头	
苦苣	芜菁	**素"肉"**
芥菜	油莎豆	素"鸡"柳、"肉"馅、
日本芜菁	青杧果	"鸡"肉饼、烤"火鸡"、
欧芹	小米	培根式切片
罗勒	高粱	麻籽豆腐
薄荷	青木瓜	素食汉堡
马齿苋		豆醇饼（不含谷物）
紫苏	**放牧家禽**（4 盎司/天）	
海藻	鸡	
海菜	火鸡	

不推荐食物清单

精制淀粉食品
意大利面
大米
土豆
薯片
牛奶
面包
墨西哥玉米饼
糕点
面粉
饼干
曲奇
谷类
糖
龙舌兰
安赛蜜
三氯蔗糖
阿斯巴甜
糖精
低糖饮料
麦芽糊精

蔬菜
豌豆
甜豆
豆类*
青豆
鹰嘴豆*（包括鹰嘴豆泥）
大豆
豆腐
日本毛豆
大豆蛋白
组织性植物蛋白（TVP）
豌豆蛋白
豆科植物（所有，包括

豆芽）
扁豆*（所有）
*素食者和严格素食者可以在第二阶段食用这些豆类，但必须用高压锅对它们进行妥善加工

坚果和种子
南瓜子
葵花子
奇亚籽
花生
腰果

水果（其中有些也被称为蔬菜）
黄瓜
西葫芦
南瓜
南瓜属植物（所有）
葫芦科植物（所有）
茄子
番茄
甜椒
辣椒
枸杞

非南欧牛奶制品（含A1型 β-酪蛋白）
酸奶（包括希腊酸奶）
冰激凌
冻酸奶
奶酪
里科塔奶酪
茅屋奶酪

发芽谷物、准谷物和禾本科植物
小麦（高压蒸煮无法去除其中的凝集素）
燕麦（高压蒸煮无法除去其中的凝集素）
藜麦
黑麦（高压蒸煮无法除去其中的凝集素）
小麦片
白米
糙米
野米
大麦（高压蒸煮无法除去其中的凝集素）
荞麦
玉米
玉米制品
玉米淀粉
玉米糖浆
爆米花
小麦草
大麦草

油
大豆油
葡萄籽油
玉米油
花生油
棉籽油
红花油
葵花子油
部分氢化植物油
油菜籽油

子跟构成植物悖论饮食计划根基的那些植物及其他食物截然不同，而那些流传上百万年的食物却一直是人类营养的主要来源。同样重要的是，由于这些有益植物及其叶子含有的凝集素和多酚长期普遍地存在于人类饮食当中，所以你的免疫系统和肠道有益菌已经与它们建立了亲密的相互依赖关系。

是的，你没看错，并非所有凝集素都有害。然而，人类需要花很长时间才能学会如何处理它们及其传达的信息。几百万年来，这种信息传递过程从未停止，并且始终如一，可以说这些植物造就了人类的健康。（谈到这个问题，我必须再澄清一点，你不可能完全不摄入凝集素。然而，你可以控制自己吃什么和吃多少。）

所以，现在我问你：你愿意相信一种人类已经接触了上百万年并与之建立起相互依赖关系的植物，还是愿意相信一种人类仅认识了几千年的植物？[1] 如果你感到犹豫不决，请让我用《肮脏的哈里》中的一句话来回答你："你只需要问自己一个问题：'我比别人运气更好吗？'"在诊治了上万名患者后，我可以向你保证，认为自己足够幸运、可以想吃什么就吃什么的人实在是太天真了，比认为赌场希望他们能赢钱的人还要天真。

对白色食物的追求

我在前文中说过，所有社会都会避免食用那些会导致其成员生病的凝集素。1 万年来，人类一直在努力地使面包变白。绝大多数惹人讨厌的凝集素，特别是麦胚凝集素，都存在于麸皮当中，正是麸皮让面包变成了棕色。大多数社会都成功地摆脱了麸皮，想想法棍和意大利面吧，意大利人一直都不喜欢吃全谷物意大利面。这条经验也适用于大米，它已成为地球上约 40 亿人的主食。自 8 000 年前起，人们就开始种植大米，为什么人们会想方设法将稻壳去掉得到白色的大米呢？因为稻壳中含有凝集素。然而，这一切最近都被一条灾难性的建议改变了，它就是"全谷物有益健康"。我们回顾一下第一部分讲述的内容："全谷物有益健康"是现代社会的一场灾难。实际上，自从谷物进入人类的肠道，我们的祖先就一直在极力避免这种物质或试图减轻其危害，最终他们做到了。那么，全谷物法棍、全谷物牛角包、全谷物意大利面怎么样呢？它们不但没有什么营养，而且有毒。

凝集素之王

我们知道，豌豆、大豆、扁豆和其他豆科植物（通常被称为豆类）成为人类饮食的历史并不长。单颗的豆子可能不大，但由于在所有食物中它们的凝集素含量最高，所以豆类对人类健康造成的影响不容小觑。5颗生黑豆或芸豆在短短5分钟内就能使你的血液凝结。蓖麻原产于非洲，如今在美国南加州十分常见，蓖麻含有蓖麻毒蛋白，它是已知功效最强的一种凝集素，几个蓖麻毒蛋白分子在几分钟内就能杀死一个人。记住，植物并不喜欢你，它们（和它们的孩子）都持有武器，并且非常危险！

有很多豆类化学战争的例子，比如，在举行"健康饮食日"活动时，如果食堂一不小心提供了未煮熟的豆子，学校和医院就会发生食物中毒事件。[2] 根据美国疾病控制中心的数据，美国20%的食物中毒事件都是由未煮熟豆子中的凝集素引起的。[3] 由于大多数罐头盒内层都含有双酚A且豆子含有凝集素，食用罐装豆子会导致你的血压升高。[4] 由此可见，你最好和罐装豆子保持安全距离，还有未经发酵的豆制品，它们绝对不是健康食品。

尽管豆类中的凝集素非常令人担忧，但高压烹饪是处理它们的绝佳途径。这种烹饪方法会破坏豆类中的凝集素，并且将营养成分保留下来。

牛奶的困境

标准美国饮食中一种重要的食物就是牛奶，它排在健康食品荣誉榜的前列，但在以身体健康为目标的植物悖论饮食计划中却没有它的位置。提醒一下，如果你觉得自己对乳糖不耐受，或者牛奶会刺激你的黏液分泌，那么你很有可能对和凝集素非常相似的A1型β-酪蛋白过敏。幸运的是，山羊和绵羊没有受到这一基因变异的影响，因此在我的饮食计划中，它们的奶及其制成的奶酪是可以食用的。但我还要提醒你，它们都含有N-羟乙酰神经氨酸，这种糖分子会引发癌症和心脏病。

新大陆上的凝集素

前文中说过，自从哥伦布发现新大陆以来，新大陆上的植物就开始被引入欧洲、非洲和远东。顺便说一句，我那些支持原始人饮食的朋友似乎都不知道，在哥伦布发现新大陆前，从未有欧洲人、非洲人或亚洲人接触过这些植物（以及它们含有的凝集素）。因此，它们会出现在原始人饮食的食谱中就相当令人费解了。这些宣扬谷物有害的人却非常热爱来自美洲的植物，包括茄子[5]、花生、腰果、葵花子、奇亚籽和南瓜子等。其实，茄科植物含有茄碱（龙葵素），它是一种神经毒素。[6] 所有来自新大陆的植物都含有惹人讨厌的凝集素，人类食用它们的历史还不到500年。而且，美国原住民有可能来自亚洲，这些植物对所有美国人来说都是"新"的。

我的朋友、同事洛伦·科登（Loren Cordain）博士撰写了《原始人饮食》(The Paleo Diet)一书，它也是关于这一主题的第一本书。根据科登的说法，有研究者对人体能否吸收奇亚籽中的ω-3脂肪酸进行了研究，结果表明可以。但问题是，这些研究者希望证明ω-3脂肪酸能够缓解炎症。

然而，那些食用奇亚籽的实验对象体内的炎症标志物水平并没有像研究者预期的那样有所下降，反而有轻微的上升。[7] 你确实会从奇亚籽中摄取些许 ω-3 脂肪酸，但它们含有的凝集素抵消了 ω-3 脂肪酸给你带来的益处。

花生其实不是坚果

花生最早起源于美洲，它实际上是一种豆类，而不是坚果。正因为如此，花生也富含有害的凝集素。你是否知道有 94% 的人体内都有针对花生凝集素的预成抗体？[8] 记住一点：花生油中的凝集素会导致实验动物（包括我们的灵长类近亲猕猴）患上动脉硬化，但只要去除花生油中的凝集素，它们就不会患上动脉硬化。[9] 还有一个令人震惊的事实是，把吃过花生的人的粪便喂给老鼠，老鼠的结肠就会发生癌前病变。[10] 这些危险的后果都是由花生中的凝集素引起的。

引起皮疹的腰果

和花生一样，腰果实际上也不是坚果。腰果最初发现于亚马孙雨林，与假果长在不同的位置上。亚马孙人会把含有强效凝集素的核果丢掉，只食用假果。腰果的外壳具有很强的腐蚀性，加工腰果的工人必须戴上防护手套。有许多皮肤医学方面的报告记录了人们食用腰果或坚果引发皮疹的案例。[11] 在植物学上，腰果和毒葛属于同一科。在你大嚼腰果之前，回想一下这句话吧。从我的临床经验看，腰果会明显加重炎症症状，特别是对于那些患有类风湿性关节炎的患者。

罪魁祸首竟然是腰果

这个故事可以告诉你，如果一种有问题的食物偷偷回到你的饮食中会发生什么。帕特里斯是一位极为消瘦的女性，从少年时期开始，她就一直在和类风湿性关节炎做斗争，这种疾病导致她的关节畸形。59 岁时，她因为担心长期服用类固醇和免疫抑制剂会给她的身体带来严重的负面影响，尤其是加剧她的骨质疏松症而找到我。在我的建议下，她立即启动了植物悖论饮食计划，不到 3 个月，她就无须服用类固醇和其他药物了，炎症标志物水平也趋于正常。之后，我们对她只是每三个月进行一次例行的血液检查和随访。但在第二年的随访中，帕特里斯体内的一种代表凝集素摄入量的标志物（肿瘤坏死因子 α）水平略有升高，这是自她身体恢复正常以来首次出现这种状况。我问她是不是没有认真执行植物悖论饮食计划，帕特里斯表现得非常震惊："不，我没有！"于是，我们重新审视了一遍不推荐食物清单。如她所言，她确实像躲瘟疫一样避开了所有常见的坏食物。但当我们检查到腰果时，她说她完全忘了腰果也在不推荐食物清单上，而且她最近确实对这种食物非常迷恋！她的车上也放了一包腰果，在来见我的路上她还吃了一些。一个月后，她的复查结果显示她的炎症症状已经消失了，当然，腰果也从她的饮食中消失了。

美洲恶霸

在不推荐食物清单中，你必须留意两种非常糟糕的食物：美洲的谷物玉米和准谷物藜麦。我在前文中用很大篇幅讨论了玉米的危险性，但你知不知道，1900 年法国政府认为玉米并不适合人类食用，并颁布法令禁止人们食用玉米，只准许拿玉米来喂猪。这项法令的颁布起因于在意大利北部爆发的先天性智力低下（呆小症），而那里的意大利人曾把玉米当作主食。你现在知道，牛也不应该吃玉米。[12]

美洲的准谷物藜麦同样令人担忧。印加人通过三道脱毒程序去除藜麦中的凝集素：先用水浸泡藜麦，再让它腐败（发酵），最后把它煮熟。如果你吃过藜麦，你就会知道前两步并不会出现在其食品包装袋上的说明文字中。此外，大多数采取无麸质饮食方式的人都会将藜麦当作谷物的绝佳替代品。实际上，准谷物藜麦中的凝集素会进一步损伤他们的肠壁。

成功故事

母亲总是对的！

艾丽西亚是一位 40 岁的秘鲁人，一年前她从利马搬到了洛杉矶。她一直坚持传统饮食方式，把藜麦当作主食。但自从她搬到美国，她的肠道和整体健康状况就变得一团糟，腹胀、失眠、肠易激综合征和脑雾接踵而至。最终，她不得不向我寻求帮助。

当我告诉她不推荐食物清单中包括藜麦时，艾丽西亚大吃一惊！她长期吃这种食物，没觉得它有任何问题。我向她解释，印加人在吃藜麦前会用三道脱毒程序去除其中的凝集素，她听后瞪大了眼睛。"我的天！"她惊呼道，"我母亲常说，未用高压锅煮过的藜麦不能吃，我牙根儿没把她的话放在心上。来到美国后，我从没用高压锅煮过藜麦。你可能很难相信，两周前我母亲来看我时还给我带了一个高压锅。她是对的，但我之前总以为她太老派了。"

6 周后，我如期接到了她的电话。"你和我母亲都是对的，"艾丽西亚告诉我，"我的身体已经恢复正常了，我爱高压锅！"

对付致命的茄科植物

你是否还记得，茄科植物包括茄子、土豆、辣椒、枸杞和西红柿。如果我告诉你，在哥伦布把西红柿带回欧洲后的 200 年里，意大利人一直拒绝食用它，你觉得惊讶吗？直到今天，意大利人在制作番茄酱时还是会将西红柿剥皮去籽，因为它们的果皮和种子都含有凝集素。聪明的意大利人还把罗马番茄和其他品种杂交，只为了获得更多的果肉，而让果皮与种子最小化。厨师会先用热水烫番茄，再剥掉它的外皮，之后将果实切成两半，挤出果肉中的籽，最后制作出不含果皮和种子的番茄酱。顺便说一句，番茄酱和比萨饼是在 120 年前才被发明出来的，从进化的角度看它们都属于人类的新食物。

同样的方法还可以用来制作意大利红椒酱。打开一罐意大利红椒酱，检查一下里面有皮或种子吗？没有，它们都被去除了。但大多数美国同类产品却未必如此。美国西南部的印第安人通过烘烤、剥皮、去籽，去除辣椒中的凝集素。为什么塔巴斯科辣椒酱需要经过发酵？因为利用细菌来分解凝集素是一种由来已久的降低凝集素含量的方法，印加人就是这样处理藜麦的。有确切的证据表明，发酵能显著降低食物中的凝集素含量。比如，生面团经过发酵后，其中的麸质会明显减少。[13] 发酵能够去除扁豆中98%的凝集素。[14] 如果你愿意多花些时间，你也可以用古老的发酵工艺去除凝集素。但要记住，这种方法对处理含麸质谷物中的凝集素无效。

尽管我们正在讨论如何让凝集素的负面影响最小化，但请允许我再澄清几个事实。对干燥谷物进行浸泡，并不能去除其中的麸质或麦胚凝集素。[15] 豆类发芽之后也不会变得更易消化，实际上，这反而会使凝集素的含量增加。有研究显示，把发芽的豆子或谷物喂给实验动物，会导致它们患上癌症。[16] 下面，我们来看看南瓜属植物。

南瓜属植物

3 000 年前，印度人对黄瓜进行了有史以来的第一次记载，哥伦布把它带到了非洲和欧洲，除它以外的所有南瓜属植物都来自美洲。由此可见，南瓜属的所有成员都含有人类在大部分进化过程中都未接触过的凝集素。我再重申一遍，任何长有种子的蔬菜，比如南瓜和西葫芦，实际上都属于水果，它们只会在夏季生长。它们中的糖会向你的身体传递一个信息：冬天就要来了。这意味着，你应该避开南瓜属植物的原因主要有两个：第一，它们含有凝集素；第二，它们会告诉你的身体该为过冬储存脂肪了。

成功故事

来自西红柿的伤害

当 50 岁的雷娜特向我寻求帮助时，她正在服用三种药物和使用两台呼吸器来缓解严重的哮喘。她还患有严重的关节炎、高血压，胆固醇水平也比较高。在实施植物悖论饮食计划不到一个月的时间里，她就无须服用药物（包括降压药）了，呼吸器也用不上了。在接下来的 6 个月里，她的体重下降了整整 30 磅。又过了 3 个月，我再次见到她，她提到在大约一个月前的一个晚上，她觉得很饿，就打开了冰箱，发现她的丈夫在里面放了一小盒圣女果。那时的雷娜特已经 9 个月没吃过西红柿了，她对自己说："不管了，我就吃 3 个。"15 分钟后，她的哮喘发作了！但她已经把呼吸器和药物都扔掉了，所以她不得不拨打急救电话。住在医院的那一晚让她彻底相信，植物是有能力用化学武器去伤害它们的捕食者的。

人如其食

是的，这句话我已经说过多次了，但它确实至关重要，所以我在这里再重复一遍。如果你将谷物或豆类喂给鱼、鸡、牛、猪、羊，它们就会变成游泳或行走的"玉米和大豆"。这种转变是在过去的 50 年发生的，与此同时，我们也面临着越来越多的健康问题。一些最危险的植物凝集素如今正潜伏在我们最喜欢吃的肉食当中，而这只是我们限制蛋白质摄入的理由之一。研究已经证实，整个人类社会都在摄入过量的蛋白质。从童年时期开始，我们就变成了蛋白质"狂人"。摄入动物中的蛋白质是导致肥胖危机出现的一个重要原因。[17] 你很快就会了解到，长寿人群的一个显著共同点是，他们一生中只摄入少量蛋白质，特别是动物蛋白。限制动物（包括鱼类）蛋白的摄入量，有助于提升你的健康水平和延长寿命。

好脂肪，坏脂肪

我的不推荐食物清单列出的所有食用油，都是用化学方法从含凝集素的种子或豆类中提取出来的，我们应当尽可能地远离它们。我曾经把从油菜籽中提取出的菜籽油放在推荐食物清单里，而如今，美国几乎所有的菜籽油都提取自转基因种子，所以我又把它从推荐食物清单里删掉了。至少在这两周里，我希望你能限制所有长链饱和脂肪（比如椰子油和动物脂肪）及大多数长链单不饱和脂肪、长链多不饱和脂肪（比如橄榄油、牛油果油和MCT油）的摄入量。你还要限制奶酪、酸奶油、重奶油和奶油干酪的摄入量，所有这些食材都含有饱和脂肪。

在这段时间里，我建议你食用紫苏子油，而不是橄榄油或椰子油。紫苏子油的迷迭香酸含量很高，这种物质有助于提升认知能力和记忆力。[18] 紫苏子油中的α–亚麻酸含量也很高，[19] 里昂（法国）心脏病膳食研究提倡食用这种ω–3脂肪酸，比起美国心脏协会推荐的饮食，经证明前者能够更加有效地预防心脏病。[20]另一个很好的替代品是MCT油，它完全是由酮构成的。人体会将MCT酮用作燃料来供能，而不会将其转变成体脂。和椰子油不同的是，MCT油不含可以搭载讨厌的脂多糖的长链脂肪酸。另外，澳洲坚果油、核桃油、牛油果油、海藻油和印度酥油也是不错的选择。你还可以用柑橘味的鱼肝油拌沙拉或给煮好的蔬菜调味。

推荐食物清单上的所有油和脂肪都能够阻止脂多糖突破肠黏膜屏障，紫苏子油是其中的佼佼者。和其他多不饱和脂肪不同，含长链ω–3脂肪酸的鱼油也能够阻止脂多糖穿过你的肠壁。我之前提到，脂多糖必须附着在饱和脂肪上才能穿过肠壁进入人体内部。[21]但如果没有乳糜微粒这种特殊的载体分子，饱和脂肪就无法穿过肠壁。长链饱和脂肪会搭乘乳糜微粒的便车穿过肠壁，一起搭车的还有脂多糖。你现在最不希望看到的就是脂多糖侵入你的身体。在植物悖论饮食计划的第二阶段，即便是我们最好的朋友——橄榄油，在这两周时间里也必须限量食用，因为它也是由乳糜微粒运载的。

对于所有认为饱和脂肪对人体有益的原始人饮食和生酮饮食的追随者，我只有一个建议。最近的一项研究表明，通过将脂多糖运载至大脑的饥饿中心，包括猪油在内的饱和脂肪会增加你的饥饿感，促进你的食欲。[22]鱼油则恰恰相反，它会给你的大脑发送信号，让你减少食物的摄入量。[23]难怪那么多的原始人饮食食谱都与甜食有关，一个非常受欢迎的原始人饮食博客网站名叫"我每天都在幻想食物"。但在你实施植物悖论饮食计划的过程中，这种情况出现的可能性非常低。

第二阶段策略

你已经掌握了食物清单和一些相关信息，并且我假设你完成了三日排毒（当然，你也可以跳过这个阶段），现在是时候进入下一阶段了。第二阶段将持续6周。为什么要这么久？在第一阶段的三天中，尽管你修复了肠道并将大部分帮派分子清除出去，但有些帮派分子还会继续潜伏在你的肠道里，密谋有一天能收复失地。我发现，人们通常至少需要6周的时间才能改掉那些根深蒂固的习惯。显然，习惯和瘾都很难戒掉，那些为了戒毒而在戒毒所待过的瘾君子都清楚地知道这一点。是的，在前几周你会感觉不错，但千万不要掉以轻心。有害菌仍然待在你的肠道里，尽管它们已经被边缘化，但仍在等待卷土重来的机会。在这6周里请你不要对它们心慈手软，想想它们曾对你做了那么多坏事，你必须毫不留情地赶走它们、饿死它们，让它们彻底远离你的身体。

继续填补漏洞

为了让你的身体重拾自愈能力，有哪些食物是你应当远离或视而不见的？

- 对照不推荐食物清单，停止食用大部分富含凝集素的食物，包括茄科植物、有种子的蔬菜（牛油果除外）、谷物、比萨饼、面包、谷物早餐、饼干等。
- 停止食用所有反季水果（含抗性淀粉的水果、推荐食物清单上的未成熟水果和牛油果除外）。
- 在前两周避免摄入长链饱和脂肪，并限制橄榄油和椰子油的摄入量，以免脂多糖穿过肠壁。
- 每天摄入两次动物蛋白，每次不超过4盎司（一天不超过8盎司）。比如，如果你早餐吃了两个鸡蛋，那么你可以等到晚上再摄入余下4盎司的动物蛋白。
- 少吃牛肉、猪肉和羊肉，减少N–羟乙酰神经氨酸的摄入量。草饲动物的肉也要少吃。

- 只食用放牧养殖的鸡、鸭和火鸡。
- 将野生鱼类和贝类等作为蛋白质的重要摄入来源，远离人工饲养的鱼虾类（不要被"有机"的标签迷惑了），特别是三文鱼、罗非鱼、鲇鱼和虾。
- 远离位于食物链高端位置的鱼，比如剑鱼、石斑鱼、方头鱼和金枪鱼，它们体内积累的汞和其他重金属较多。
- 素食者和严格素食者应当远离未经发酵的豆制品。

好好供养你的肠道有益菌

你应该用什么供养居住在你体内的好伙伴呢？

- 多摄入抗性淀粉，你的肠道有益菌就能制造出可以被肠道吸收的短链脂肪酸和酮（这些脂肪能够直接被用作燃料）。抗性淀粉食物包括芭蕉、芋头、欧洲萝卜、芜菁、豆薯、芹菜根、菊芋（洋姜），还有未成熟的水果，比如青香蕉、青杧果和青木瓜。
- 多摄入果聚糖。这是一种你能够消化的糖，你的肠道有益菌也可以以它为食。果聚糖存在于某些蔬菜中，比如菊苣、比利时菊苣、菊芋（洋姜）、秋葵、洋葱和大蒜。你也可以通过食用果聚糖粉或甜味剂摄取果聚糖。
- 食用生的或煮熟的蘑菇，它们会提供某些独特的果聚糖来呵护你的肠道有益菌。
- 多食用绿叶蔬菜和十字花科蔬菜。
- 通过从可食用水果的果浆中摄取多酚类化合物，提升革兰氏阳性菌等有益菌的数量。将水果榨汁，丢掉果汁（糖就潜伏在这里），把果肉放入思慕雪，或者将果肉与原味的山羊酸奶、绵羊酸奶或椰子酸奶混合在一起，用沙拉酱调味。

- 食用柠檬汁和醋，它们也含有多酚类化合物。
- 除了要用可食用的油烹饪菜肴以外，每餐之前要服用一粒鱼油胶囊，或者将调味鱼油与某种食用油混合在一起，用来给沙拉调味或烹饪菜肴。素食者和严格素食者可以用海藻油胶囊代替鱼油胶囊。
- 坚果，特别是富含多酚类化合物的开心果、核桃、澳洲坚果和胡桃，能够促进肠道有益菌的生长。食用坚果也有助于降低死亡率。[24] 每次食用 1/4 杯冈德里医生全新改良版世界著名坚果组合，每天两次。
- 食用无花果（严格来讲它们是花，而不是果实），也可以把枣或无花果干用作甜味剂，但要限制摄入量。无花果和枣都富含能够促进有益菌生长的低聚果糖，你可以把这两种食物加到沙拉里，或者在思慕雪里放几个枣。

我知道你可能很难一下子全盘接受，但你应当尽自己所能。更多细节请查阅推荐食物清单。

十字花科植物的悖论

虽然你应当多食用十字花科蔬菜，但如果你可能患有或已被确诊患有肠易激综合征或肠漏症，那么请你记住我的建议，把所有十字花科蔬菜都煮熟后再食用。如果你生吃或吃太多这类蔬菜，你可能会感到胃部不适，甚至会腹泻。如果你之前没有吃过这类蔬菜，那么你要逐步增加它们的摄入量。十字花科蔬菜能够激活肠道免疫细胞的芳香烃受体，让紊乱的免疫系统平静下来，停止攻击外源性物质，修复肠漏、减缓肠道炎症。现在你知道为什么你的母亲总是让你吃西蓝花了吧？

用益生元喂饱你的肠道有益菌

你的肠道有益菌需要一些不能被（你）消化的糖，来维持它们的正常生长和活动，特别是那些守卫和供养肠黏膜上皮细胞的有益菌。这些不能被消化的糖叫作益生元，不要把它和益生菌搞混了。如果你没有给益生菌提供生长所需的食物（益生元），它们就会死掉。果聚糖是一种特殊形式的益生元，能够喂饱生活在肠壁附近的有益菌，刺激黏液分泌，保护你的肠道免遭凝集素和脂多糖的损伤。根据克利夫兰医学中心的研究结果，果肉中的多酚类化合物可以阻止肠道微生物群将动物蛋白肉碱和胆碱转化成会损伤动脉的氧化三甲胺。[25]

告别肠道有害菌

除了要对饮食做出以上改变之外，你还必须杜绝抗生素。当然，你要先征得医生的同意。与此同时，你也要做到以下几点：

- 停止服用抑酸药，必要时可服用抗酸药。只要你按照我的饮食计划来安排自己的饮食，你的胃灼热症状就会迅速得到缓解。你也可以服用甜菜碱、蜀葵根或去甘草酸甘草甜素片。
- 停止服用非甾体抗炎药，必要时可服用乳香提取物。

其他重要的补充剂

我在前文中建议你每餐之前服用鱼油补充剂，下面我具体说明一下用量。从剂量上看，你一天大约需要摄入 1 000 毫克鱼油。鱼油除了能够保护你的肠壁以外，还能够增加你的海马和大脑尺寸，因此它是一种预防痴呆及其他与衰老有关的神经疾病的重要营养素。[26]

大多数人体内都缺乏维生素D。在我看来，对恢复你的肠道与身体健康来说，维生素D是至关重要的营养素，但它一直被我们忽略了。这种物质对于刺激肠黏膜上皮细胞的生长必不可少，而这种细胞能够修复被凝集素损伤的肠壁。[27] 根据我15年的康复医学从业经验，将血液中的维生素D含量由70纳克/毫升提高至100纳克/毫升，对大多数人来说都很有必要，所以我们每天应该摄入不少于40 000个单位的维生素D。我坚持让我的患者血液中的维生素D含量保持在100纳克/毫升以上，我自己也是这样。然而，除非有专业医护人员一直在监测你血液中的维生素D含量，否则刚开始时你的摄入量应该保持在5 000~10 000个单位。

　　此外，你还要做到以下几点：

- 服用凝结芽孢杆菌，让你的肠道微生物群恢复平衡。你也可以服用其他益生菌，比如罗伊氏乳杆菌和布拉氏酵母菌，并食用一些促进胃黏液分泌的草药，比如去甘草酸甘草甜素片、榆树皮和蜀葵根。
- 服用甜菜碱和葡萄籽提取物，让你的胃酸恢复正常，并击退外来入侵者。
- 服用维生素D和鱼油，修复你的肠壁。你也可以服用L–谷氨酰胺、丁酸、多酚类化合物、花青素来修复肠壁。
- 服用吲哚–3–甲醇和二吲哚甲烷补充剂，或者增加十字花科蔬菜的摄入量，使肠道免疫系统结束战争状态，平静下来。
- 可以登录www.DrGundry.com查看建议服用剂量和时间。

成功故事

驯服美食

　　50岁的简是一名生活在美国西北地区的护士，大部分时间她都忍受着偏头痛的折磨。她尝试过一系列治疗方案，却无一见效。她听说我治好了其他患者包括我自己的偏头痛后，找到了我。实施植物悖论饮食计划没几天，她的偏头痛就减轻了，这让她非常高兴。但几个月后，她向我讲述了她遇到的一个两难困境。简的爱好之一就是把她花园里栽种的西葫芦和西红柿做成罐头，之后把它们吃掉。但这两种果实出现在不推荐食物清单上，而做罐头的时间马上又到了，她不知道该怎么办。我建议她不如来一场比赛：她可以继续做她的罐头，但其中一半用她以前的方法做，另一半则用高压锅做。

几周后简给我打来电话。不出所料，吃了用老方法做的罐头后，她的偏头痛很快就发作了。第二天，她又吃了用高压锅做的罐头，结果什么都没发生。之后她又吃了一些，还是一切正常。简可以继续做她的罐头了！由于她的身体对凝集素非常敏感，她成了我珍贵的凝集素测试员。即便她用高压锅把小麦、燕麦、黑麦和大麦煮上一个小时（对高压锅来说，这已经是相当长的烹饪时间了），食用这些谷物仍会让她的偏头痛发作。

总结

仅仅通过遵循两份食物清单及上述所有规则，我的很多患者就成功建立了一种他们能够终身坚持的饮食方式。但我还要给你一些小提示。

- 早餐。刚开始时早餐可能会让人望而却步，但实际上它非常简单。我的妻子潘妮和我几乎每天早上都会吃一份绿色思慕雪，但在节食期间除外。清单上的能量棒也是早餐的不错选择，但要注意控制蛋白质的摄入量。目前，我的患者最喜欢的早餐是玛芬蛋糕，无论是加了肉桂和亚麻子的，还是加了椰子和杏仁粉的。把它们放进微波炉里加热几分钟就可以食用了，因此它们很适合带去公司或学校食用。在周末早晨你还可以尝试一下完美芭蕉松饼。再来两个放牧禽蛋或 1/4 杯冈德里医生全新改良版世界著名坚果组合，就能够让你的早餐吃好吃饱。还想来一份酸奶？我个人比较青睐原味（天然无糖）椰子酸奶，但如果你买不到这种酸奶，原味山羊酸奶或绵羊酸奶也可以。这两种酸奶都含有 A2 型 β-酪蛋白，但它们也都含有 N-羟乙酰神经氨酸。

- 零食。在第二阶段，至少在刚开始时你可以上午和下午各吃一份零食。你可以购买切好的豆薯，既可以把它当作"薯片"蘸酱吃，也可以用它们烤制悖论版饼干。你也可以把切碎的罗马生菜、小白菜或比利时菊苣装进不锈钢容器中随身携带。你还可以食用 1/4 杯的坚果组合，切记不要吃太多坚果，因为它们很容易让你一吃就停不下来。

- 匆忙的午餐。我的患者普遍认为午餐是他们迈向新生活过程中最容易适应的部分。你可以将做好的沙拉随身携带，也可以在大多数百货商店或沙拉吧购买。记住，大多数市面上出售的成品沙拉酱，都是用不健康的食用油和玉米糖浆做成的。你可以用黑醋或混有特级初榨橄榄油的其他醋汁给沙拉调味。当你去餐厅吃饭时，让厨师把沙拉酱单独放置，或者直接点一份橄榄油和醋。如果没有橄榄油，柠檬汁也可以。

- 晚餐。它会带给你许多乐趣，也可以给你的肠道有益菌提供它们喜欢的食物。这意味着动物蛋白只是你饮食中的配角，和我们从小到大的饮食结构不同，它不再扮演主角。你的手掌（不包括手指）尺寸代表了你晚上的动物蛋白摄入量。我希望你能选择野生、非濒危的小型鱼类或贝类。一定要把蛋白质和沙拉结合在一起（比如在凯撒沙拉里加上烤虾或煮虾），或者和日本魔芋面、海带面条、意大利宽面拌在一起。刨丝器是一种很好的工具，它能把根菜变成"面条"。我和我的妻子每天晚餐都会吃一大碗蔬菜沙拉，不管我们还吃不吃别的食物。不过，每周总有几天我们的晚餐只有沙拉！我可以向你保证，我们从不觉得饿。素食者可以吃蘑菇做成的素肉，麻籽豆腐也不错，还可以选择不含谷物的豆酵饼。

改变晚餐的习惯

我一直鼓励我的患者要根据季节选择食用不同种类的蔬菜，但有研究表明大多数人经常食用的蔬菜只有 5~6 种。为什么不尝试打破这一习惯呢？毕竟每一种植物都有各自独特的植物营养素组合。经常改变你食用的蔬菜种类对肠道有益菌有利，让各色蔬菜轮流登场，也会让我们的用餐时间变得不那么单调。

由于接受了错误的营养建议，人们通常会在晚餐食用淀粉，但这些营养建议几乎从未提及抗性淀粉或可溶性纤维。抗性淀粉是由糖分子构成的紧密连接的长链，你的消化酶几乎不可能将其分解吸收。这些不能被吸收的糖将进入你的小肠深处，并成为肠道有益菌最喜欢的食物！肠道有益菌能够将这些糖转化成短链不饱和脂肪，为你和你的肠细胞提供能量。更棒的是，肠道有害菌无法以这种糖作为燃料，它们会被饿死。尽情享用甘薯、芜菁、欧洲萝卜、芜菁甘蓝及推荐食物清单上的其他食物吧，你的肠道有益菌会非常感谢你的。

大多数人平均需要 6 周的时间才能真正改掉自己的习惯。如果你也是其中的一员，现在是时候和我一起迈入健康之旅的下一阶段了。如果你还没有准备好，你也可以在这一阶段停留得久一些。

实际上，你也不一定非要进入下一阶段。我的有些患者花了一年的时间才在他们的肠道里重新种植出"雨林"。你可能需要花更长的时间，毕竟每个人都是不一样的。你甚至可以选择一直停留在这个阶段。你有很多健康的选择，没必要拿自己与他人进行比较，这不是一场竞赛。

如果你已经达到了下列状态，就请进入下一章，我会在那里等着你。

- 体重已经恢复正常。
- 疼痛得到缓解或消失。
- 脑雾消失。
- 长期以来的肠道问题和自身免疫问题都得到了缓解。

第 9 章

第三阶段：收获

　　第三阶段是收获的阶段。此时，你与你的肠道微生物群之间的互利共生关系会让你终身受益：你将充满活力，体重正常，健康长寿。你可以这样想，你的目标就是在很大的年纪以一种年轻的状态告别这个世界。

　　一旦"内部"（肠道）安定下来，大多数最初为了减肥而找到我的患者就会意识到，他们想要的结果只是改善整体健康的一部分。换句话说，如果你每件事都做对了，不管在开启植物悖论饮食计划之初你是超重还是体重过低，你的体重都将回到适当的水平上。那些患有自身免疫性疾病和关节炎的患者也将享受到没有疼痛、充满活力的新生活。实际上，所有利用此计划获得新生的患者都会认识到，植物悖论饮食计划不只是一种饮食方式，更是一种生活方式。

　　在这个关乎生活方式的阶段，有两件事是你需要了解的。第一，你要确定你的肠道是否完全修复，你的肠道有益菌是否状态良好，从而让你一直保持良好的健康状态。第二，测试一下是否可以重新将一些凝集素加入你的饮食。但是，只在你的肠道有益菌已经达到良好的状态，并且你执行第二阶段计划至少有 6 周时间的前提下，你才可以做此尝试。如果第二阶段计划才执行了 42 天，就不要急于测试你对凝集素的耐受力。如果你愿意，你可以一直执行第二阶段的饮食计划。如果你不急于尝试含凝集素的食物，那么你可以参考第三阶段的 5 日改良版素食节食计划。如果你有需要，可以每个月都节食一次。

坚持就会有回报

你应该在 6 周过去后多久尝试在你的饮食中重新引入部分凝集素呢？答案是：在你实现了自己的目标，获得了稳定的健康状态，并解决了计划开始之初你面临的某个或一系列健康问题后，就可以这样做了。我每三个月都会对患者进行复杂的血液检测，这样我才能知道他们的"雨林"到底是什么时候恢复的，以及他们肠道中的有害菌和脂多糖是什么时候被消灭的。当这一切发生的时候，患者自己也能感受得到。所以，我会让你自己决定什么时候可以尝试少量的含凝集素食物。

你可以依据下列因素做出决定：

- 你的排便是否恢复正常？许多患者康复的标准之一就是他们上厕所不再需要卫生纸了。是的，你没看错。如果你的大便成形，你是不需要用纸擦屁股的。如果你一切正常，你的身体就不会因为着急将凝集素或有害菌排出体外而导致你的粪便松散。这是一个非常好的标准，它可以告诉你是否一切都恢复正常了。毕竟，所有疾病都始于肠道。
- 你的关节是否不再疼痛？
- 你的脑雾是否消失？
- 你的皮肤是否变得清爽，你是否变得容光焕发，脸上的痤疮是否消失？
- 你的睡眠是否安稳，不再一夜醒来数次？

- 如果你曾经体重超标，你现在是不是可以穿更小号的衣服了？如果你曾经体重过低，你现在能否撑起你的衣服了？

对于上述问题，如果你的回答中有一个或几个"不"，就不要犯下过早结束第二阶段饮食计划的错误。因为你的身体还没有准备好。

如果你已经被确诊或怀疑患有自身免疫性疾病，如果你的扁桃腺被切除了，如果你患有甲状腺功能减退、心脏病和慢性窦道疾病，如果你在阅读本书中的那些成功故事时看到了自己的影子，我建议你一定要远离不推荐食物清单里的食物。我曾屡次见证已变好的形势因一些微小的、看似无伤大雅的错误而前功尽弃。不要急于测试你对一个半月没有吃过的食物的耐受力。

在第三阶段，我将向你传授一些技巧，确保你可以建立起一种实实在在且终身受益的生活方式。我还要和你分享大多数长寿人群的长寿秘诀，以及那些已证实本书观点正确性的前沿研究。不管你是否听说过所谓的"蓝色地带"，但大多数长寿人群实际上具有一些显著的相似之处，不仔细研究的话就无法发现它们。有一个常见的误解是，这些群体采取了截然不同的饮食方式（他们的主食不尽相同），但实际上他们的饮食方式非常相似，这一点我在前文中提过。他们的共同习惯就是限制动物蛋白的摄入量，我认为这是拥有长寿健康且充满活力人生的关键。

内布拉斯加州被称为牛肉之州，你以为那些牛吃的是什么？作为土生土长的内布拉斯加人，下面这个事实让我非常难过。但真相就隐藏在这些长寿人群中：他们很少摄入动物蛋白。动物和（当今的）人体研究已经证实，长寿与较少摄入畜肉、禽肉和鱼肉有关。[1]

最后，你也可以实践一下间歇性节食，它不是指你偶尔做个蛋糕然后把它吃掉。我的意思是，你可以偶尔延长两餐之间的时间间隔，或者在每个月或每周挑几天限制蛋白质和能量的摄入量。我会指导你逐步完成这个阶段的饮食计划。

安全食物并不安全

帕特里克是一位来自美国中西部的 45 岁男性，他患有慢性疲劳综合征、关节炎和高血压。在他去瑞士最好的温泉疗养中心疗养却无功而返的情况下，他找到了我。实施植物悖论饮食计划不到 6 周，他的所有症状就得到了缓解，也无须服用降压药了。他的精力变得充沛，关节炎也减轻了，这让他能够继续他的旅行计划。在计划启动 6 个月后，我们通了一次电话，帕特里克说他一直感觉很好，除了在外面吃饭的时候。尽管他吃的都是相对安全的鸡肉或虾，但那些症状再次出现。他推测这可能是由含麸质的面粉引起的，因为烹饪这些食物都会用到面粉。但他没有注意到，餐厅里提供的鸡肉或虾可能都是用玉米和大豆养殖的。在停止食用这些"安全食物"后不到一个月，帕特里克就不再感到疲惫或疼痛。所以，触发他的一系列不良反应的不是隐藏在食物里的麸质，而是吃玉米和大豆长大的虾和鸡。

第三阶段策略

在前两个阶段，我都会建议你应该坚持多长时间，但第三阶段不同，它实际上涉及一种生活方式的养成。终身坚持这一阶段有利于延长你的寿命，你也不会受到一系列健康问题的困扰。你要继续按照我的两份食物清单管理你的饮食，如果你对凝集素有较强的耐受力，你也可以对自己目前的饮食进行微调。

- 继续食用推荐食物清单里的食物，主要是当地出产的自然成熟的食物（应季农产品）。

- 一旦你的肠道得到修复，你就要摄入更多的生酮脂肪。这些中链饱和脂肪酸，比如MCT油或椰子油，能够直接被燃烧掉，而不会转化成体脂堆积在你体内。

- 不要食用不推荐食物清单里的食物。如果你愿意或已经准备好了，你可以逐渐在饮食中加入少量不成熟（不含种子或只含有很小的种子）的含凝集素的食物，比如黄瓜、西葫芦和日本茄子。一周只尝试一种含凝集素的食物。

- 如果你已经能够接受上述含凝集素的食物了，你可以尝试食用传统的西红柿和辣椒，但一定要去皮去籽。每种食物都要尝试一周的时间，以便观察你的身体反应。

- 接下来，你可以尝试食用少量用高压锅蒸煮的豆类。仍然是一周一种，不能心急。毕竟，你有一生的时间呢。

- 如果你食用了所有这些含凝集素的食物，身体也没有出现任何反应，你也许可以开始食用少量的用高压锅蒸煮的印度香米或其他谷物了，但大麦、黑麦、燕麦和小麦除外。

- 少食少餐。你读到第10章的时候就会知道，这种饮食习惯可以让你的肠道、大脑和线粒体从繁忙的消化和产能工作中抽身并休息一下，也可以最大限度地减少脂多糖在你体内游荡的时间。

- 逐渐减少动物蛋白的摄入量，最终达到每天不超过2盎司。把菜叶、某些蔬菜、蘑菇、坚果和麻类植物作为你所需蛋白质的主要来源。

- 继续服用第二阶段推荐的补充剂。

- 定期尝试节食，并限制动物蛋白等能量的摄入量。在本章的后面，我会告诉你具体怎么做。

- 通过晒太阳来恢复昼夜节律和季节性节律，最好每天晒一个小时或在接近中午的时候晒。夜晚要保证8个小时的睡眠，还要定期锻炼身体。

- 夜间尽可能地远离蓝光干扰，可利用前文讲述的方法躲避它。

坚果过敏也能"治愈"！

阿米莉亚向我求助时已经 50 岁了，她患有糖尿病、高血压，胆固醇也偏高。她对所有坚果都严重过敏，她总是随身携带一支肾上腺素笔，以防在餐厅不小心吃到坚果而引发过敏。我告诉她，她的免疫系统已经被凝集素和脂多糖激活了，对任何外源蛋白质都会进行攻击，无论它们是敌是友。她耸了耸肩，点头说道："怎样都好，只要能让我瘦下来就行。"于是，她开始实施植物悖论饮食计划。6 个月后，她的体重减轻了 30 磅，糖尿病、高血压和高胆固醇也都成为过去。然而，她最近在餐厅里的一次经历引起了我的注意。

阿米莉亚和她的一位女性朋友在洛杉矶的一家时尚餐厅点了一份凯撒沙拉。就餐期间，阿米莉亚觉得眼睛有点儿痒，她把这归因于空气里的灰尘太多了。第二天早上起床时，她的眼睛仍然有些肿。她没有多想，直到两天后她的朋友惊恐地给她打来电话，告诉她那家餐厅的凯撒沙拉汁里加了核桃！但阿米莉亚并没有打电话给她的律师，而是买了一包开心果和一包澳洲坚果。她先吃了几个，静待反应出现。但什么都没发生！然后，她又吃了更多坚果，她的身体还是没有任何反应。她想告诉我她已经痊愈了，尽管这其实还不算痊愈。她的免疫系统在肠道有益菌的帮助下恢复了平静，这些坚果是肠道有益菌的朋友，现在也成了她的朋友。

适度破例

大豆和其他豆类：即便是非素食者或非严格素食者，也会十分渴望豆类，我在第 6 章说过，你可以试着重新食用豆类，只要你用高压锅把它们煮熟就行。豆类是抗性淀粉的极佳来源，是你的肠道有益菌非常喜欢的食物，而你需要做的只是去除豆子里讨厌的凝集素。与动物蛋白相比，大豆蛋白能够延长你的寿命。至少与牛肉相比，大豆更健康。[2] 有趣的是，与红肉相比，鱼肉或鸡肉似乎不会缩减我们的寿命。

最安全的谷物：在 40 亿以大米为主食的人群中，大多数人都选择吃白米。吃大米的人一般很少患心脏病，我认为这是因为大米不含麦胚凝集素。在我看来，如果你想在你的饮食中加入一种谷物，最安全的莫过于印度产的香米了，切记不是美国产的大米。印度香米含有的抗性淀粉比其他任何品种的大米都高。你还可以把煮好的米饭放进冰箱里，在下次食用前加热或用它制作冷米饭沙拉。但如果你患有糖尿病、糖尿病前期、癌症，或者你想减肥，你就得远离这种相对安全的谷物。高粱和小米这两种谷物也不含凝集素，这意味着它们是安全食品。

特殊处理

茄科：意大利人和法国人在两个世纪以前就知道西红柿要去皮去籽后才能吃。接下来我们可以尝试食用的含凝集素食物是西红柿、辣椒、茄子及其他茄科植物，当然也要限制摄入量，还要去皮去籽。美国人显然不太容易接受这种处理茄科植物的方法。为了更容易地去掉西红柿皮，你可以先把它们放进热水中浸泡 30 秒，或者用火烤一会儿。对于辣椒，你可以把它们烤黑后放进纸袋里冷却，这样就能轻松剥掉它们的皮了。

南瓜类：和西红柿一样，我们在吃南瓜类蔬菜之前，也要先去皮去籽。或者，你也可以吃未成熟的西葫芦。

需要注意的是，尽管我们将上述食物称为蔬菜，但它们含有的果糖足以使我们的体重出现反弹，我的许多患者都经历过这种情况。一旦你的体重秤指针开始向违背你意愿的方向偏移，你就要马上停止食用这些蔬菜。

对于用高压锅蒸煮的谷物或豆类也是这样。请记住，人类是不需要食用这些食物的。你嘴里的那块长 3 英寸、宽 2 英寸的肌肉（是的，就是你的舌头！），不应当掌控或毁掉你的健康。

动物蛋白没好处

我之前提到过大量摄入动物蛋白的风险，现在是时候远离它们了。最近的两项人体研究已经对动物蛋白的危害盖棺论定，动物实验也早已证明了这一点。[3] 这两项研究得出的一个共同结论是，肉类的摄入对当今肥胖症的流行起到了推波助澜的作用，这和糖摄入过多的后果是一样的。吃肉就像吃糖一样，会让你变胖！幸运的是，食用鱼类和贝类与肥胖之间似乎没有这么强的相关性。因此，非素食者和非严格素食者可以食用这两种动物蛋白。此外，红肉中含有 N-羟乙酰神经氨酸，这种糖分子和癌症、心脏病之间都有关联。如果你信奉原始人饮食，下一次在你想吃草饲牛排、热狗或培根时，记得回想一下我的话。相反，你可以吃一些野生三文鱼或者虾。

快餐店的汉堡包引发了出人意料的蝴蝶效应。薯条、薯片或面包中的单糖会立刻以糖的形式进入你的血液，单单一片全麦面包就能迅速提升你的血糖水平，比吃 4 汤匙糖的效果还明显。你吃进去的肉需要更长的消化时间，它们进入血液的时间也更晚。不幸的是，你吃进去的面包和薯条为你的细胞提供了足够多的糖，你已经不需要更多的能量了。在这种情况下，动物蛋白会转化成糖，而糖又会立刻转化成脂肪。

什么是蓝色地带？

记者丹·比特纳携手美国《国家地理》杂志造访了世界上长寿人群居住的地区，并对这些地区展开了研究。在这些地区的人口中，百岁老人的占比是美国的 10 倍。比特纳先在杂志上发表了一篇文章讲述他的发现，之后又出版了一部畅销著作《蓝色地带》(*The Blue Zones*)。这些长寿地区包括：意大利的撒丁岛，日本的冲绳县，美国加利福尼亚州的洛马林达 (我曾在这里担任教授)，哥斯达黎加的尼科亚半岛，希腊的伊戈里亚岛。这些地区不尽相同的饮食方式有一个共同点：极大地限制动物蛋白的摄入量。下面我将对这个问题进行更加深入的探究。

地中海饮食

敏锐的读者可能已经发现，这些蓝色地带中有两个是地中海的岛屿，你也许会因此认为你应该尝试一下地中海饮食，这样你就不需要舍弃谷物了。我理解你的想法，因为我也爱吃面包，它简直让人欲罢不能！不幸的是，我必须告诉你，荟萃分析显示谷物实际上是这种饮食方式中不好的组成部分，[4] 而富含多酚的蔬菜和本地自产自用的橄榄油及红酒则恰恰相反。实际上，谷物中的凝集素能够和关节软骨结合在一起，所以意大利人口中关节炎患者的占比很高，[5] 而撒丁岛人口中自身免疫性疾病患者的占比也很高。记住，你的目标是健康长寿，而不是在这个星球上蹒跚地多活几年。

成功故事

当面包不只是面包

为了追求电影事业，苏珊从匈牙利搬到了洛杉矶。然而，到洛杉矶后没多久，这位 27 岁的姑娘就出现了严重的胃痛、抽筋和出血性腹泻。检查结果显示她患上了克罗恩病，她的医生建议她服用免疫抑制剂进行治疗。年纪轻轻就要面临这样的健康问题是苏珊万万想不到的，因此在一位演员朋友的建议下她找到了我。实验室测试结果显示，她对凝集素不耐受，并且体内有很多炎症。苏珊随即开启了植物悖论饮食计划，不到两周，她的腹痛症状就消失了，排便也恢复了正常。她的身体状况日渐好转，并且重返职场。大约一年后，她回到匈牙利，在家人的劝说下，食用了一些当地产的面包和酸奶，而这两种食物都在我的不推荐食物清单上的。令她高兴的是，她几乎没有感受到任何胃部不适。回到洛杉矶后，相信自己已经痊愈的她开始食用洛杉矶当地产的酸奶和面包。几天后，老问题卷土重来。她再一次来到我这里，我也断定她的免疫系统又被激活了。为什么会这样呢？

回到家乡期间，苏珊吃的面包都是用酵母和酸酵头发酵的，做面包用的小麦没有喷洒过农达，而且酵母和酸酵头会消除小麦中的凝集素。她喝的酸奶是用含 A2 型 β– 酪蛋白的牛奶制成的，这些牛也没有食用喷洒过农达的玉米和大豆。这些食物没有干扰她的肠道有益菌，所以她的身体没有出现问题。但她在美国吃的酸奶和面包，和她在匈牙利吃的东西截然不同。面包不只是面包，酸奶也不只是酸奶，因为你是谁不仅取决于你吃的食物，还取决于食物的加工和养殖方式。

苏珊的故事最后是个美好的结局。在美国，她会远离发酵食物，而回到匈牙利，她就可以吃这种食物了，它们能够给她和她的肠道有益菌提供营养。

蛋白质与寿命的关系

你可能仍然不相信减少动物蛋白的摄入量是健康长寿的关键，正如西蒙和加芬克尔（Simon and Garfunkel）组合唱的那样，"我们只听得进去自己想听的，其他的都忽略了"。让我们从科学的角度看待这个问题。除了美国国家老龄化研究所进行的一项关于恒河猴的研究以外，[6] 其他研究（包括威斯康星大学进行的恒河猴研究）都表明限制能量的摄入可延长所有动物的寿命。[7] 在这两项关于恒河猴的研究中，被限制能量摄入的猴子比正常喂养的对照组猴子的健康状况更好。在美国国家老龄化研究所的研究中，这两组猴子是在相同的年龄死去的。然而，威斯康星大学得出了相反的结论，那就是限制能量摄入能够延长猴子的寿命。到底谁是对的？威斯康星大学的研究者对美国国家老龄化研究所的数据进行分析后发现，所有实验动物都被限制了能量的摄入量，而两项研究所使用的不同蛋白质也许是差异出现的真正原因。相较之下，威斯康星大学的猴子会摄入较少的蛋白质和较多的碳水化合物。（机敏的读者可能会发现，这正是模拟了蓝色地带的长寿人群的饮食习惯。）圣路易斯大学的研究者对国际能量限制协会的成员进行了长达数年的跟踪研究，这些人会限制能量的摄入量，比一般人少 20%~30%。于是，研究者决定用另一项测试去验证动物蛋白假说。

尽管比一般人少摄入一部分能量，但这些协会成员体内的胰岛素样生长因子 1 的水平和采取标准美国饮食方式的人差不多。难怪美国国家老龄化研究所研究中的那些瘦瘦的恒河猴并不比胖胖的对照组猴子活得更久。研究者随后邀请了一些严格素食者，在测量了他们的胰岛素样生长因子 1 的水平后发现，他们体内的胰岛素样生长因子 1 的水平要比那些限制能量摄入量的人低得多。在最后的测试中，很多协会成员都被要求在保持总能量摄入量不变的情况下减少动物蛋白的摄入量。结果是，他们的胰岛素样生长因子 1 会下降到和严格素食者差不多的水平。[8] 这意味着如果你想长寿，就必须减少动物蛋白的摄入量。我建议你平均每天的动物蛋白摄入量不要超过两盎司。

想活到 100 岁吗?

多年以来,我都会对我的患者体内的胰岛素样生长因子 1 水平进行定期测量,这是一种易于测量的衰老标志物。[9]动物和人体研究表明,你体内的胰岛素样生长因子 1 水平越低,你就能活得越久,癌症发病率也越低。动物和人体研究(包括我自己的研究)还表明,有两个因素能够降低胰岛素样生长因子 1 水平,即摄入更少的糖和蛋白质(特别是某些氨基酸)。比起植物蛋白,甲硫氨酸、亮氨酸和异亮氨酸等氨基酸,更广泛地存在于动物蛋白中,它们能够激活细胞能量感受器——哺乳动物雷帕霉素靶蛋白。(雷帕霉素是一种移植抗排斥药物,在我刚去洛马林达大学医学院的时候,这种药物还处于测试阶段。任何抗排斥药物都需要经过长达数年的动物测试,以检验其安全性和长期副作用。)可以想象,当研究者发现服用雷帕霉素的动物寿命会变得更长而非更短时,他们有多么惊讶,因为大多数的抗排斥药物都会缩短我们的寿命。[10]在对这种现象进行研究后,研究者发现,动物能否活得长久主要取决于所有细胞都具有的一种能量感受器,即哺乳动物雷帕霉素靶蛋白。

雷帕霉素靶蛋白能够感知到周围可以利用的能量。如果它们感知到的能量较多,比如在食物充足的夏天,就会通过激活胰岛素样生长因子 1 促进细胞增长。如果雷帕霉素靶蛋白感知到的能量较少,比如在冬天或旱季,人体就会减弱所有不必要的功能,舍弃所有不尽职的细胞。在这个过程中,胰岛素样生长因子 1 的水平会降低。尽管雷帕霉素靶蛋白是无法测量的,但它的信使胰岛素样生长因子 1 能够告诉细胞是继续生长,还是进入休眠状态。通过测量胰岛素样生长因子 1 的水平,我们可以掌控自己变老的速度。这听起来很不可思议,但事实如此。我的那些 90 岁或 100 岁的患者体内的胰岛素样生长因子 1 水平都很低,你也应当如此。

动物蛋白摄入量可以降到多低?

蛋白质摄入量的下限是多少? 我的前同事、洛马林达大学医学院的加里·弗雷泽可能已经找到了答案。在对复临派教友开展研究并对其他 6 项相关研究进行汇总分析后,他得出了一个清晰的结论:奉行严格素食主义的复临派教友是最长寿的,其次是那些限制了乳制品摄入量的素食主义复临派教友,[11] 然后是那些食用乳制品的素食主义教友,排在最后的是那些偶尔食用鸡肉或鱼肉的教友。这对你来说意味着什么? 动物蛋白对于保持身体健康并非必不可少的,那些完全不摄入动物蛋白的人活得最长久。如果你还是觉得没办法放弃排骨和牛排,不妨想一想,阿尔茨海默病的发病风险与肉类的摄入量可是直接相关的。[12]

尽管这些研究令人印象深刻,但我们仍要将它们与蓝色地带的长寿人群的饮食方式相结合。对这些长寿人群来说,少量的动物蛋白,特别是野生海鲜,是其饮食不可或缺的一部分。《蓝色地带》的作者丹·比特纳并不知道在那不勒斯南部的阿恰罗利镇也生活着一群长寿的人。在那里,百岁老人的人口占比是已知世界上最高的——有 30% 的城镇居民年龄超过 100 岁,这些老人将其良好的健康状况归因于每天食用以迷迭香调味的鳗鱼,并佐以大量红酒。话虽如此,但我的研究已经证实动物蛋白和糖的摄入量与胰岛素样生长因子 1 的水平之间存在一定的关联。因此,我的建议是将可以食用的植物作为蛋白质的主要来源,再佐以少量鱼和迷迭香,你就可以拥有健康长寿的人生了。

节食有益健康

节食是一种完全自然的行为,不要理会那些声称节食很危险的"专家"。在遥远的过去,人类会定期节食,并非因为这是一种潮流或他们想要清理肠道，而是出于一个更基本的原因，即食物不是什么时候都有的。1972 年进行的一项研究或许能给我们带来一些启示。研究者要求 23 位肥胖的实验对象执行为期 60 天的节食计划。一开始这些实验对象被注射了胰岛素，旨在降低他们的血糖水平。但很快，所有人都出现了严重的低血糖症状，比如出汗、低血压和眩晕。等到 60 天节食计划结束时，所有实验对象再次被注射胰岛素，尽管血糖水平低，但他们却能够保持清醒状态。抽取他们的静脉血进行化验后发现，他们的大脑正在用酮作为燃料，而不是葡萄糖，由此可见大脑并不需要葡萄糖。[13] 这证明了当人类无法从碳水化合物和蛋白质中获得糖的时候，可以利用酮作为主要燃料。[14] 几乎所有教派都有某种形式的节食传统，这被视为修行的一部分。那些每周节食一次的摩门教徒的寿命比不节食的摩门教徒明显长一些。[15]

如果不想限制动物蛋白摄入量怎么办？

你是不是还没有做好完全放弃摄入动物蛋白的准备？好吧，我听见你的心声了。如果我告诉你，你还有其他选择，你是不是很开心？南加利福尼亚大学长寿研究所的瓦尔特·隆哥已经证明，改良版素食节食计划在降低胰岛素样生长因子 1 和其他衰老标志物方面取得的效果与传统的一整个月都限制能量摄入的饮食方式一样，而你每个月只需有 5 天将你的能量摄入量控制在 900 卡路里左右。[16] 也就是说，你每个月只要有 5 天限制能量摄入量并远离动物蛋白，你从中获得的好处就可以媲美加入国际热量限制协会一个月的效果，你还不需要那么费力。这就好比你一周只拿出一两天做些特殊运动，你取得的锻炼效果和你每天都运动是一样的（研究证明这是真的[17]）。

所以，你动心了吗？从下个月起，你就可以按照第一阶段严格素食版的三日排毒计划，每天摄入 900 卡路里的能量，坚持 5 天而不是 3 天，然后看看这将为你带来怎样的改变。后文中还会介绍 5 日改良版素食节食计划。你可以把第一阶段的三日排毒计划延长两天，你也可以对食谱做出微调，只要保证每日的能量摄入不超过限定值即可。在这个月剩下的时间里记得遵守第三阶段的规则，最终你会建立起一个可以让你终身受益的饮食习惯。

另一种选择

如果你觉得这种方法还是太极端了，你可以试试间歇性节食计划。间歇性节食计划的核心理念是，一周中有两天，你的能量摄入要大幅降至 500~600 卡路里，其余几天你可以正常吃东西。简单地说，就是除了那两天之外，你每天可以吃 3 条能量棒，或者 6~8 个放牧禽蛋，或者 5 袋罗马生菜配 3 汤匙橄榄油及醋。在我的诊所里，我通常会建议患者周一和周四节食。利用这种方法，我的患者通常一周就能减轻一磅体重。

第三种选择

你还在犹豫不决？加州大学洛杉矶分校、巴克衰老研究所的戴尔·布来得森博士是痴呆研究领域的领军人物，他也是我的同事和朋友。我们一致认为，两餐之间的时间间隔越长，你细胞中的线粒体就会让你的细胞具有越高的代谢灵活性。那么，应该间隔多长时间呢？你可以尝试一天中连续 16 个小时不吃东西。这意味着如果你晚上 6 点吃完晚餐，那么你应该在第二天上午 10 点吃早午餐。如果你晚上 8 点吃完晚餐，那么第二天的午饭将会成为你当天的第一餐。记住，两餐之间的时间间隔越长，效果就越好。[18]

重症患者的护理方法

有些患者在来到我的诊所时几乎奄奄一息了，他们的身体通常存在各种各样的问题，比如严重的糖尿病、癌症、肾衰竭，或者刚被诊断出患有痴呆、帕金森病或其他神经疾病。这些重症患者细胞中的线粒体正处于休眠状态，他们必须马上启动生酮重症护理计划。如果你也面临同样的情况，或者你爱的人正在被这些疾病困扰，你可以参考我的生酮重症护理计划，我将在下一章详细介绍它。

第 10 章

生酮重症护理计划

　　我的很多患者都是在走投无路的情况下找到我的，还有一些患者是在突然被诊断出患有糖尿病、癌症、帕金森病、阿尔茨海默病、痴呆或其他危及生命的疾病后来到我这里的。我认为，导致所有这些疾病的深层机制是肠屏障被凝集素和七大破坏因素联手击穿，凝集和脂多糖乘虚而入。以痴呆和帕金森病为例，胶质细胞会像保镖或督导员一样保护着我们的神经细胞。当探测到有凝集素或脂多糖时，它们就会集结在神经细胞周围，誓死保护这些神经细胞。不幸的是，胶质细胞将神经细胞保护得过于严密，以致任何营养素都无法抵达神经细胞，神经因为缺乏营养而死亡。此外，游荡在我们身体里的凝集素和脂多糖还能从根本上扰乱我们的新陈代谢，因为它们会影响线粒体处理糖类和脂肪的方式。

强大的线粒体

　　作为一个生长在 20 世纪五六十年代的人，我会不由自主地把线粒体想象成大力鼠及其成千上万个副本，因为它们每一天都在拯救我们。上亿年前，生命细胞的前身吞噬了一种细菌，这种细菌就成了线粒体。线粒体与它们的宿主细胞之间建立起共生关系，它们留在细胞中并合成细胞活动所需的能量分子ATP（三磷酸腺苷）。线粒体也有自己的DNA，在其宿主细胞分裂时，这些DNA也会随之分裂。线粒体肩负的使命就是对你摄入的能量进行加工，它们会利用三羧酸循环将糖和脂肪合成ATP。和所有工人一样，线粒体一天只能做这么多工作，它们有时也需要在繁忙的工作间隙休息一下。

过去，这些大力鼠一直与我们的生物钟和平相处。白天它们不停歇地工作，把你摄入的所有糖和蛋白质都转化成ATP。夜晚线粒体会放慢工作速度，减少工作量，甚至会在宿主睡觉的时候休息一下。线粒体在夜间不会彻底停止代谢工作，它们会进入慢速燃烧模式，由于没有糖和蛋白质的摄入，它们燃烧的是酮这种特殊形式的脂肪。正如第9章所说，在糖供应不足的时候，脂肪细胞通常会释放出酮。你可以将这个系统与混合动力汽车做类比，混合动力汽车通过燃烧汽油来运行，在运行过程中它的发动机会给电池充电。它会将这些电力储存起来，留待汽油燃尽或发动机关闭时使用。同样，到了晚上，当你不再吃东西的时候，线粒体会拿出你的"电池"里以酮形式储存的电力合成ATP。

我们在前文中讨论过昼夜节律对新陈代谢的影响。在食物充足的夏天，线粒体可能需要加班加点，有时它们甚至会将装着糖和脂肪的货车拒之门外，任由后者将脂肪倒入垃圾填埋场（你的腹部）。这在过去通常不会引起什么问题，因为到了冬天，大力鼠及其副本就会减慢工作速度，这样脂肪就能够取代糖类用于合成ATP。在食物匮乏的时候，将酮作为燃料是非常有必要的。比起将糖转化成ATP，线粒体只需要消耗一半的能量就能够将酮转化成ATP。这让工人们非常开心，而你也可以靠体内储存的能量渡过难关！

线粒体骚乱

　　但是，如果你的大力鼠及其副本一直加班加点、全年无休地处理你摄入的大量能量，又会发生什么呢？由于感到压力过大，它们会开始请病假并拒绝接受超负荷的工作。你体内的电网（ATP合成过程）会运行不畅，加上轮流限电，"灯光"也变昏暗了。运送糖的卡车无处可去，只能把更多的货物（脂肪）倒入垃圾填埋场。一旦你的线粒体处于这种情况，你的能量供应就停止了。你的大脑（你可以把它想象成高层管理人员）并不知道工厂那边发生了什么，它愤怒地要求工人（线粒体）继续制造或找到更多糖，并将其立刻转化成能量，否则你的大脑就会因能量不足而休眠。你可以把你的免疫系统想象成警察，因为获得的能量不足，它们减少了巡逻力度。当灯光变暗而警察又不见踪影的时候，犯罪分子（比如癌细胞）就会乘虚而入，肆意地卷走所有可用的糖类。这个情景似乎和我读过的任何漫画书里的情节都不一样，但它确实既可怕又熟悉。幸运的是，这并非绝境。

　　现在，你可能已经了解到这种糟糕的事态是如何造成的。请耐心听我解释为什么我的计划能够拯救你。在你摄入糖或蛋白质（记住，蛋白质就是"新型的糖"，并且它能够转化成糖[1]）后，你的胰腺会分泌出胰岛素，将糖运送到线粒体的工厂中。然而，如果工厂正在全速运转，胰岛素及其运送的货物（糖类）就会被拒收。这时，胰岛素会指示脂蛋白脂肪酶去敦促脂肪细胞将糖转化成脂肪，储存起来留待日后使用。如果你不停地摄入糖、蛋白质或凝集素，你可怜的胰腺就会分泌出大量的胰岛素来运送这些货物，并使其转化成脂肪。这种情况被称为胰岛素抵抗，但实际上，为了抗议不公平的工作环境，大力鼠及其团队也会放慢工作速度，甚至罢工。

　　从本质上看，本章开头提到的所有疾病都和代谢紊乱有关。代谢紊乱意味着你摄入的能量与工人的加工能力不匹配，所以它是由能量的过度摄入引起的，而且这些能量的主要形式是糖和蛋白质。如果你摄入了大量能够增加体内脂多糖含量的饱和脂肪和凝集素，那就难怪工人们要罢工了！

成功故事

不再恶化的渐冻人症

我 4 年前见到阿特时，他是坐着电动轮椅进入我的诊室的。时年 65 岁的他正处在肌萎缩侧索硬化晚期。肌萎缩侧索硬化还有个通俗的名称是"渐冻人症"，这种疾病因为冰桶挑战而变得广为人知。阿特几乎完全瘫痪了，只剩下右手的两根手指还能动，他就是用这两根手指操控轮椅的。他聪明敏锐，他的妻子和孩子们都很爱他。他的主治医生说他以后要靠气管造口术和呼吸机维持生命。见到我之后，阿特选择了另一条路。4 年后，作为我的生酮重症护理计划的实践者和宣传者，阿特仍能坐着他的轮椅在好市多超市里穿行，仍能自主呼吸而不需要借助气管造口术或呼吸机。如果你对渐冻人症的病情发展过程有所了解，你就会知道这个故事在理论上是不可能发生的。但实际上，这并非不可能，阿特很愿意把这句话大声告诉所有人。

酮的迷局

既然降低糖和蛋白质的摄入量有这么多好处，为什么不让线粒体把人体内储存的所有脂肪都当作燃料消耗掉从而减轻它们的工作负担呢？不幸的是，事情没有那么简单。如果你尝试过阿特金斯减肥法，你可能还记得阿特金斯博士希望每个人都进入酮症状态，他认为这能够促进我们体内脂肪的燃烧。但不巧的是，你的线粒体不能直接处理脂肪。实际上，这一过程离不开激素敏感性脂肪酶，它们会将你体内储存的脂肪转变成线粒体可用的脂肪形式，也就是酮。

你的身体以非常精细的方式运行着。激素敏感性脂肪酶只对一种激素非常敏感，那就是胰岛素。如果你体内的胰岛素水平很高，你的大脑就会认为你需要为即将到来的冬天吃下更多东西，并将它们都转化成脂肪储存起来。大脑还认为你此时最不需要做的就是将这些脂肪转化成酮，因此，胰岛素会让激素敏感性脂肪酶停止工作。

如果正值冬天而且你吃得不多，胰腺不再分泌胰岛素，激素敏感性脂肪酶就会正常工作，将脂肪转化成酮，之后酮又被送到大力鼠那里。在食物匮乏的时候，酮这种储备燃料可以让人类挺过去、活下来。如今到了冬天我们也有充足的食物，但如果你一年365天都吃得像在夏天那样多，你的胰岛素分泌量就会一直保持在较高的水平上，阻碍激素敏感性脂肪酶正常工作，工人们会罢工，你体内储存的脂肪也得不到消耗。想象一下到处都是水但你一滴都喝不到的感觉！

正因为如此，很多低碳高蛋白饮食方式，比如阿特金斯减肥法、南海滩减肥法和原始人饮食，最后都执行不下去。因为有蛋白质的存在，即便完全停止糖的摄入，也不会降低你体内的胰岛素水平。过量的蛋白质会转化成糖，使胰岛素水平上升，阻断激素敏感性脂肪酶的活性，导致脂肪不能被转化成酮。其副作用通常表现为头痛、精神不振、疼痛等。必须搞清楚的一点是，要想解决这个问题，你不仅需要停止摄入糖类，还要停止摄入蛋白质。

如何健康地摄入脂肪

我们应该如何做呢？你可能已经猜到了，这和酮有关。不同于那些低碳高蛋白的饮食方式，你必须对能够提升我们体内胰岛素水平的两种能量来源——糖类和蛋白质的摄入量都进行严格的限制，这样才能降低胰岛素水平，减轻线粒体的工作负担。但如果你的身体无法合成酮，你又怎么让它们进入线粒体工厂呢？幸好，我们有办法绕过这一路障，你也无须忍受低碳水饮食方式带来的一系列痛苦。正如你之前了解到的，大多数采取标准美国饮食方式的人体内胰岛素水平都相当高，这些胰岛素已经阻断了酮的合成。但植物可以为我们带来些许的喘息时间，你能够直接吃掉的植物都含有酮。尽管这些酮来自植物脂肪，但它们能够帮助你摆脱这一困境。

MCT完全由酮构成，它能够直接进入三羧酸循环，而无须胰岛素的帮助。固态椰子油中的MCT占比达到65%左右，这使它成为酮的另一个主要来源。红棕榈油是MCT的另一个来源，其中酮的占比约为50%。丁酸是一种短链脂肪酸，存在于黄油、山羊油和印度酥油中，它也能够提供少量的酮。

但我必须提醒你，和糖、碳水化合物一样，脂肪也是你的敌人。（这可真是悖论啊！）正因为如此，很多用心良苦的生酮饮食者从未进入或保持住酮症状态。他们犯了一个错误，就是在摄入好脂肪MCT的同时，还在食用大量以培根、肋排、牛肉、香肠、冷切肉等高脂肪肉制品形式存在的动物蛋白。记住，只要你还在摄入动物蛋白（它让你的胰岛素分泌量保持在较高的水平上），你就永远不可能将你体内的脂肪分解成能使你体重下降的酮。此外，我还必须提醒你，癌细胞非常喜欢动物脂肪。

代谢与癌症

让我们先感谢一下诺贝尔医学或生理学奖得主、德国医生奥托·瓦尔堡，他在20世纪30年代发现了癌细胞代谢的弱点。和正常细胞中的线粒体不同，癌细胞的线粒体无法利用酮合成ATP。相反，癌细胞的线粒体依赖的是一套极其低效的糖发酵系统，使用这一系统的还有酵母菌和其他真菌。这意味着一般情况下，癌细胞生长和分裂所需的糖是正常细胞的18倍！[2]而且，癌细胞更喜欢发酵果糖，而不是葡萄糖，所以我们应当彻底放弃食用水果（你在实施我的生酮重症护理计划期间基本不能食用水果）。[3]如果你或你爱的人患有癌症，就必须把癌细胞彻底饿死。

—— 成功故事

与糖尿病和癌症"和平共处"

我77岁的新患者梅琳达患有糖尿病，这个问题本身已经很严重了，但她还面临着一个更加严峻的问题，那就是她的双腿长有大片的鳞状细胞癌。肿瘤已经太大了，不太适合进行手术治疗，化疗也收效甚微。她在一个网络聊天室里听说，只要按照我给其他癌症患者的建议去做，所有病变都会消失。于是，她飞到棕榈泉来见我。我立即为她启动了生酮重症护理计划，不到6个月，她的糖尿病指标就下降了，她的癌症也得到了有效的控制。这是一个神奇而真实的故事，你可以从中了解到这项计划的惊人力量！

在我们饿死癌细胞的同时，你体内的其他所有细胞，包括你的脑细胞，都能够利用酮给大力鼠及其副本供能。作为一名心脏外科医生，我知道在通常情况下心脏细胞更喜欢用酮而不是葡萄糖做燃料，在剧烈运动（比如跑马拉松）的时候也是这样。

一项激动人心的研究表明，即使你面临着记忆丧失、帕金森病或神经系统疾病等问题，大脑中疲惫不堪的大力鼠也能够重获活力，只要你给它们提供的燃料是酮而不是糖。[4]

瘦子也会患上糖尿病

55 岁的牙医拉尔夫自己就是一位医疗工作者，他的健康状况不容乐观，尽管这并不是他的错。虽然他体型苗条，但他的 1 型糖尿病让他离不开胰岛素注射液，还导致他患上了糖尿病、心脏病。他有过一次心脏病发作的经历，并且接受了心脏支架植入术。尽管服用了高剂量的他汀类药物，他的胆固醇指标依然非常糟糕。当别人推荐拉尔夫来到我这里时，我对他的预后并不乐观。但在他实施了生酮重症护理计划之后，一切都改变了。他的糖尿病如今已得到缓解，在近三年中，他的胆固醇水平也一直处于正常范围。

糖尿病和肾衰竭可以控制

如果你已经患有糖尿病，那么我重申一遍，酮不需要借助胰岛素就能进入线粒体。与别人告诉你的不同，脂肪是你的朋友。请满怀热情地说一遍："脂肪是我的朋友！"[5] 另一个你应当知道的重要事实是，蛋白质、碳水化合物和水果是你的敌人，而脂肪和酮是你的朋友。与研究糖尿病的主流营养学家的观点不同，我认为糖尿病是一种因摄入过多蛋白质、糖类和水果而使可怜的线粒体过度劳累引起的代谢紊乱。

说到水果，果糖是引起肾衰竭的主要原因之一，但这一点是你、你的医生乃至肾病专家都没有意识到的。果糖是一种有毒物质，60% 的果糖会被运往肝脏，并转化成甘油三酯（会引发心脏病）和尿素（会使血压升高，引发痛风，或者直接毁掉肾过滤系统）。[6] 你吸收的果糖中有 30% 不会去往肝脏，而是直接到达肾脏，进一步破坏肾过滤系统。[7]记住，水果就是一种有毒的糖果。我们知道，在很久之前水果具有一项优点，就是帮助你储存过冬的脂肪。人类之所以能够忍受三个月的毒害来换取脂肪，是因为在其余9个月里，肾脏会从果糖的猛烈进攻中恢复过来。但现在，你的肾脏正全年无休地受到果糖的伤害。我要声明的是，利用生酮重症护理计划，你能够很快摆脱绝大多数会杀死你的肾脏的毒素，即凝集素、果糖和过量的动物蛋白。

成功故事

避免肾衰竭

我遇到杰罗姆时，他已经81岁了，感染了HIV（人类免疫缺陷病毒）。他还患有肾小球肾炎，这种自身免疫性疾病是指肾过滤系统（肾小球）出现炎症，而肾小球的作用是清除人体内的废物和多余的液体。他服用了高剂量的类固醇药物泼尼松进行治疗，还要定期做透析。见到我后，杰罗姆开启了生酮重症护理计划。10个月后，他已经不需要服用泼尼松了。他的肌酐水平由1.7降至1.1（正常值为1.0），高科技肾功能测试结果表明，他的半胱氨酸蛋白酶抑制剂C水平由1.84降至1.04（正常值为0.97）。他的肾小球滤过率也由40升至65，进入正常范围。现在他已经两年没有服用泼尼松了，也不需要做透析了。

保护肾脏

冬眠的怀孕母熊是酮症的一个典型例子。进入洞穴的时候母熊怀有身孕，但它在接下来长达5个月的时间里将不吃不喝。其间它会怀胎、分娩、给幼崽哺乳。等母熊从洞穴里出来时，它会变得骨瘦如柴，但它的肌肉却丝毫没有减少。如果它不保护好自己的肌肉，就无法为幼熊猎取食物。最令人惊奇的一点是，母熊在 5 个月里都没有排尿。它是怎么做到的？答案是：它是依靠酮体代谢活下来的，这些酮就来自它在冬天到来前储存的脂肪。实际上，你的肾脏需要做的工作只有两项：一是将你喝下去的水或从食物中摄取的水从身体里排出去，二是过滤代谢过程的副产物，也就是蛋白质废料。蛋白质像柴油一样，在燃烧时会产生废物；而酮在燃烧时不会产生废料，就像天然气一样。母熊燃烧酮并且不喝水，它的肾脏无事可做，因此它不需要排尿。

生酮重症护理计划对肾脏的保护作用不断带给我惊喜。我那只年老的约克夏犬也从这项计划中受益并存活下来，兽医曾说它的犬腹水症状让它活不过一个月。但之后，它的腹水症状消失了，每天早上我又能带着它和我的其他三条狗出门晨跑了。它于两年后寿终，离开了这个世界。

成功故事

告别透析

61 岁的瓜达卢佩饱受肥胖症、严重的胰岛素抵抗与糖尿病肾衰竭的困扰，她的主治医生安排她进行分流术和透析治疗。她的女儿是美容院的美甲师，给我理过发。听说我从事的工作后，她带着不会说英语的母亲来见我。当时瓜达卢佩的糖尿病已经非常严重了，糖化血红蛋白值达到 12（正常值是 5.6 以下）。肾功能检查结果显示，她的肾小球滤过率只有 10（超过 90 才是正常）。难怪她要做透析，她血液中的有毒物质含量太高了。见到我后，她立即启动了生酮重症护理计划。这已经是三年前的事情了，如今瓜达卢佩已无须做透析。她的糖化血红蛋白值降至 5.8，在通常情况下，糖化血红蛋白值低于 6.0 就不需要注射胰岛素了。她的体重减轻了大约 30 磅，但她过去常吃的玉米饼、豆类和水果仍对她有着强大的吸引力。只要看到她的体重增加或肾功能恶化，她的女儿就会帮她重新走上正轨。

生酮重症护理计划的食物清单

如你所见，这些看上去完全不同的健康问题都源于同一个可纠正的原因，那就是线粒体功能障碍。如果你患有其中任何一种疾病，我建议你先不要尝试基础版的植物悖论饮食计划，而是先尝试下面这个改良版，它能够显著降低你的动物蛋白摄入量，并且使你彻底远离水果和有籽蔬菜。

哪些东西可以吃

生酮重症护理计划的推荐食物清单摒弃了几乎所有水果，除了含有抗性淀粉的水果。这是它与基础版饮食计划之间最大的区别，其他部分基本没有变化。你不能食用任何水果，除了牛油果、青香蕉、青芭蕉、青杧果和青木瓜。（严格来说，秋葵也可以食用，它含有的黏性物质能像磁铁一样吸住凝集素。）对于脂肪，一开始你主要从黄油或酥油里摄取中链或短链脂肪酸。但我必须提醒你，短时间内摄入过多的椰子油或 MCT 油有可能会导致你腹泻。

所以，一开始你可以每天分多次摄入大约 3 汤匙的椰子油或 MCT 油，之后在你的身体能够承受的范围内逐渐增加摄入量。我将在第三部分列出生酮重症护理计划的具体食谱。第一阶段和第二阶段的食谱都适用于这项计划。

生酮重症护理计划推荐食物清单

油
海藻油
橄榄油
椰子油
澳洲坚果油
MCT油
牛油果油
紫苏子油
核桃油
红棕榈油
米糠油
芝麻油
调味鱼肝油

甜味剂
甜叶菊
如糖
菊粉
雪莲果
罗汉果
赤藓糖醇
木糖醇

坚果和种子
（每天半杯）
澳洲坚果
核桃
开心果
胡桃
椰子（不是椰子水）
椰奶（不添加糖的乳制品

替代品）
椰奶油（不添加糖，罐装）
榛子
栗子
亚麻子
火麻仁
火麻仁蛋白粉
车前子
松子（限量）
巴西坚果（限量）

橄榄
全部

黑巧克力
纯度达到90%以上（1盎
司/天）

醋
全部（不添加糖）

香料和调味品
除辣椒碎以外的所有香料
味噌

"生酮炸弹"能量棒
椰子味和巧克力味能量棒

粉
椰子粉
杏仁粉

榛子粉
芝麻粉/芝麻籽粉
栗子粉
木薯粉
青香蕉粉
甘薯粉
油莎豆粉
葡萄籽粉
竹芋粉

冰激凌
无乳糖椰奶冰激凌

准面条（这是我给这类面
条起的名字）
意大利宽面和其他面食
魔芋意大利面
日本魔芋面
海带面条

乳制品（每天1盎司奶酪
或4盎司酸奶）
法国或意大利黄油
水牛黄油
印度酥油
山羊黄油
山羊奶酪
牛油
山羊奶酪
由山羊奶和绵羊奶制成的
开菲尔饮料

绵羊奶酪（原味）	**水果**	胡萝卜叶
椰子酸奶	牛油果	朝鲜蓟
法国或意大利奶酪		甜菜（生）
瑞士奶酪	**蔬菜**	水萝卜
马苏里拉奶酪		白萝卜
有机重奶油	*十字花科蔬菜*	菊芋/洋姜
有机酸奶油	西蓝花	棕榈芯
有机奶油干酪	抱子甘蓝	香菜叶
	菜花	秋葵
	小白菜	芦笋
酒（6 盎司/天）	大白菜	大蒜
红酒	瑞士甜菜	
	芝麻菜	*绿叶蔬菜*
	豆瓣菜	长叶莴苣
烈性酒（1/2 盎司/天）	无头甘蓝	红叶生菜/绿叶生菜
	苤蓝	小叶蔬菜
海鲜（野生，2~4 盎司/天）	羽衣甘蓝	菠菜
白鲑	绿甘蓝/紫甘蓝	菊苣
淡水鲈鱼	菊苣	蒲公英叶
阿拉斯加大比目鱼	生德国酸菜	牛油生菜
金枪鱼罐头	韩国泡菜	茴香
阿拉斯加三文鱼		苦苣
夏威夷鱼	*其他蔬菜*	芥菜
虾	仙人掌	日本芜菁
螃蟹	芹菜	欧芹
龙虾	洋葱	罗勒
扇贝	大葱	薄荷
鱿鱼	韭菜	马齿苋
蛤蜊	小葱	紫苏
生蚝	菊苣根	海藻
青口贝	胡萝卜（生）	海菜
沙丁鱼		
鳗鱼		

抗性淀粉（适量食用）	芜菁	鹌鹑
墨西哥圆饼（由木薯粉、椰子粉或杏仁粉制成）	油莎豆	
	青杜果	**肉类**（草饲，2~4 盎司/天）
面包和百吉饼（由椰子粉制成）	小米	野牛肉
	高粱	鹿肉
青芭蕉	青木瓜	野猪肉
青香蕉		猪肉（人道饲养）
猴面包树果实	**放牧家禽**（2~4 盎司/天）	羊肉
木薯（木薯淀粉）	鸡	牛肉
红薯	火鸡	意大利熏火腿
山药	鸵鸟	
芜菁甘蓝	放牧禽蛋或ω-3禽蛋（每天最多可食用 4 个蛋黄，但只可食用一个蛋清）	**素"肉"**
欧洲萝卜		素"鸡"柳、"肉"馅、"鸡"肉饼、烤"火鸡"、培根式切片
丝兰		
芹菜根	鸭	
魔芋粉	鹅	麻籽豆腐
柿子	野鸡	素食汉堡
豆薯	松鸡	豆酵饼（不含谷物）
芋头	鸽子	

生酮重症护理计划不推荐食物清单

精制淀粉食品	墨西哥玉米饼	龙舌兰
意大利面	糕点	安赛蜜
大米	由谷物和准谷物制成的面粉	三氯蔗糖
土豆	饼干	阿斯巴甜
薯片	曲奇	糖精
牛奶	谷类	低糖饮料
面包	糖	麦芽糊精

蔬菜

豌豆	葫芦科植物（所有）	藜麦
甜豆	茄子	黑麦（高压蒸煮无法除去
豆类	番茄	其中的凝集素）
青豆	甜椒	小麦片
鹰嘴豆（包括鹰嘴豆泥）	辣椒	糙米
大豆	枸杞	白米
豆腐		野米
日本毛豆	**非南欧牛奶制品**（含A1型	大麦（高压蒸煮无法除去
大豆蛋白	β-酪蛋白）	其中的凝集素）
组织性植物蛋白	酸奶（包括希腊酸奶）	荞麦
豆科植物（所有，包括	冰激凌	玉米
豆芽）	冻酸奶	玉米制品
扁豆（所有）	奶酪	玉米淀粉
	里科塔奶酪	玉米糖浆
坚果和种子	茅屋奶酪	爆米花
南瓜子	开菲尔	小麦草
葵花子	酪蛋白粉	大麦草
奇亚籽		
花生	**谷物或大豆饲养的鱼类、**	**油**
腰果	**贝类、禽类、牛肉、羊**	大豆油
	肉和猪肉	葡萄籽油
		玉米油
水果（其中有些也被称为	**发芽谷物、准谷物和禾本**	花生油
蔬菜）	**科植物**	棉籽油
所有水果，包括浆果	全谷物	红花油
黄瓜	小麦（高压蒸煮无法去除	葵花子油
西葫芦	其中的凝集素）	部分氢化植物油
南瓜	燕麦（高压蒸煮无法除去	油菜籽油
南瓜属植物（所有）	其中的凝集素）	

更多细节

- 澳洲坚果是所有坚果中的首选，其他坚果只是配角。

- 可以吃无糖椰奶冰激凌，但山羊奶冰激凌不能吃。

- 你可以吃黑巧克力，但必须确保可可含量在 90% 及以上。

- 动物蛋白的摄入量应减至不超过 4 盎司/天，动物蛋白的最好来源是野生鱼类、贝类和软体动物。

- 如果你患有癌症，就要远离一切动物蛋白。和植物蛋白相比，动物蛋白含有癌细胞可以利用的更高浓度的氨基酸。你吃下的叶子、块茎和根菜能够为你提供所需的一切蛋白质，[8] 而癌细胞却无法从中分一杯羹。

- 蛋黄基本上全是脂肪，这是你的大脑进行正常运转所需要的物质。你可以尝试用三个蛋黄和一个全蛋做一个煎蛋卷，用椰子油或印度酥油把它煎熟，再卷上牛油果片、蘑菇和洋葱。食用前撒上姜黄根粉，涂上印度酥油、澳洲坚果油、紫苏子油或橄榄油。

- 严格素食者可以食用半个涂有椰子油的哈斯牛油果。火麻仁是脂肪和植物蛋白的极佳来源。在我们可以吃的坚果中，核桃的植物蛋白含量最高。[9]

- 绿叶蔬菜、其他可以吃的蔬菜和抗性淀粉能够起到辅助脂肪吸收的作用。我经常会告诉我的患者，吃这些食物的唯一目的就是摄取脂肪。比如，西蓝花能够帮你吸收紫苏子油、MCT 油、印度酥油或其他推荐食物清单中列举的食用油。我最喜欢的一道菜就是罐装椰子油炖西蓝花，出锅后撒上咖喱粉，然后用勺子舀着吃。你可以用橄榄油、紫苏子油、澳洲坚果油、橄榄油或其他油与 MCT 油 1∶1 混合，浇在沙拉上。

促进脂肪燃烧

间歇性节食或延长两餐之间的时间间隔，在生酮重症护理计划实施初期是非常有效的，因为你的首要目标之一就是让不堪重负的线粒体休息一下。但和那些采取基础版植物悖论饮食计划的人不同，你没有足够的代谢灵活性，也就不能对两餐之间储存的脂肪加以利用。因此，当你不吃饭的时候，应当每隔几个小时就食用一汤匙MCT油或椰子油补充能量；否则，你就会发生脑雾，感到虚弱或眩晕。一两个月过后，你可以试着减少椰子油的食用量。如果你感觉身体没问题，就可以尝试逐渐延长两餐之间的时间间隔。

终身坚持的饮食方式

生酮重症护理计划应坚持实施多长时间？对不同的人来说答案也不同，这取决于你要用它来应对哪一种疾病。如果你患有癌症或神经系统疾病，那么你最好终身坚持这项计划。如果你是用它来解决肥胖症、糖尿病或肾衰竭问题，并且健康状况有所改善，你可以在2~3个月后转向基础版植物悖论饮食计划，并从第二阶段开始实施。如果你在转向基础版计划的过程中健康状况恶化，就请立刻回到生酮重症护理计划的轨道上。

最后，我还有一句话要告诉你：植物悖论饮食计划或它的改良版的任何阶段都应当被视为一场没有终点的长跑。你的目标并不是尽快通关，也不要把它看作一场竞赛，而应该把它看作一种终身的习惯，以及一种积极向上、有利于健康的生活方式。无论身处何处，你都应该尽你所能地践行它。如果有那么一两天你没忍住也没关系，只要赶快回到正轨上就好。一旦你体验到（任何一种形式的）植物悖论饮食计划给你带来的美好变化，你又怎么会选择别的道路呢？

下面我讲述两个发生在我患者身上的鼓舞人心的故事。如果你正面临着严重的健康问题，希望这两个故事能够鼓励你尝试一下我的生酮重症护理计划。

成功故事

与癌症的持久战

厄尔是一个单亲爸爸，也是HIV携带者，他有三个可爱的孩子。我们第一次见面是在10年前，但他后来失联了4年。他再次出现在我面前的时候，看上去非常局促。他刚刚进行了活组织检查，被诊断出患有前列腺癌，他的格里森评分为3+3=6，这个数值反映了癌症的相对侵犯性和严重程度。此外，他的体重也增加了20磅。我能否帮他缓解癌症？厄尔随即开启了生酮重症护理计划，两个月后，瘦下来的厄尔又去做了一次活组织检查，他的前列腺癌得到了显著缓解。他向我道了谢，然后又像上次一样失联了。

三年后，他第三次出现在我面前，看上去还是很局促，头皮上有一条很长的还未愈合的切口。他刚做完神经外科手术，切除了部分多形性胶质母细胞瘤，这是一种非常可怕的脑癌。不幸的是，由于肿瘤的位置特殊，医生无法将其完全切除。厄尔正在接受化疗，但他对此不抱希望。我能否再次帮他缓解癌症？幸运的是，他熟悉生酮重症护理计划，并立刻采取了行动。我将他的维生素D水平提高至110纳克/毫升以上，并为他添加了有助于控制癌症的补充剂。厄尔的实验室测试结果不错，于是他跟我预约了下一次见面的时间。

和以前一样，他又一次失联了。在他做完手术的两年半后，他带着他的大脑CT（计算机断层扫描）结果、MRI（磁共振成像）结果和PET（正电子发射断层显像）结果来到我的诊所，所有这些都显示他的大脑里已经找不到肿瘤了，只剩下一些瘢痕组织。他还带来了他的三个孩子的照片，向我展示他们一家的近况，他们打算夏天去欧洲旅游。生酮重症护理计划救了三个孩子的父亲，并且是两次。我希望这些孩子能督促他们的父亲多吃些欧洲的橄榄油！

痴呆得到缓解

在乔治 85 岁的时候，他的儿子带着全家人从佛罗里达搬到了棕榈泉，此前乔治刚被诊断出患有中重度阿尔茨海默病。这次搬家并不顺利。如果痴呆患者离开了他熟悉的环境，病情一般会恶化，乔治也不例外，他开始在夜间四处游荡。由于这个家庭的经济条件并不宽裕，24 小时护理或记忆护理中心都不在他们的考虑范围之内。他的儿子带他来见我，乔治的检查结果显示他携带着载脂蛋白 E 基因（阿尔茨海默病基因）。他的胰岛素和血糖水平也很高，这是痴呆患者的典型特征，他那可怜的大脑极度渴望糖。

乔治开始实施生酮重症护理计划，我还为他添加了一些有助于增强大脑功能的补充剂。几个月后，他不再在夜间游荡了。又过了几个月，他能够和家人对话，甚至开玩笑了。我每三个月都会如期见到乔治，并对他的血液进行检查，我通常会亲自采血以便有更多的时间评估他的状况。一年后，我又一次为乔治采血，之前一直陪伴在他身边的妻子和儿子却不见踪影。"你的家人呢？"我问。"家里。"他答道。"好吧，是谁开车送你来的？"我问。"没人，"他说，"是我自己开车来的。"我脸上震惊的表情一定让他觉得十分有趣。他从椅子上站起来，拍拍我的肩说："你看，在过去的一年里我每过几个月就会来你这里，难道你觉得我到现在还记不住路？"他的回答说明了一切，我已经不需要用其他东西来证明饮食的力量了。

第 11 章

推荐的补充剂

　　大约 20 年前，我告诉我的患者，补充剂只会让你的尿液变得更贵。不过，这都是以前的事了。后来，我开始测量维生素、矿物质和植物化合物（比如多酚、类黄酮等）对患者体内的炎症标志物的影响。我还会用无创血管内皮功能检测系统对患者的血管弹性进行测量，这种已被美国食品药品监督管理局批准的系统能够测量手臂血管在被短暂限制血流量后，对逐渐增加的血流量产生积极反应的能力。根据这些测试结果，我能够非常肯定地判断出我的患者什么时候改变了补充剂方案，甚至是补充剂品牌。[1]

　　下面我来解释一下，为什么营养补充剂是植物悖论饮食计划的关键一环。美国参议院 74-264 号文件中有这样一段话："有一个令人担忧的事实是，如今种植了上百万亩的食物——水果、蔬菜和谷物——已不再含有人体所需的营养物质。它们满足不了我们，无论我们吃多少。"[2]

　　每当我向专业医疗人员转述这句话时，我通常会先让他们猜一下这份文件是什么时候发布的。你也可以猜一猜，提示一下，这不是最近发生的事。那么，是 2000 年、1990 年、1960 年，还是更久远？答案是：1936 年！当时科学家认为土壤中的维生素、矿物质、微生物都枯竭了，而那时人类还没有开始使用化肥、农药和除草剂。如今土壤中含有的物质（以及它不再含有的物质）一定会让我们大吃一惊，因为现在的情况比 1936 年还要糟糕。一份 2003 年发布的报告将 1940—1991 年蔬菜和水果的矿物质含量进行了比较，其研究结果充分说明了这一点。[3]

为什么这件事对你和你的健康都如此重要？我的饮食计划之所以叫植物悖论饮食计划，是因为植物既是我们的克星，也是我们的救星。人类的狩猎采集者祖先每年都会依据季节变换食用超过 250 种植物。这些植物的根系深深扎入土壤，这些有机土包含丰富的真菌，创造出优质的风土条件，使植物的根、叶、花、果实中富含矿物质和植物营养素。我们祖先猎杀和吃掉的动物的肉和脂肪同样含有这些化学物质，因为这些动物也以这些植物为食。

我们假设你吃的是有机食物，只选择应季食材，经常光顾农贸市场，还会食用野生海鲜、放牧鸡和鸡蛋、草饲牲畜的肉，以及由含 A2 型 β-酪蛋白的动物乳汁制成的奶酪。这些都是很好的饮食习惯，但这就够了吗？如果你认为这些足以让你获得祖先从 250 种不同植物中摄取的所有营养物质，那我只能说你太天真了！我的患者中不乏有机食物的坚定追随者，但他们中很多人的实验室测试结果显示，想获得人体需要的所有营养物质，不服用补充剂是不行的。

那么，大多数人需要补充的是哪些营养物质呢？应该如何补充呢？

维生素 D_3

让我感到震惊的一个事实是，大多数美国人的维生素 D_3 水平都很低。[4]在我诊治过的加利福尼亚人中，约有 80% 的人初诊时体内缺乏维生素 D，那些有自身免疫性疾病和对凝集素不耐受的患者则百分之百缺乏这种营养物质。为了让他们血液中的维生素 D 水平恢复正常，维持维生素 D 在人体内的活性，即血清 25 羟基维生素 D 达到 70~105 纳克/毫升，我让他们服用了大量补充剂。我每三个月就会为他们测一次维生素 D 水平，因此我可能会采取比较激进的补充剂方案。但如果你刚刚开始执行这项计划，每天摄入 5 000 国际单位的维生素 D 即可。如果你患有自身免疫性疾病，那就至少要摄入 10 000 国际单位。在过去的 17 年里，我从未见过维生素 D 中毒的案例。实际上，我很怀疑维生素 D 究竟会不会致人中毒。

B 族维生素

很多 B 族维生素都是由肠道有益菌合成的，如果你的肠道雨林已经被摧毁，你就有可能同时缺乏甲基叶酸盐（叶酸的活性形式）和甲基钴胺素（维生素 B_{12} 的活性形式）。此外，世界上有超过一半人口的亚甲基四氢叶酸还原酶（MTHFR）基因发生了一个或多个突变，这限制了他们合成这两种维生素的能力。

好消息是，每天口服 1 000 微克的甲基叶酸片并将 1 000~5 000 微克的甲基 B_{12} 置于舌下，你就可以忽视这个基因的突变了。MTHFR 基因有 50% 的概率会发生突变，所以我认为你有必要服用甲基叶酸片和甲基 B_{12}。尽管这种突变并不会对你造成严重伤害，但你可能会出现过度兴奋或抑郁的症状。

为什么你要服用 B 族维生素补充剂呢？简单地说，它们能给你血液中的高半胱氨酸添加一个甲基，将它转化为一种无害物质。高半胱氨酸水平升高可能导致血管内皮细胞受损，这与胆固醇水平升高的后果是一致的。B 族维生素补充剂几乎总能将这些标志物的水平降至正常范围。

6 种补充剂

几年前，我列出了我心目中最重要的 6 类补充剂，所有追求健康的人都应该服用它们。我把这 6 类补充剂命名为"G6"，它们是：

多酚

也许你的饮食中最缺乏的一类化合物就是植物中的多酚类物质了。植物设计出这类化合物是为了抵御害虫和防止日光晒伤。因此，当肠道有益菌代谢这类物质的时候，你会得到诸多益处，包括阻止动物蛋白肉碱和胆碱形成氧化三甲胺，以及有效扩张血管。

补充多酚有多种途径，我最喜欢的多酚补充剂包括葡萄籽提取物、松树皮提取物和白藜芦醇（一种存在于红酒中的多酚类物质）。我建议你每天服用 100 毫克葡萄籽提取物和白藜芦醇，以及 25~100 毫克松树皮提取物。其他比较好的多酚补充剂还包括绿茶提取物、小檗碱、可可粉、肉桂、桑葚和石榴。

绿叶蔬菜中的植物化学物质

毫无疑问，绿叶蔬菜不足以满足肠道有益菌的需求，你很快就会发现这一事实。在启动植物悖论饮食计划的前几周里，你对绿叶蔬菜的渴望将与日俱增。这些绿叶蔬菜的好处之一是，抑制你对易让人发胖的有害食物的渴望。比如，研究显示，菠菜中的植物化学物质能显著降低人们对单糖和脂肪的渴望。[5] 菠菜可以用于制作市面上出售的蔬菜粉，但我要提醒你一点，蔬菜粉中都含有小麦草、大麦草或燕麦草，而谷物和禾本科植物中的凝集素是你最不应该摄入的物质。

菠菜提取物通常会被制成 500 毫克单位的胶囊，我建议你每天服用两粒。你也可以买到二吲哚甲烷胶囊，剂量通常为每天 100 毫克。改良柑橘果胶往往是粉末状的，或者被装在 500 毫克单位的胶囊里，你每天可以服用一勺粉末或两粒胶囊。我的研究表明，通过降低肠道里有害菌的数量和提高有益菌的比例，改良柑橘果胶能够降低半乳凝素-3 的水平，后者是应激性心肌病和应激性肾病的重要标志物。

益生元

与肠道健康有关的术语很容易发生混淆。我们知道，益生菌指的是生活在人类体内和体表的微生物，而益生元是益生菌生长繁殖所需的食物。我倾向于把益生元想象成滋养草籽（益生菌）的肥料。事实证明，很多用于治疗便秘的化合物（比如车前子粉或车前子壳）发挥的并不是刺激肠道蠕动的作用，而是充当了肠道有益菌的食物。一个更有趣的事实是，肠道有害菌不能以车前子壳或其他纤维为食，所以益生元会喂饱有益菌，饿死有害菌。

菊粉是最好的益生元之一，它是一种果聚糖。母乳中含有另一种重要的益生元——低聚半乳糖，是专门用来喂养新生儿的肠道有益菌的。

我的好朋友特里·瓦尔斯认为植物益生元非常重要，每个人每天都应该吃 9 杯蔬菜，每两天排一次长蛇状的大便。

你可以每天在水里加上一茶匙车前子壳，然后逐渐增加到每天一汤匙。你也可以考虑购买低聚半乳糖，每天服用一包或一勺，再服用一茶匙菊粉。

凝集素阻断剂

我说过："无论身处何处，你都应当尽你所能。"事实上，我们都会遇到被迫或不小心吃下含凝集素食物的情况。你也可以在本书的成功故事里看到这样的偶然状况。好消息是，市面上有很多不错的有利于阻止凝集素被人体吸收的产品。

你可以服用葡糖胺和MSM（甲基磺酰甲烷）片剂，它们可以缓解关节疼痛。你也可以考虑服用D-甘露糖，推荐剂量为每次 500 毫克，每天两次，如果你容易发生尿路感染，就更有必要补充这种物质了。D-甘露糖是蔓越莓的活性成分，但蔓越莓果汁只能提供极少量该物质。不要相信所谓的不添加糖的蔓越莓汁，这往往意味着它已经含有足够多的糖了！

血糖控制剂

现在你知道，我们已经被糖类包围了。我们面对的不仅是最常见的糖，还有高果糖玉米淀粉和所有能快速分解成糖的简单碳水化合物，包括我们喜爱的水果。这些年来，有一件事给我留下了深刻的印象，那就是几种简单的补充剂就能让我的患者的糖化血红蛋白值降至正常范围，比如肉桂片和姜黄粉。

长链 ω–3 脂肪酸

十几年来，我一直在监测我的患者红细胞中的 ω–3 脂肪酸水平，测试结果让我吃惊不已。大多数人都严重缺乏 ω–3 脂肪酸，尤其是 EPA（二十碳五烯酸）和 DHA（二十二碳六烯酸）。实际上，我在接诊过程中遇到过一个不缺乏这些有益脂肪的人，他每天都会食用沙丁鱼或鲱鱼。但那些来自西雅图和温哥华的患者却没有这样的优势，尽管他们每天都吃三文鱼。为什么你应该为此感到担忧？你的大脑中约有 60% 是脂肪，其中一半是 DHA，另一半是花生四烯酸（这种脂肪的一个重要来源是蛋黄）。研究表明，与血液中 ω–3 脂肪酸水平低的人相比，水平高的人记忆力更好，大脑的体积也更大。[6] 如果这还不够有说服力，请记住，鱼油有助于修复你的肠壁并阻止那些讨厌的脂多糖越过你的肠屏障。

我推荐你食用以分子蒸馏法加工而成的鱼油，最好以小型鱼（比如沙丁鱼和鳀鱼）为原料。意大利南部小镇阿恰罗利的长寿人群给我留下了非常深刻的印象，当地人的饮食以鳀鱼和迷迭香为主。

你在服用鱼油的时候，尽量保证每天摄入 1 000 毫克的 DHA。你可以在包装背面找到关于用法和用量的说明文字，在成分表中找到每粒胶囊或每茶匙鱼油中DHA的含量。计算一下，你每天需要服用几粒胶囊或几茶匙鱼油才能摄入超过 1 000 毫克DHA。

生酮重症护理计划补充剂

如果你严格执行生酮重症护理计划，你的肝脏和肌肉里的糖原将很快（通常是在几天之内）消耗殆尽。这种糖与水分子结合后被储存起来，所以这项计划会让你的体重快速下降。但有两种重要的矿物质——钾和镁，会随着水一起被排出体外。这两种元素的作用是防止肌肉细胞抽筋，所以很多人在刚开始实施这个计划时都会抱怨自己的腿经常抽筋。尽管抽筋很烦人，但我会把这当作你听从我的建议并严格执行这项计划的标志。门冬氨酸钾镁补充剂能够让肌肉停止抽筋，很多公司按照统一配比来生产这种补充剂，通常是 99 毫克的钾加上 299 或 300 毫克的镁。我建议你每天服用两次，有时候镁会导致便溏，如果出现这种情况，请你把服用剂量减至每天一次。

补充剂不能包治百病

关于补充剂，我还有最后一点要说明。很多人仍然相信世界上存在包治百病的补充剂，换句话说，仅服用一种或几种补充剂就能纠正我们对典型西方饮食的严重依赖，还能让一切疾病都神奇地治愈，让身体彻底恢复健康。我可以向你保证，这简直是一派胡言。如果你打算实施植物悖论饮食计划，很多补充剂都会为你提供切实的好处。请记住，就像它们的名称一样，补充剂能够加强植物悖论饮食计划的效果，但它们并不能取代这项计划。

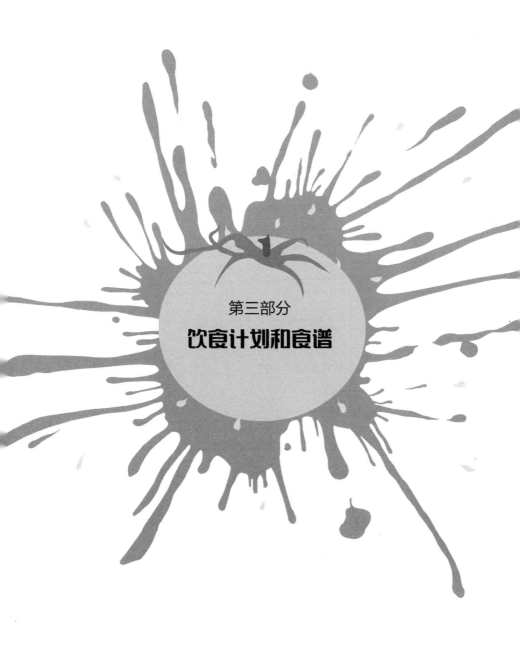

第三部分

饮食计划和食谱

饮食计划

第一阶段：三日排毒

下文会将食谱的具体内容一一列出，*（星号）表示食谱中含有鸡肉或三文鱼。我也会对这些食谱进行微调，使其适用于素食者和严格素食者。字体加粗的食谱会在后文中做详细介绍。

第一天	
早餐	**绿色思慕雪**
小食	**牛油果酱拌罗马生菜**
午餐	**芝麻菜沙拉配鸡肉和柠檬醋汁** *
小食	**牛油果酱拌罗马生菜**
晚餐	**绿甘蓝和羽衣甘蓝炒三文鱼和牛油果** *

第二天	
早餐	绿色思慕雪
小食	牛油果酱拌罗马生菜
午餐	罗马沙拉配牛油果和香菜青酱鸡*
小食	牛油果酱拌罗马生菜
晚餐	柠檬风味抱子甘蓝、羽衣甘蓝、洋葱配甘蓝"排"
第三天	
早餐	绿色思慕雪
小食	牛油果酱拌罗马生菜
午餐	鸡肉、芝麻菜、牛油果、海苔卷配香菜蘸料*
小食	牛油果酱拌罗马生菜
晚餐	烤西蓝花配菜花"米饭"和炒洋葱

素食者版：用素食产品替代动物蛋白。

严格素食者版：用无谷物豆酵饼、麻籽豆腐替代动物蛋白，也可将切成 3/4 英寸厚的菜花片用牛油果油大火煎至两面金黄。

第二阶段：修复

这个阶段你至少需要坚持 6 周。你可以每两周把这些食谱轮换一遍，或者根据第 8 章的指导意见设计你自己的食谱。

这个阶段的食谱详见后文。

• 有星号标注的食谱中包含鸡肉、鱼类、贝类或鸡蛋。

• 每餐摄取的动物蛋白不应超过 4 盎司。

• 一般素食者和严格素食者可参考对应版本的食谱。

- 对于其他菜品，严格素食者可以用无谷物豆酵饼、麻籽豆腐、素食蛋、经高压锅煮熟的豆类或菜花"排"替代动物蛋白。一般素食者用素食产品替代动物蛋白。

第一周	
第一天	
早餐	**绿色思慕雪**
小食	1/4 杯生坚果
午餐	生菜叶裹放牧鸡胸肉和卷心菜沙拉配牛油果片 *
小食	**牛油果酱拌罗马生菜**
晚餐	**菜花皮菠菜比萨饼**，混合蔬菜沙拉配牛油果油和醋汁
第二天	
早餐	**基础版思慕雪**
小食	1/4 杯生坚果
午餐	罐装三文鱼与半个牛油果一起捣碎，加入香醋汁拌匀，裹在生菜叶中 *
小食	**牛油果酱拌罗马生菜**
晚餐	**高胶原蛋白木薯粉华夫饼***，用紫苏子油或牛油果油外加 1 茶匙芝麻油煎或炒西蓝花
第三天	
早餐	**"绿色"鸡蛋香肠玛芬 ***
小食	1/4 杯生坚果
午餐	两个水煮蛋配**青酱***，你喜欢的沙拉配香醋汁
小食	**牛油果酱拌罗马生菜**
晚餐	烤阿拉斯加三文鱼*，**帕马森干酪香烤菜花泥**，芝麻芦笋沙拉配芝麻油和醋汁

第四天	
早餐	杯装肉桂亚麻子玛芬*
小食	1/4 杯生坚果
午餐	"生"蘑菇汤，你喜欢的沙拉配香醋汁
小食	牛油果酱拌罗马生菜
晚餐	高粱菊苣沙拉配 3~4 只烤野生虾或 4 盎司蟹肉*

第五天	
早餐	绿色思慕雪
小食	1/4 杯生坚果
午餐	橄榄油、盐和胡椒粉拌魔芋粉，波士顿菊苣沙拉配香醋汁
小食	牛油果酱拌罗马生菜
晚餐	阻断凝集素秋葵脆片，烤放牧鸡胸肉*，菠菜和紫洋葱沙拉配香醋汁

第六天	
早餐	完美芭蕉松饼*
小食	1/4 杯生坚果
午餐	全芹菜汤，你喜欢的沙拉配香醋汁
小食	牛油果酱拌罗马生菜
晚餐	烤牛排菇青酱迷你"比萨饼"，你喜欢的沙拉配香醋汁，蒸朝鲜蓟

第七天	
早餐	杯装椰子杏仁粉玛芬*
小食	1/4 杯生坚果
午餐	鸡肉、芝麻菜、牛油果、海苔卷配香菜蘸料*
小食	牛油果酱拌罗马生菜
晚餐	蔬菜咖喱配甘薯粉，菜花"米饭"，你喜欢的沙拉配香醋汁

第二周	
第一天	
早餐	**绿色思慕雪**
小食	1/4 杯生坚果
午餐	烤放牧鸡胸肉*，去皮球茎甘蓝配脆梨和坚果
小食	**牛油果酱拌罗马生菜**
晚餐	烤阿拉斯加三文鱼*，烤"炸"朝鲜蓟心，卷心菜、胡萝卜沙拉配芝麻油和苹果醋调味汁
第二天	
早餐	**悖论版思慕雪**
小食	1/4 杯生坚果
午餐	用橄榄油浸泡灌装沙丁鱼，加入半个牛油果捣碎，浇少许香醋汁拌匀，裹在生菜叶中*
小食	**牛油果酱拌罗马生菜**
晚餐	**坚果味多汁蘑菇汉堡（蛋白质风味）**，用紫苏子油或牛油果油外加 1 茶匙芝麻烤或炒芦笋
第三天	
早餐	**蔓越莓橙子玛芬*，炒两个放牧鸡蛋配牛油果片
小食	1/4 杯生坚果
午餐	**3 个完全现代小米蛋糕*，你喜欢的沙拉配香醋汁
小食	**牛油果酱拌罗马生菜**
晚餐	烤阿拉斯加三文鱼*，**帕马森干酪香烤菜花泥**，菊苣芝麻菜沙拉配芝麻和香醋汁
第四天	
早餐	**杯装肉桂亚麻子玛芬***

小食	1/4 杯生坚果
午餐	芝麻菜沙拉配鸡肉和柠檬醋汁*
小食	牛油果酱拌罗马生菜
晚餐	高粱菊苣沙拉配阿拉斯加三文鱼*
第五天	
早餐	绿色思慕雪
小食	1/4 杯生坚果
午餐	全芹菜汤，你喜欢的沙拉配香醋汁
小食	牛油果酱拌罗马生菜
晚餐	绿甘蓝和羽衣甘蓝炒三文鱼和牛油果*，菜花"米饭"，菠菜紫洋葱沙拉配香醋汁
第六天	
早餐	高胶原蛋白木薯粉华夫饼*
小食	1/4 杯生坚果
午餐	罗马沙拉配牛油果和香菜青酱鸡*
小食	牛油果酱拌罗马生菜
晚餐	烤腌制菜花"排"，豆瓣菜、豆薯、小萝卜沙拉配香醋汁，印度酥油蒸朝鲜蓟
第七天	
早餐	杯装椰子杏仁粉玛芬*
小食	1/4 杯生坚果
午餐	芝麻菜沙拉配一小罐金枪鱼*、紫苏子油和香醋汁
小食	牛油果酱拌罗马生菜
晚餐	蔬菜咖喱配甘薯粉，阻断凝集素秋葵脆片

第三阶段：收获（5日改良版素食节食计划例餐）

在第三阶段，你可以继续遵循第二阶段的饮食计划，但必须将动物蛋白摄入量减至每餐不超过2盎司（每天不超过4盎司）。如果有需要，你也可以对食谱进行调整。你还可以将少量含凝集素的食物添加到你的饮食中，测试你对它们的耐受性，比如用高压锅煮熟的豆类。如果你决定这么做，你可以尝试一下5日改良版素食节食计划，每月一次，我会在后文中做详细说明。

你可以将切成3/4英寸厚的菜花片用牛油果油大火煎至两面金黄，用它替代任何一餐中的麻籽豆腐或无谷物豆酵饼。

第一天	
早餐	绿色思慕雪
小食	牛油果酱拌罗马生菜
午餐	严格素食版芝麻菜沙拉配鸡肉和柠檬醋汁，麻籽豆腐
小食	牛油果酱拌罗马生菜
晚餐	严格素食版绿甘蓝和羽衣甘蓝炒三文鱼和牛油果，无谷物豆酵饼
第二天	
早餐	绿色思慕雪
小食	牛油果酱拌罗马生菜
午餐	严格素食版罗马沙拉配牛油果和香菜青酱鸡，无谷物豆酵饼
小食	牛油果酱拌罗马生菜
晚餐	柠檬风味抱子甘蓝、羽衣甘蓝、洋葱配甘蓝"排"
第三天	
早餐	绿色思慕雪

小食	牛油果酱拌罗马生菜
午餐	严格素食版鸡肉、芝麻菜、牛油果、海苔卷配香菜蘸料，麻籽豆腐
小食	牛油果酱拌罗马生菜
晚餐	烤西蓝花配菜花"米饭"和炒洋葱
第四天	
早餐	绿色思慕雪
小食	牛油果酱拌罗马生菜
午餐	严格素食版罗马沙拉配牛油果和香菜青酱鸡，无谷物豆醇饼
小食	牛油果酱拌罗马生菜
晚餐	柠檬风味抱子甘蓝、羽衣甘蓝、洋葱配甘蓝"排"
第五天	
早餐	绿色思慕雪
小食	牛油果酱拌罗马生菜
午餐	严格素食版鸡肉、芝麻菜、牛油果、海苔卷配香菜蘸料，麻籽豆腐
小食	牛油果酱拌罗马生菜
晚餐	烤西蓝花配菜花"米饭"和炒洋葱

生酮重症护理计划例餐

每周把这些食谱轮换一遍，并根据生酮重症护理计划的指导建议进行微调。调整第二阶段的食谱，限制鱼和其他动物蛋白的摄入量，每天不要超过4盎司。如无特殊说明，请用"生酮醋汁"给所有沙拉调味，把橄榄油或紫苏子油与MCT油按1：1混合，再加入你喜欢的醋，就可以制成这种醋汁。

括号内是为素食者和严格素食者提供的选择。第二阶段的食谱会在后文中详细列出。

第一天	
早餐	**绿色思慕雪**加 1 汤匙MCT油
小食	1/4 杯澳洲坚果或**牛油果酱拌罗马生菜**
午餐	生菜卷素"鸡"柳和卷心菜沙拉，加 2 汤匙牛油果蛋黄酱及牛油果片；喝 1 汤匙MCT油（严格素食者的替代方案：用**烤腌制菜花"排"**替代素"鸡"柳）
小食	1 小包椰子油或 1 汤匙MCT油
晚餐	浇上橄榄油和MCT油的**菜花皮菠菜比萨饼**（严格素食者的替代方案：**烤腌制菜花"排"**），混合蔬菜沙拉配牛油果和生酮醋汁

第二天	
早餐	**杯装椰子杏仁粉玛芬**（严格素食版）与 1/2 杯重奶油（全脂椰奶油或罐装椰奶）一起装进碗中，用勺子舀着吃
小食	1/4 杯澳洲坚果或**牛油果酱拌罗马生菜**
午餐	用橄榄油浸泡罐装金枪鱼或沙丁鱼（麻籽豆腐、无谷物豆醇饼或**烤腌制菜花"排"**），加入半个牛油果并捣碎，浇入少许香醋和 1 汤匙MCT油，裹在生菜叶中
小食	1 小份椰子油或 1 汤匙MCT油
晚餐	**坚果味多汁蘑菇汉堡（蛋白质风味）**，用紫苏子油或牛油果油、1 茶匙芝麻油和 1 汤匙MCT油烤或炒西蓝花

第三天	
早餐	**"绿色"鸡蛋香肠玛芬**（严格素食版或素食版），与 1 汤匙MCT油或椰子油及 1 汤匙橄榄油或紫苏子油一起放进碗中，用勺子舀着吃
小食	1/4 杯澳洲坚果或**牛油果酱拌罗马生菜**
午餐	3 个**完全现代小米蛋糕**配牛油果片，你喜欢的沙拉配生酮醋汁加 1 汤匙MCT油

小食	1小包椰子油或1汤匙MCT油
晚餐	烤阿拉斯加三文鱼（烤无谷豆酵饼或麻籽豆腐），**帕马森干酪香烤菜花泥**（去掉帕马森干酪），芝麻芦笋沙拉配芝麻油和醋汁再加1汤匙MCT油

第四天

早餐	**杯装肉桂亚麻子玛芬**（严格素食版）与1/2杯重奶油（全脂椰奶油或罐装椰奶）一起装进碗中，用勺子舀着吃
小食	1/4杯澳洲坚果或**牛油果酱拌罗马生菜**
午餐	**"生"蘑菇汤**加1汤匙MCT油和2汤匙橄榄油或紫苏子油，你喜欢的沙拉配生酮醋汁
小食	1小包椰子油或1汤匙MCT油
晚餐	**高粱菊苣沙拉**配3~4只烤野生虾或4盎司精心挑选的蟹肉，再加1汤匙MCT油（用火麻仁、麻籽豆腐或**烤腌制菜花"排"**替代野生虾）

第五天

早餐	**绿色思慕雪**加一汤匙MCT油
小食	1/4杯澳洲坚果或**牛油果酱拌罗马生菜**
午餐	魔芋粉配橄榄油和MCT油，或1/2杯酸奶油或1/4杯奶油干酪（或1/2杯椰奶油或罐装椰奶），加盐和胡椒粉；波士顿生菜沙拉配生酮醋汁
小食	1小包椰子油或1汤匙MCT油
晚餐	**蔬菜咖喱**配甘薯粉；**菜花"米饭"**，用椰奶油或罐装椰奶煮熟；菠菜和紫洋葱沙拉配生酮醋汁

第六天

早餐	将一个牛油果切成两半，每一半都加入1个生蛋黄和1汤匙MCT油，放入烤箱直到蛋黄变稠，然后用勺子舀着吃（将椰奶油填入牛油果）
小食	1/4杯澳洲坚果或**牛油果酱拌罗马生菜**

午餐	**全芹菜汤，**烹饪过程中加 1/2 杯重奶油（或 1/2 杯椰子奶油）；你喜欢的沙拉配生酮醋汁
小食	1 小包椰子油或 1 汤匙 MCT 油
晚餐	**烤牛排菇青酱迷你"比萨饼"**（严格素食版或素食版），你喜欢的沙拉配生酮醋汁，蒸朝鲜蓟蘸液态印度酥油加 1 汤匙 MCT 油（用椰子油或红棕榈油作为蘸料）
第七天	
早餐	用 3 个蛋黄（不要蛋清）加 1 个全蛋制作煎蛋卷，卷上蘑菇和菠菜，在椰子油中煎熟，并涂上紫苏子油、牛油果油或橄榄油（严格素食版或素食版的**"绿色"鸡蛋香肠玛芬**）
小食	1/4 杯澳洲坚果**或牛油果酱拌罗马生菜**
午餐	芝麻菜沙拉配罐装金枪鱼、三文鱼或沙丁鱼（麻籽豆腐、无谷豆酵饼**或烤腌制菜花"排"**），加生酮醋汁
小食	1 小包椰子油或 1 汤匙 MCT 油
晚餐	青酱（或严格素食版青酱）拌魔芋粉，加 1 汤匙 MCT 油

食 谱

在食谱部分，我会介绍 36 种容易制作的菜肴。三日排毒阶段的所有食谱都是由伊丽娜·斯科厄里斯亲自设计的，这一阶段的饮食计划也由她制订，我非常感激她做的这一切。无论你是想减重或增重，还是想根除或减轻一系列健康问题，所有三个阶段的食谱都有助于你达成目标。这些食谱同样适用于生酮重症护理计划，除了个别时候需要进行微调。你可以依据这些食谱设计自己的饮食计划。进入第二阶段后，你可以继续沿用第一阶段的食谱。第二阶段的食谱同样适用于第三阶段，到那时你会自觉地把鱼类或其他动物蛋白的摄入量降至每餐不超过 2 盎司。很多食谱都不包含动物蛋白，对于那些含有动物蛋白的食谱，我另外提供了素食版和严格素食版。有一份食谱中含有用高压锅煮熟的豆类，它只适用于第三阶段。如果你是一个素食者或严格素食者，你可以在第二阶段食用豆类，但要用高压锅煮熟。我还对这些食谱做了一些更适用于你的改动。

食用多种有机蔬菜非常重要。请依照季节食用推荐食物清单上的蔬菜和少数几种水果。你可以用在商店或农贸市场买来的食材替代清单上的新鲜食材，也可以吃冷冻的有机食材，但不要选择新鲜的非有机食材。

如何改变购物方式

这些食谱中的大部分食材你都可以在备货充足的超市中找到。然而,有些食谱可能需要你购买一些你不太熟悉的食材,比如木薯粉。如果你在当地买不到这些食材,可以在网上订购。有些食材,比如天然(非碱化)可可粉或不含铝的发酵粉,和你之前使用的食材可能有很大的区别。一旦你尝试使用这些食材,意识到它们能够极大地丰富你的选择,以及强化你执行植物悖论饮食计划的能力,你就会和我一样把它们当作生活中必不可少的部分。

下面是我最喜欢的一些食材,供你参考。

杏仁酱:以生杏仁(最好是非转基因杏仁)为原料制成的有机无糖产品。远离任何含有氢化油(反式脂肪)的同类产品。

杏仁粉:以非转基因杏仁为原料磨制而成。

杏仁奶:只选有机的原味无糖产品,不要被"低卡"和"低脂"等字样迷惑。选择以非转基因杏仁为原料的产品。

竹芋粉:由不含麸质和其他凝集素的竹芋根部制成。在制作烘焙食品、华夫饼和松饼时,可以把它与其他"面粉"混合使用。它还可以替代玉米淀粉作为增稠酱汁。

牛油果:哈斯牛油果是我最喜欢的品种,它的外表呈深绿色或黑色,表皮上有鹅卵石一样的纹路。还有其他几个品种也可以,比如亮绿色的佛罗里达牛油果,它的果实较大,果皮柔软。

牛油果蛋黄酱:这种调味品的主要成分是牛油果油,而非传统的橄榄油(或其他有害健康的食用油)。

牛油果油:牛油果油含有大量单不饱和脂肪,无味,是发烟点最高的多用途油。

不含铝的发酵粉：传统的发酵粉主要由磷酸铝钠或硫酸铝钠与小苏打构成。酸和苏打发生反应会产生二氧化碳气体，这种气体能够让烘焙食品变蓬松。但是，你肯定不希望铝进入你的身体！

印度香米：在所有稻米中，来自印度（而不是得克萨斯州）的印度香米的凝集素含量最低，而抗性淀粉含量最高。你可以在第三阶段少量食用这种大米。

黑胡椒：比起黑胡椒粉，黑胡椒碎的味道更浓郁。你可以在超市的调料区买到黑胡椒碎，你也可以用厨刀的侧面将整颗黑胡椒粒碾碎。

木薯粉：尽管来源于同一种原料（树薯或木薯），木薯粉和木薯淀粉却是两种不一样的东西，前者是让无麸质烘焙食品变松软的关键。

墨西哥辣椒粉：和柿子椒、红辣椒一样，墨西哥辣椒的皮和籽都含有凝集素。然而，香料需要去皮去籽后研磨而成，所以辣椒粉中凝集素的含量有限。

巧克力：你偶尔也可以把可可含量在72%以上的无糖巧克力当作甜点。

可可粉：不要把它和冲饮可可粉相混淆，后者添加了糖。只食用天然（也就是非碱化）的可可粉，它不含溴酸钾和碳酸钾（这两种物质常被用于中和可可豆中的苦味多酚）。一旦失去了多酚，可可粉对健康就毫无益处了。

椰奶油：不要把它和纸盒包装的饮料混为一谈，椰奶油通常是罐装出售的。不要选择添加了糖的产品，也不要选择贴上了低脂标签的产品，还要确保罐子的内层不含双酚A。

椰子粉：你会在大多数备货充足的超市和网上商店买到这种烘焙原料。它比谷物粉密度大，能吸收更多的液体。

椰奶： 这种不含奶的饮品越来越多地出现在超市的冷藏柜里，也有些产品采用利乐包装，可以在室温条件下存放。它的浓稠度比杏仁奶和火麻仁奶更高，和全脂奶类似。不要选任何添加了糖或甜味剂的产品。

椰子油： 椰子油适合煎炒，在炎热的天气里它是液态的，当温度低于 70 华氏度（约 21 摄氏度）时，它就会变成固态。

赤藓糖醇： 可以在芦笋等植物和发酵食物中找到，是肠道有益菌非常钟爱的一种食物。比起其他糖醇，赤藓糖醇较少引起胃部不适。

亚麻子粉： 和亚麻子油一样，它也是 ω-3 脂肪酸的绝佳来源。如果是磨碎的亚麻子，就必须是冷磨而成，即在加工过程中未对其进行加热（因为加热会使脂肪变馊）。你也可以自己用咖啡研磨机或香料研磨机把亚麻子磨碎。无论哪种情况，一旦磨碎了，你就必须把它储存在冰柜或冰箱里以防变质。

印度酥油： 几个世纪以来，酥油一直是印度菜肴必不可少的食材。在冰箱还未成为常备家用电器之前，人们会对牛油进行净化，去除其中的乳固体（蛋白质），让其不易变质。这也意味着酥油中不含 A1 型 β-酪蛋白，因为它完全是由脂肪构成的，不含任何蛋白质。

山羊奶制品： 你可以在超市或网上商店买到山羊奶、山羊奶粉和软质山羊奶酪。

火麻仁奶： 和椰奶一样，火麻仁奶也是牛奶的替代品，你可以用它来制作思慕雪或烘焙食品。火麻是大麻的近亲，但喝火麻仁奶是安全可靠的。确保你购买的产品没有添加甜味剂或调味料。

火麻仁蛋白粉： 制作思慕雪的绝佳原料，含有人体必需氨基酸和有利于心脏健康的 ω-3 脂肪酸，拥有所有乳清蛋白粉的优点而没有其缺点（许多乳清蛋白粉都添加了糖或人工甜味剂）。想要避开乳清产品的严格素食者可以试试火麻仁蛋白。

麻籽豆腐：它的制作方法与豆腐一样，区别就在于前者以火麻仁为原料，后者则以大豆为原料。麻籽豆腐比豆腐更厚实，也更有质感。

蜂蜜：只有到了第三阶段，你才可以每天服用至多一茶匙的本地产原蜜或新西兰和澳大利亚产的麦卢卡蜂蜜。但你必须记住，蜂蜜并不是一种"天然糖分"，它就是糖。同样，在甜点中加入1/2杯蜂蜜或枫糖并不会让它变得更"健康"，而只是多了些糖！

菊粉：详见关于如糖的介绍。

如糖：这种天然甜味剂的原料是菊苣或龙舌兰（千万不要和龙舌兰甜味剂混为一谈），它含有你不能代谢但你的肠道有益菌非常喜欢的菊粉多糖。

深海鱼胶原蛋白：尽管这种物质是从鱼身上提取的，但它没有鱼腥味，也没有任何其他气味。

小米：没有谷壳，这意味着它是一种不含凝集素的谷物。

马苏里拉奶酪：这种奶酪由山羊奶或水牛奶制成，通常会被做成棒球大小的球状，并被封装在水中。

海苔：紫菜经过烘烤、碾压、摊平成一张纸的厚度，就成了海苔。海苔是日本料理的一种重要原料，在我的食谱中，我也经常会用海苔包裹食物，比如炒蛋、金枪鱼沙拉和其他三明治馅料。

营养酵母：不要把它和旨在让面包变蓬松的酵母混为一谈。营养酵母是B族维生素的绝佳来源，它可以给素食版或严格素食版的食谱带来肉、鸡蛋或奶酪的味道。

橄榄油：只用特级初榨橄榄油进行烹饪或给沙拉调味，最好是冷榨而成。

辣椒粉：详见前文中对墨西哥辣椒粉的介绍。

帕马森干酪：这种产自意大利的陈年硬质奶酪是用奶牛在春季和

秋季产的牛奶制成的，这两个季节正是青草生长的季节。

罗马诺干酪：这种产自土耳其的硬质奶酪是由绵羊奶制成的。

紫苏子油：由紫苏的种子制成，是大多数亚洲国家最常食用的油之一。在所有种类的食用油中，它是α-亚麻酸含量最高的油。

海盐：和开采加工而成的标准食盐不同，海盐是通过海水蒸发直接获得的。然而，大多数食盐中都添加了碘，这种营养物质对维持甲状腺的正常功能而言至关重要。为了两全其美，你可以选择加碘海盐。

高粱：只有两种谷物没有谷壳，高粱是其中之一，因此它不含凝集素。它曾经是印度人的主食，直到后来被大米取代。你可以把高粱做成早餐、配菜或沙拉，你也可以把它做成迷你爆米花。

甜叶菊：和人工甜味剂不同，甜叶菊是一种天然产品。这种香草的甜度大约是糖的300倍，通常会被制成粉末和糖浆售卖。和其他粉末状产品不同的是，甜叶菊不含麦芽糊精和其他添加剂，其主要成分是肠道有益菌非常喜欢的菊粉。

豆酵饼：豆酵饼是一种用发酵后的大豆做成的高蛋白饼。

香草精：不要被那些装着仿香草味素的棕色小瓶子骗了，它们是化学实验室的产物，而非来自香草豆荚。请留意产品标签上的"纯"字，因为有些品牌会同时出售货真价实的香草精及其仿制品。最好选择有机产品。

素食蛋：尽管这种产品能够模仿鸡蛋的味道及其黏合效果，但它其实是由海藻粉、海藻蛋白、营养酵母及其他植物制成的。它不含凝集素，不含乳制品，不含转基因成分，适合严格素食者食用。

乳清蛋白粉：乳清蛋白粉是奶酪制作过程中的副产品，既有原味的，也有调味的。请仔细阅读它的成分表，很多乳清蛋白粉都含有大量的糖或人工甜味剂。乳清蛋白粉能够提高胰岛素样生长因子的水平，但后者可能会引发癌症并加速人体老化，所以要限制摄入量。

酸奶：只选择原味无糖的有机山羊或绵羊酸奶。不过，我更喜欢由发酵后的椰奶或火麻仁奶制成的"酸奶"。

可用的工具

如果你拥有几口不错的炖锅和煎锅、几把锋利的厨刀及一个蔬菜削皮器，那么你已经具备了植物悖论饮食计划要求的大部分厨房工具了。烤盘、烤架和搅拌机同样必不可少，还有其他一些工具能够节省你的时间和力气。

下面列出了你可能会用到的所有厨房工具。

搅拌机：高速搅拌机在几秒钟之内就能将制作思慕雪的原料打成糊状，即便你不使用炉灶，也能够做出汤来。它还能帮你快速完成一些比较烦琐的工作，比如剁碎和混合食材。一款强力的迷你搅拌机能满足大部分食物的加工需求。标准搅拌机虽然也能胜任大部分工作，但你可能需要花更多的时间，或者将整个过程分成好几步完成（它也无法做出热汤）。

料理机：有一台不错的料理机真是再好不过了，它能够完成剁碎、切片、混合烘焙原料、制作青酱等一系列烹饪工作。

微波炉：它能够在几分钟之内帮你做好早餐。

迷你料理机：这种小型厨房电器可以把大蒜、香草、少量坚果及其他一些食物加工成颗粒，价格也很便宜。

高压锅：到了第三阶段，如果豆类、大米和其他某些谷物重新回到你的饮食中，你就必须考虑购买一口高压锅，它能够摧毁这些食物中的凝集素。

蔬菜甩水机：它是帮助你尽情享用蔬菜沙拉的必不可少的工具。通过旋转，甩水机能够沥干我们清洗生菜和其他绿叶蔬菜后的残留水分，使沙拉酱能够附着在蔬菜上。

刨丝器：这种方便的小工具能将胡萝卜、白萝卜、豆薯和根菜加工成细条状。无须购买昂贵的电动刨丝器，手动刨丝器也能完成这项工作。

食谱清单

第一阶段食谱

绿色思慕雪

芝麻菜沙拉配鸡肉和柠檬醋汁

罗马沙拉配牛油果和香菜青酱鸡

鸡肉、芝麻菜、牛油果、海苔卷配香菜蘸料

牛油果酱拌罗马生菜

柠檬风味抱子甘蓝、羽衣甘蓝、洋葱配甘蓝"排"

绿甘蓝和羽衣甘蓝炒三文鱼和牛油果

烤西蓝花配菜花"米饭"和炒洋葱

第二阶段食谱

早餐

杯装椰子杏仁粉玛芬

蔓越莓橙子玛芬

杯装肉桂亚麻子玛芬

"绿色"鸡蛋香肠玛芬

基础版思慕雪

完美芭蕉松饼

小食和饮品

基础版饼干

冈德里医生全新改良版世界著名坚果组合

早安卡布奇诺咖啡

香醋气泡水

主菜和配菜

全芹菜汤

高粱菊苣沙拉

"生"蘑菇汤

菜花皮菠菜比萨饼

烤牛排菇青酱迷你"比萨饼"

坚果味多汁蘑菇汉堡（蛋白质风味）

帕马森干酪香烤菜花泥

高压锅煮利马豆、羽衣甘蓝配火鸡

完全现代小米蛋糕

去皮球茎甘蓝配脆梨和坚果

阻断凝集素秋葵脆片

蔬菜咖喱配甘薯粉

烤"炸"朝鲜蓟心

高胶原蛋白木薯粉华夫饼

烤腌制菜花"排"

甜点

两吃大米布丁

薄荷巧克力碎牛油果"冰激凌"

无面粉巧克力杏仁酱蛋糕

第一阶段：三日排毒食谱

尽量使用有机、当地出产、可持续种植或养殖的食材。至于油，请选择有机牛油果油和特级初榨橄榄油。所有鱼都必须是野外捕捞的，所有鸡都必须是放牧鸡。这部分的所有食谱都是一人份，如果有另一个人和你一起排毒，你就把所有食材的量都乘以二。如果你愿意，也可以在第二阶段继续沿用这些食谱。

让排毒变得更简单

- 每日早餐都吃绿色思慕雪，所以你需要准备够用三天的食材，把它们分成三份，放进冰箱里冷藏保存。
- 我建议你午餐准备两份沙拉，并用海苔把它们卷起来。因为沙拉卷比沙拉更容易携带。如果你喜欢，你可以每天都吃沙拉卷，其中某一天也可以用海苔卷三文鱼或鸡肉。
- 如果你从周一开始排毒，你可以在周末一次性做好三天的晚餐，然后每天晚上把晚饭放在微波炉里加热即可。
- 你可以提前制作菜花"米饭"，吃之前加热一下。
- 用柠檬醋汁给午餐沙拉调味。按照食谱制作两份醋汁，如果你愿意，也可以多做几份，把它们倒入玻璃罐，然后放进冰箱里冷藏保存。
- 你可以购买小包装的牛油果酱以备不时之需。在买不到成熟牛油果的情况下，牛油果酱是一种很方便的替代品。

第一阶段食谱

绿色思慕雪

如果思慕雪太浓，就往里面加点儿水。你可以一次性制作三份，把它们装在有盖玻璃容器中，放入冰箱冷藏保存。

适用第一至第三阶段
一人份
用时：5 分钟

1 杯切碎的罗马生菜 ▶ 1/2 杯嫩菠菜 ▶ 1 根带茎薄荷枝 ▶ 1/2 个牛油果 ▶ 4 汤匙鲜榨柠檬汁 ▶ 3~6 滴甜叶菊提取物 ▶ 1/4 杯冰块 ▶ 1 杯饮用水或过滤水

将所有食材放入高速搅拌机，搅拌至均匀柔滑，如果有需要，可以加入更多冰块。

芝麻菜沙拉配鸡肉和柠檬醋汁

请注意，这种醋汁也可以用来给罗马沙拉配牛油果和香菜青酱鸡调味。因此，你可能需要一次性调制两份醋汁，将其中一份装在玻璃容器中并放入冰箱冷藏保存，留待第二天使用。

适用于第一至第三阶段
一人份
用时：15 分钟

鸡肉

1 汤匙牛油果油 ▶ 4 盎司无骨无皮放牧鸡胸肉，切成 1/2 英寸厚的细条 ▶ 1 汤匙鲜榨柠檬汁 ▶ 1/4 茶匙海盐，加碘海盐更佳 ▶ 1/2 块柠檬皮（可选）▶ 调味汁 ▶ 两汤匙特级初榨橄榄油 ▶ 1 汤匙鲜榨柠檬汁 ▶ 海盐少许，加碘海盐更佳

沙拉

1.5 杯芝麻菜

烹制鸡肉。在小煎锅中放入牛油果油，大火加热，将鸡肉条放进锅中，加柠檬汁和盐，煎两分钟左右，翻过来再煎两分钟，直至熟透。把所有食材从锅中取出，放在一旁备用。

制作调味汁。将配料放入梅森瓶并用密封盖盖住（如果你想制作两份，可将原料加倍），摇动瓶子直至调味汁混合均匀。

装盘。将芝麻菜与调味汁搅拌均匀，把煎好的鸡肉条摆在沙拉上，如果你喜欢，还可以加些许柠檬皮。

严格素食版：用无谷物豆酵饼、麻籽豆腐或菜花"排"替代鸡肉。菜花"排"的具体做法是：将切成 3/4 英寸厚的菜花片用牛油果油大火煎至两面金黄。

素食版：与严格素食相同或用符合植物悖论饮食计划的素食产品代替鸡肉。

罗马沙拉配牛油果和香菜青酱鸡

为了节省时间，你可以提前制作香菜青酱，把它装入带盖的玻璃容器并放进冰箱里冷藏保存，但只能用三天。你也可以用罗勒或

欧芹替代香菜。

　　这种沙拉用的调味汁和前面的沙拉相同，你可以一次性制作两份。

适用于第一至第三阶段
一人份
用时：15 分钟

鸡肉

1 汤匙牛油果油 ▶ 4 盎司无骨无皮放牧鸡胸肉，切成 1/2 英寸厚的细条 ▶ 1 汤匙鲜榨柠檬汁 ▶ 1/4 茶匙海盐，加碘海盐更佳

青酱

两杯切碎的香菜 ▶ 1/4 杯特级初榨橄榄油 ▶ 两汤匙鲜榨柠檬汁 ▶ 1/4 茶匙海盐，加碘海盐更佳

调味汁

1/2 个牛油果，切块 ▶ 两汤匙鲜榨柠檬汁 ▶ 两汤匙特级初榨橄榄油 ▶ 海盐少许，加碘海盐更佳

沙拉

1.5 杯切碎的罗马生菜

　　烹制鸡肉。 在小煎锅中放入牛油果油，大火加热，将鸡肉条放进锅中，加柠檬汁和盐，煎两分钟左右，翻过来再煎两分钟，直至熟透。把所有食材从锅中取出，放在一旁备用。

制作青酱。将配料放入高速搅拌机，搅拌至混合均匀。

制作调味汁。在牛油果块中加入 1 汤匙柠檬汁并搅拌均匀。将剩余的 1 汤匙柠檬汁、橄榄油和盐放入带密封盖的梅森瓶（如果你想制作两份，可将原料加倍），摇动瓶子直至混合均匀。

装盘。将罗马生菜与调味汁搅拌均匀，把牛油果块和煎好的鸡肉条摆在生菜上，再浇上青酱。

严格素食版：用无谷物豆酵饼、麻籽豆腐或菜花"排"替代鸡肉。菜花"排"的具体做法是：将切成 3/4 英寸厚的菜花片用牛油果油大火煎烤至两面金黄。

素食版：与严格素食版相同或用符合植物悖论饮食计划的素食产品替代鸡肉。

鸡肉、芝麻菜、牛油果、海苔卷配香菜蘸料

压成片状或条状的海苔是卷饼的绝佳替代品。

用竹帘将海苔卷紧。

适用于第一至第三阶段

一人份

用时：1 分钟

馅料

1 汤匙牛油果油 ▶ 4 盎司无骨无皮放牧鸡胸肉，切成 1/2 英寸厚的细条 ▶ 两汤匙鲜榨柠檬汁 ▶ 1/4 茶匙海盐，加碘海盐更佳，可根据口味酌加 ▶ 1/2 个牛油果，切块 ▶ 1 杯芝麻菜 ▶ 1 张海苔片 ▶ 4 个绿橄榄，去核并切成两半

香菜蘸料

两杯切碎的香菜 ▶ 1/4 杯特级初榨橄榄油 ▶ 两汤匙鲜榨柠檬汁 ▶ 1/4 茶匙海盐，加碘海盐更佳

　　制作馅料。在小煎锅中放入牛油果油，大火加热，将鸡肉条放进锅中，加 1 汤匙柠檬汁和盐，煎两分钟左右，翻过来再煎两分钟，直至熟透。把所有食材从锅中取出，放在一旁备用。

　　将剩下的 1 汤匙柠檬汁与牛油果块搅拌均匀，并用盐调味。

　　制作蘸料。将配料放入高速搅拌机，搅拌至混合均匀。

　　装盘。把芝麻菜放在海苔上，将鸡肉、牛油果块和橄榄摆在芝麻菜上，撒上盐，小心地用竹帘将其卷紧后切成两段，配上香菜蘸料食用。

　　严格素食版：用无谷物豆酵饼、麻籽豆腐或菜花"排"替代鸡肉。菜花"排"的具体做法是：将切成 3/4 英寸厚的菜花片用牛油果油大火煎至两面金黄。

　　素食版：与严格素食版相同或用符合植物悖论饮食计划的素食产品替代鸡肉。

牛油果酱拌罗马生菜

　　建议用哈斯牛油果制成的牛油果酱。相比个头更大、表皮更光滑的佛罗里达牛油果，黑色或深绿色、表皮带有鹅卵石纹路的哈斯牛油果的脂肪（对心脏有益的单不饱和脂肪）含量更高，而佛罗里达牛油果的水分更多。

适用于第一至第三阶段

一人份

用时：5 分钟

1/2 个牛油果 ▶ 1 汤匙切碎的紫洋葱 ▶ 1 茶匙切碎的香菜 ▶ 1 汤匙鲜榨柠檬汁 ▶ 海盐少许，加碘海盐更佳 ▶ 4 片罗马生菜叶，洗净沥干

    将牛油果、洋葱、香菜、柠檬汁和盐放进碗中，用叉子捣碎后搅拌均匀。

    上菜前，在罗马生菜叶上均匀地浇上牛油果酱。

柠檬风味抱子甘蓝、羽衣甘蓝、洋葱配甘蓝"排"

    你可以选择任意一种羽衣甘蓝来制作这道菜。除非你用的是嫩甘蓝，否则在切碎甘蓝之前，必须先去除甘蓝的蒂。

适用于第一至第三阶段

一人份

用时：20 分钟

4 汤匙牛油果油 ▶ 一片 1 英寸厚的紫甘蓝切片 ▶ 1/4 茶匙或少许海盐，加碘海盐更佳 ▶ 1/2 个紫洋葱，切成薄片 ▶ 1 杯抱子甘蓝，切成薄片 ▶ 1/2 杯切碎的羽衣甘蓝 ▶ 1 汤匙鲜榨柠檬汁 ▶ 特级初榨橄榄油（可选）

    把煎锅用大火加热后，放入 1 汤匙牛油果油，然后调至中火。放入紫甘蓝片煎 3 分钟左右，直至一面变成金黄色。翻转紫甘蓝片，将

另一面也煎至金黄色。用少许盐调味后将紫甘蓝取出放进盘中，扣上盖子以免变凉。用纸巾将煎锅擦干净，放回炉灶上。

在煎锅中加入两汤匙牛油果油，用中火加热。放入洋葱和抱子甘蓝，煎炒3分钟左右直至蔬菜变软。加入剩下的1汤匙牛油果油、羽衣甘蓝和柠檬汁，再炒3分钟直至羽衣甘蓝变蔫。用1/4茶匙的盐调味。

上菜前，把炒好的蔬菜放在甘蓝"排"上。如果你喜欢，还可以在上面浇点儿橄榄油。

绿甘蓝和羽衣甘蓝炒三文鱼和牛油果

你可以对这个食谱进行微调，比如将三文鱼换成另一种野生鱼、贝类或放牧鸡，也可以用白菜或小白菜替代绿甘蓝。

适用于第一至第三阶段

一人份

用时：20分钟

1/2个牛油果，切块 ▶ 3汤匙鲜榨柠檬汁 ▶ 海盐少许，加碘海盐更佳 ▶ 3汤匙牛油果油 ▶ 1.5杯绿甘蓝薄片 ▶ 1/2个紫洋葱，切成薄片 ▶ 3盎司野生阿拉斯加三文鱼

往牛油果块中加入1汤匙柠檬汁，搅拌均匀，加少许盐调味。放在一边备用。

用中火加热煎锅。锅热后加入两汤匙牛油果油、绿甘蓝和洋葱。炒10分钟左右直至蔬菜变软，可偶尔翻动，加两茶匙盐，将蔬菜从锅中取出，放在一边备用。

将剩余的1汤匙牛油果油倒入煎锅，用大火加热，再加入剩下的两汤匙柠檬汁和三文鱼。煎烤三文鱼，每面3分钟，直至煎熟，共需

6 分钟左右。加少许盐调味。

　　最后，将三文鱼和牛油果块摆在炒好的甘蓝和洋葱上。

　　严格素食版：用无谷物豆醡饼、麻籽豆腐或菜花"排"替代鸡肉。菜花"排"的具体做法是，将切成 3/4 英寸厚的菜花片用牛油果油大火煎至两面金黄。

　　素食版：与严格素食版相同或用符合植物悖论饮食计划的素食产品替代鸡肉。

烤西蓝花配菜花"米饭"和炒洋葱

　　制作菜花"米饭"的时候，选择奶酪刨丝器上最大的孔将菜花刨成米粒状。你也可以用料理机的 S 形刀片将其打碎，但必须先将菜花切成小块，并注意不要把它们打得太碎。你还可以把本食谱中的菜花"米饭"与其他主菜搭配食用。

适用于第一至第三阶段
一人份
用时：20 分钟

菜花"米饭"
1/2 棵中等大小的菜花，加工成米粒状 ▶ 1 汤匙牛油果油 ▶ 1 汤匙鲜榨柠檬汁 ▶ 1/4 茶匙咖喱粉 ▶ 海盐少许，加碘海盐更佳

西蓝花
1.5 杯切碎的西蓝花 ▶ 1.5 汤匙牛油果油 ▶ 海盐少许，加碘海盐更佳

咖喱洋葱

1/2 汤匙牛油果油 ▶ 1/2 个紫洋葱，切成薄片 ▶ 海盐少许，加碘海盐更佳

将烤箱加热到 375 华氏度（约 191 摄氏度）。在中号煎锅中加入 1 汤匙牛油果油、柠檬汁、咖喱粉和少许盐，放入菜花煎炒 3~5 分钟直至菜花变软。不要炒得太熟，以免菜花变黏。将菜花"米饭"装盘并注意保温。用纸巾把煎锅擦干净。

将西蓝花放入玻璃烤盘，加 1 汤匙牛油果油。在烤箱中烤制 15 分钟，翻动两次，直到西蓝花变软。加少许盐调味。

用中火加热煎锅。放入余下的 1/2 汤匙牛油果油和紫洋葱片，煎炒 5 分钟直至变软，要经常翻动。加少许盐调味。

将菜花"米饭"装盘，把西蓝花和炒洋葱放在上面。

第二阶段食谱

早餐
杯装椰子杏仁粉玛芬

这款美味早餐只要几分钟就可以做好。将食谱里的食材加倍，你就可以做出两个玛芬，第二天吃之前加热即可，这样可以节省不少时间。

你还可以给基础版食谱加些小花样，比如，加入 1 茶匙可可粉、柠檬皮或橙皮、薄荷叶或其他香草，制成各种口味的玛芬，同时增加多酚或类黄酮等营养成分。

如果你没有微波炉，你可以把面糊倒入煎盘，把它做成一个松饼。

适用于第二至第三阶段

一人份

准备时间：3 分钟

烹饪时间：1~2 分钟

1 汤匙化开的特级初榨椰子油 ▶ 1 汤匙特级初榨橄榄油或澳洲坚果油 ▶ 1 汤匙椰子粉 ▶ 1 汤匙杏仁粉 ▶ 1/2 茶匙无铝发酵粉 ▶ 海盐少许，加碘海盐更佳 ▶ 1 小袋甜叶菊或 2 茶匙如糖 ▶ 1 汤匙水 ▶ 1 个放牧鸡蛋或 ω–3 鸡蛋，打匀

将配料放入 8~12 盎司容量、可在微波炉中使用的马克杯，用叉子或抹刀将其搅拌均匀，放置几秒钟。

微波炉高火烘烤 25~30 秒。

戴上隔热手套将马克杯从微波炉中取出后倒置，晃出玛芬，冷却几分钟即可食用。

严格素食版：用素食蛋替代鸡蛋。

蔓越莓橙子玛芬

蔓越莓和橙子作为维生素 C 的绝佳来源，具有某种天然的亲和力。大多数蔓越莓干都因为添加了糖和玉米糖浆而带有甜味，但这两种东西是你无论如何都要远离的。你只能购买没有添加糖的蔓越莓干。

制作橙皮时，请使用四面刨丝器最细密的一面，注意去除橙皮内层的苦味白丝。

适用于第二至第三阶段

6 人份

准备时间：10 分钟

烹饪时间：20 分钟

1/4 杯椰子粉 ▶ 1/4 茶匙海盐，加碘海盐更佳 ▶ 1/4 茶匙发酵粉 ▶ 1/4 杯液态椰子油 ▶ 1/4 杯如糖或木糖醇 ▶ 3 个放牧鸡蛋或 ω−3 鸡蛋 ▶ 1 汤匙橙皮 ▶ 1/2 杯没有添加糖的蔓越莓干

将烤箱加热至 350 华氏度（约 177 摄氏度），在标准六格玛芬模的内侧铺上衬纸。

将椰子粉、盐和发酵粉放入配有 S 形刀片的料理机，再倒入椰子油、木糖醇、鸡蛋和橙皮。启动料理机直到食材搅拌均匀。取出刀片，一边加入蔓越莓，一边手动搅拌。

将面糊倒入玛芬模，装满但不要外溢，烘烤 20 分钟。在架子上冷却 15 分钟即可食用。

严格素食版：用素食蛋替代鸡蛋。

杯装肉桂亚麻子玛芬

用咖啡研磨机研磨新鲜的亚麻子，或者将已经磨碎的亚麻子放在冰箱里冷藏保存。

新鲜亚麻子的口味很像坚果，但它们不算世界上最美味的食材，因此这份食谱会包含大量肉桂。如果这个玛芬吃起来味道实在太糟糕了，可能是因为亚麻子变馊了，应当扔掉。

适用于第二至第三阶段

一人份

准备时间：3分钟

烹饪时间：1分钟

1/4 杯磨碎的亚麻子 ▶ 1 茶匙肉桂 ▶ 1 枚放牧鸡蛋或 ω-3 鸡蛋 ▶
1 汤匙液态椰子油 ▶ 1 茶匙无铝发酵粉 ▶ 1 小袋甜叶菊

将配料放入 8~12 盎司容量、可在微波炉中使用的马克杯，用叉子或抹刀将其搅拌均匀，放置几秒钟。

微波炉高火烘烤 1 分钟。如果玛芬的中间部分不太熟，就再烘烤 5~15 秒。

戴上隔热手套将马克杯从微波炉中取出后倒置，晃出玛芬，冷却几分钟即可食用。

严格素食版：用素食蛋替代鸡蛋。

"绿色"鸡蛋香肠玛芬

我知道，在你启动植物悖论饮食计划后，早餐会变成一项非常艰巨的挑战，但这份食谱非常简单、美味和便携，你必须尝试一下！

我喜欢给玛芬模铺上衬纸，但它们并不是必需的。

把没吃完的玛芬放进烘焙盘中，盖上玻璃盖，然后放入冰箱冷藏保存，或者用蜡纸包起来放到冷冻柜里。你可以用微波炉加热这些玛芬，高火 1 分钟或摸起来手感温热即可。你也可以带一个去上班，到午餐时它就自行解冻了。撕掉衬纸，尽情享受美味吧！

适用于第二至第三阶段

12 个玛芬

准备时间：15 分钟

烹饪时间：35 分钟

1 磅意大利火鸡香肠或西班牙火鸡辣香肠▶1 袋 10 盎司装的有机冷冻菠菜碎（或羽衣甘蓝碎）▶5 个放牧鸡蛋或 ω–3 鸡蛋▶2 汤匙特级初榨橄榄油或紫苏子油▶2 瓣去皮大蒜或 1 茶匙大蒜粉▶2 汤匙意大利香料▶2 汤匙干洋葱末▶1/2 茶匙海盐，加碘海盐更佳▶1/2 茶匙黑胡椒碎

将烤箱加热至 350 华氏度（约 177 摄氏度）。在标准的十二格玛芬模的内侧铺上衬纸。

将香肠切碎后倒入不含特氟龙的煎盘。中大火煎炒 8~10 分钟，反复翻动，直到香肠变成褐色。

用锋利的厨刀在装菠菜的袋子上戳出多个小孔，再放到微波炉碗里，高火加热 3 分钟。

在袋子的一角剪一个小口，尽可能地挤出袋子里的水分。

将排干水的菠菜与鸡蛋、橄榄油、大蒜、意大利香料、洋葱、盐、胡椒一起放入高速搅拌机，搅拌 1 分钟左右。把混合物倒进一个大碗里，加入香肠，搅拌均匀。

将混合物倒入玛芬模，装满但不要外溢。烘烤 30~35 分钟，直至玛芬的顶部变成褐色。从烤箱中取出玛芬，冷却几分钟即可食用。

素食版：用素"肉"馅代替香肠，无须煎炒。简单解冻后，把它加到菠菜和鸡蛋的混合物中，再加 1 茶匙茴香。

严格素食版：用素食蛋替代鸡蛋。用切碎的豆酵饼替代香肠，再加入 1 茶匙茴香。

基础版思慕雪

马戈·蒙特隆戈（Margo Montelongo）在我的在线讨论页面上贴出了这份食谱。谢谢你，马戈。

适用于第二至第三阶段
一人份
用时：2 分钟

1 汤匙石榴粉 ▶ 两汤匙亚麻子碎 ▶ 1 勺改良柑橘果胶 ▶ 1/2 根青香蕉，切片 ▶ 1 汤匙液态椰子油 ▶ 1 茶匙如糖 ▶ 1/2 杯无糖椰奶 ▶ 1.5 杯饮用水或过滤水 ▶ 3~4 块冰块

将石榴粉、亚麻子碎和改良柑橘果胶倒入高速搅拌机，再加入青香蕉、椰子油、如糖、椰奶、水、冰块，高速搅拌至混合物变得柔滑、松软。

完美芭蕉松饼

芭蕉是香蕉的近亲，但不如香蕉甜。芭蕉是抗性淀粉的绝佳来源，你的肠道有益菌主要是依靠这种物质生存的。

香草能够增强其他成分的味道。但香草精含有人工甜味剂，你一定要远离它。我更喜欢使用有机香草提取物，它比传统产品更贵，但由于它在每种食谱中的用量都很少，所以很耐用。

适用于第二至第三阶段
4 人份，8 个松饼
准备时间：10 分钟
烹饪时间：20 分钟

2 根青芭蕉，去皮切块 ▶ 4 个放牧鸡蛋或 ω-3 鸡蛋 ▶ 2 茶匙纯香草提取物 ▶ 4~5 汤匙液态椰子油 ▶ 1/4 杯如糖 ▶ 1/8 茶匙海盐，加碘海盐更佳 ▶ 1/2 茶匙发酵粉

将芭蕉块放进搅拌机或料理机中，可得到大约 2 杯果泥。加入鸡蛋，再加入香草提取物、3 汤匙液态椰子油、如糖、盐、发酵粉，高速搅拌 2~3 分钟，直至果泥变柔滑。

在平底锅或烤盘中用温火加热 1 汤匙椰子油。当油脂变得微微发亮时，将 1/2 杯果泥倒入平底锅。依照上述步骤再做 2~3 个松饼。

煎 4~5 分钟，直到松饼表面变干，并冒出一些小气泡，翻过来再煎 1.5~2 分钟。装盘，冷却几分钟即可食用。

严格素食版：用 4 个素食蛋代替鸡蛋。

小食
基础版饼干

当你想吃点儿零食时，这些脆脆的饼干正好可以满足你的需求。你可以蘸着牛油果酱吃，也可以尝试用不同的香草来调味。

适用于第二至第三阶段
4 人份，16~20 块
准备时间：15 分钟
烹饪时间：20 分钟

2 个放牧鸡蛋或 ω-3 鸡蛋 ▶ 1 茶匙饮用水或过滤水 ▶ 1 杯杏仁粉 ▶ 1/2 杯椰子粉 ▶ 1/2 茶匙海盐，加碘海盐更佳 ▶ 1 茶匙意大利香料（可选）

将烤箱加热至 350 华氏度（约 177 摄氏度）。

把鸡蛋和水放进小碗里，搅拌均匀。

将杏仁粉、椰子粉和盐放入中碗，搅拌均匀。如果你喜欢，还可以加入意大利香料。将鸡蛋混合物倒入面粉混合物，用勺子或抹刀将其搅拌均匀，面糊里不要留有任何小疙瘩。

把面糊捏成如大弹珠般的球，放在饼干烤盘上，用叉子背部把它们压平，烘烤大约 20 分钟直至饼干变脆。

把饼干放在烤架上冷却几分钟即可食用。

冈德里医生全新改良版世界著名坚果组合

每一位来我诊所见我的患者，都可以享用 1/4 杯我设计的坚果组合。大量数据表明，坚果能够保护我们的心脏、大脑和身体健康，这种坚果组合自设计之初就是植物悖论饮食计划的一部分。我们现在知道，坚果中的抗性淀粉是你的肠道有益菌最渴求的食物！因此，坚果具有让你在几个小时内一直有饱腹感的神奇能力。

最初，我的坚果组合配方里还有花生和南瓜子，但见到它们所含的凝集素对我的很多患者造成的消极影响后，我在 10 年前调整了坚果组合的配方。

坚果对你的身体健康确实有好处，但也应该适量食用。把 1/4 杯坚果组合装进零食袋里，或者用量具量出 1/4 杯坚果。

适用于第二至第三阶段

40 人份，10 杯

准备时间：5 分钟

1 磅去壳生核桃 ▶ 1 磅去壳生开心果或盐焗开心果 ▶ 1 磅去壳生澳洲

坚果*或盐焗澳洲坚果

把这些坚果放在一个大碗里，用手或勺子让其混合均匀。按照一次的食用量封装起来，放入冰箱冷藏保存。

*如果生澳洲坚果已分成两半，它们很有可能已经变质了。你可以用烘烤过的产品替代它。

饮品
早安卡布奇诺咖啡
你可以从这款美味的饮品中摄取咖啡因。

适用于第二至第三阶段
一人份
用时：1分钟

1杯热咖啡 ▶ 1汤匙MCT油 ▶ 1汤匙法国或意大利黄油、山羊油或印度酥油 ▶ 1小包甜叶菊（可选）

将所有原料放入搅拌机，搅拌30秒左右后倒入马克杯，就可以享用了。

香醋气泡水
无糖可乐、无糖胡椒博士饮料、无糖沙士或者任何打着无糖旗号的饮料都会杀死你的肠道有益菌，但我介绍的这种替代品的颜色和你过去常喝的可乐一样，它也会冒气泡。意大利香醋含有白藜芦醇，这种物质是最强效的多酚化合物之一，能够为你和你的肠道微生物群带来奇迹。

我会选用pH值（酸碱值）为中性的气泡水来制作这款饮品。

适用于第二至第三阶段
一人份
用时：1 分钟

8~10 盎司冰镇碱性（pH值大于7）气泡水 ▶ 1~2 汤匙香醋

把气泡水和香醋放入玻璃杯，搅拌均匀后就可以享用这份提神的饮品了！

主菜和配菜

全芹菜汤

根芹也叫洋芹，是"世界上最难看的蔬菜"这一称号的有力竞争者，但它用味道弥补了样貌上的不足。况且，任何品种的块茎和根茎都会让你的肠道有益菌欢呼雀跃。我的任务就是让你尽可能多吃这些食物。

没有人不喜欢美味的汤，但不幸的是，大部分奶油汤都以奶油、面粉和土豆作为增稠剂。在这里，我借鉴了《美食和佳肴》杂志重点推荐的厨师朱莉安娜·琼斯（Julianne Jones）的根芹食谱。

根芹需要事先处理一下，用刀或蔬菜削皮器去除根芹粗糙的部分。

适用于第二至第三阶段

4 人份

准备时间：25 分钟

烹饪时间：35 分钟

一个 1 磅重的根芹，去皮并切成 1 英寸大小的块 ▶ 2 根带叶芹菜，切成 1 英寸大小的片 ▶ 1/4 杯干洋葱碎或 1/2 个切碎的紫洋葱 ▶ 1 汤匙切碎的新鲜迷迭香叶或 1 茶匙干迷迭香 ▶ 1/4 茶匙海盐，加碘海盐更佳 ▶ 1/2 茶匙黑胡椒碎 ▶ 3 杯有机蔬菜汤 ▶ 1/2 个柠檬 ▶ 3 汤匙切碎的扁叶欧芹，用作装饰

将 3 汤匙橄榄油倒入荷兰炖锅或深平底锅，用中火加热。加入切碎的根芹、芹菜、洋葱、迷迭香、盐和胡椒，炖煮 5 分钟左右，直至根芹和芹菜变软并呈淡褐色。

加入汤和柠檬，加热至沸腾，然后调小火，盖上锅盖炖煮 30 分钟。偶尔搅拌一下，并观察芹菜是否变软。一旦变软，就立刻关火并取出里面的柠檬。

将大约一半的混合物放入高速搅拌机，将搅拌模式设置成酱或汤，然后开始搅拌，直至混合物变得柔滑、呈奶油状。用同样的方法处理剩下的混合物，然后将所有汤放入荷兰炖锅，加热 5 分钟左右。

把汤倒入食碗，用欧芹装饰后即可上桌。如果有需要，可以在汤里加 1 汤匙橄榄油。

高粱菊苣沙拉

高粱常被用于制造糖浆，但它有一个不为人知的秘密：它是一种抗性淀粉。不同于除小米以外的其他谷物，高粱没有谷壳，这意味着

它不含凝集素。它含有丰富的多酚类物质，具有抗癌功效，它的味道也棒极了！

你需要花一个小时左右的时间烹煮高粱，可以将做好的一部分高粱冷冻或冷藏保存留待日后食用。将高粱与菊粉、菊苣及一些坚果混合均匀，你和你的肠道有益菌已经迫不及待想要享用这道美食了！

你可以用紫苏子油、澳洲坚果油或牛油果油替代橄榄油。

适用于第二至第三阶段
4 人份
烹饪时间：2 小时（高粱）
准备时间：15 分钟（沙拉）

高粱
1 杯高粱 ▶ 3 杯蔬菜汤或水，如果有需要，可以加 1 汤匙特级初榨橄榄油 ▶ 1 茶匙海盐，加碘海盐更佳

调味汁
3 汤匙意大利香醋或其他醋 ▶ 4 汤匙特级初榨橄榄油 ▶ 3 汤匙刺山柑 ▶ 1 茶匙香菜粉或种子 ▶ 1 瓣蒜，去皮 ▶ 1/2 杯切碎的核桃或山核桃 ▶ 1 棵菊苣，撕碎或切成小块 ▶ 1/2 杯切碎的扁叶欧芹

制作高粱。 挑选高粱，冲洗并去除其中的杂物。

将汤或水连同油一起放入中等大小的炖锅，煮沸。一边搅拌一边加入高粱，直至再次沸腾。盖上锅盖用文火炖煮 1~2 个小时，每隔 15 分钟搅拌一次，并根据需要加入汤或水，以防汤烧干或高粱粘锅，当高粱变得软糯时就煮好了。

你可以提前完成上述步骤。将煮好的高粱冷冻起来，在需要的时候解冻即可。如果你打算在高粱还温热的时候就食用，你也可以立即开始制作这道菜肴。

制作调味汁。用搅拌机或配有S形刀片的迷你料理机将醋、橄榄油、刺山柑、香菜和大蒜混合在一起，搅拌均匀。

装盘。将准备好的高粱、坚果、菊苣和欧芹装入一个大碗，加入调味汁，搅拌均匀后盛到餐盘中。

"生"蘑菇汤

当我和我的妻子想用一道美食来犒劳自己的时候，我们最先想到的就是美味的蘑菇汤。但我们不想等上几个小时，而是立刻就要吃到它！我们喜欢吃生食，但有时候还是需要加热后食用。在吃了多年生食后，我们设计了一道蘑菇汤大杂烩，这是我们能够想到的最容易制作的蘑菇汤了。只需要一台料理机或高速搅拌机，你就能在几分钟内做出一碗温汤或热汤。严格素食者也可以食用这道菜肴。

蘑菇汤与沙拉搭配，就可以成为一顿正餐。选择你最喜欢的蘑菇（白蘑菇、牛排菇、羊肚菌、鸡油菌或香菇），或者将它们混合起来。你的肠道有益菌热爱所有蘑菇！

松露油可选可不选，但我强烈推荐你选择它。

适用于第二至第三阶段

两人份

准备时间：20 分钟

两大把或 2.5 杯带蒂蘑菇 ▶ 1 杯水 ▶ 1/2 杯生核桃（首选）或 1/4

杏仁酱或 1/4 杯火麻仁 ▶ 1 汤匙干洋葱碎或 3 汤匙切碎的紫洋葱 ▶ 1/2 茶匙海盐，加碘海盐或喜马拉雅盐更佳 ▶ 1/4 茶匙黑胡椒碎 ▶ 两根新鲜的百里香枝叶或 1/2 茶匙干百里香叶 ▶ 1 汤匙松露油（可选）

将 1/2 杯蘑菇切碎，放在一边备用。

将余下的 2 杯蘑菇、水、核桃、洋葱、盐、胡椒碎和百里香叶，放入配有 S 形刀片的料理机或高速搅拌机，点动搅拌 30 秒后再正常搅拌 2 分钟。检查混合物的温度，它应该是温热的，而不是很烫。如果你喜欢，可以多搅拌 1 分钟或更长时间，直到混合物变得更热。

把汤分别倒入两个碗。它应该非常浓稠，和肉汤类似。将切碎的蘑菇撒在汤上，如果你喜欢，可以再加点儿松露油，然后尽情享用吧。

菜花皮菠菜比萨饼

这款美味的比萨饼饼皮是由菜花"米饭"做成的。制作菜花"米饭"时，要将菜花切碎，但不能太碎。你可以用奶酪刨丝器上最大的孔将菜花刨成米粒状，或者将其放入料理机用 S 形刀片进行加工，请注意不要过度加工。如果你打算使用料理机，请先将菜花切成块状。你要尽可能地榨出煮熟菜花中的汁液（大约 1 杯），否则你的比萨"面团"就会变得软塌塌的。

你可以尽情添加其他不含凝集素的蔬菜，但不要超过比萨饼饼皮的容量。

适用于第二至第三阶段
两人份
准备时间：30 分钟
烹饪时间：35 分钟

饼皮

特级初榨橄榄油，涂于锅底 ▶ 1 小棵菜花，切成小块 ▶ 1 个放牧鸡蛋或 ω–3 鸡蛋，轻轻打匀 ▶ 1/2 杯切碎的马苏里拉奶酪 ▶ 1/2 茶匙海盐，加碘海盐更佳 ▶ 1/2 茶匙黑胡椒碎 ▶ 1/2 茶匙干牛至叶

馅料

3/4 杯切碎的水牛奶酪或山羊奶酪 ▶ 1/2 杯煮熟并沥干的菠菜 ▶ 自选蔬菜，切好（可选）▶ 1/4 杯切碎的羊奶酪 ▶ 海盐少许，加碘海盐更佳

  制作菜花"米饭"。将大约 3 杯菜花放在微波炉专用玻璃盘里，高火加热 8 分钟，直至菜花变熟。可适当搅拌，放在一边冷却待用。

  把烤架置于烤箱中央，将烤箱加热至 450 华氏度（约 232 摄氏度）。在直径为 10 英寸的耐热煎锅锅底涂上橄榄油。

  用洗碗布将已经冷却的菜花裹住，用力挤压，除去所有水分后放入搅拌碗。加入鸡蛋、马苏里拉奶酪、盐、黑胡椒碎和牛至叶，搅拌均匀，把混合物放入煎锅并均匀摊开。

  用中火加热几分钟，使菜花饼皮变得酥脆。然后把它放入烤箱烘烤 15 分钟，直至变成金黄色。冷却 5 分钟后铺上馅料，把马苏里拉奶酪碎均匀地撒在比萨饼饼皮上，铺上菠菜（你也可以添加其他一些不含凝集素的蔬菜），加少许盐。烘烤 10 分钟，直至奶酪化开。

  严格素食版：用素食蛋替代鸡蛋，用乳清奶酪替代奶酪。

烤牛排菇青酱迷你"比萨饼"

  当你意识到不能再吃面粉、西红柿和牛奶奶酪的时候，你脑子里浮现的第一个想法很可能是"我可不能不吃比萨饼"！实际上，如果

没有比萨饼，你可以过得更好。但我感受到了你内心的痛苦，因此我设计了这道菜来替代比萨饼。尽管我的妻子潘妮最初并不赞同我这么做，但如今这是她的最爱。

尽管你可以自行制作青酱，但实际上，最接近真正的利古里亚（意大利的一个地区，我和潘妮经常去那里徒步旅行）青酱的是柯兰冷冻青酱，它只使用利古里亚罗勒制作。你可以用这种产品作为替代品。

将牛排菇的蒂冷藏保存或冷冻起来，之后你可以用它们做"生"蘑菇汤。

适用于第二至第三阶段
准备时间：30 分钟
烹饪时间：20 分钟

青酱
1 杯新鲜罗勒叶 ▶ 1/4 杯特级初榨橄榄油 ▶ 1/4 杯松子或核桃 ▶ 2 块一英寸大小的帕马森干酪

迷你"比萨饼"
2 个牛排菇（去蒂）▶ 特级初榨橄榄油 ▶ 2 片意大利熏火腿 ▶ 1 块马苏里拉奶酪，切成 1/4~1/2 英寸厚的片状 ▶ 海盐酌加，加碘海盐更佳 ▶ 黑胡椒碎酌加

　　制作青酱。用迷你料理机将罗勒、橄榄油、松子和奶酪搅拌均匀。
　　制作"比萨饼"。将燃气烤炉调至高火，或者将烤盘放在带排气扇的炉灶上，调至中高火。

在蘑菇的伞面上涂油，放置在烤炉或烤盘上（伞面朝上），烘烤5分钟左右，直到伞面变成棕色。把蘑菇翻过来，菌褶朝上，再烘烤5分钟。从烤炉或炉灶上取走蘑菇，不要关火。

将3汤匙香蒜酱填入其中一个蘑菇的凹面，加1片意大利熏火腿（让它正好能放进蘑菇的凹面里），再加半片马苏里拉奶酪。用同样的方法加工另一个蘑菇。

如果你用的是烤炉，就将蘑菇再次放入烤炉，烘烤5分钟左右，直至奶酪化开。如果你在室内烹饪，就将烤盘重新放回炉灶上，烘烤5分钟左右，或者给烤盘盖上玻璃盖，"蒸"5分钟左右。

装盘后用盐和胡椒调味。

素食版：去掉意大利熏火腿。

严格素食版：在制作青酱时，用1汤匙营养酵母替代帕马森干酪。在制作"比萨饼"时，用乳清干酪替代奶酪。将这种青酱填入蘑菇，上面撒几勺乳清干酪碎，然后按照上述方法烘烤。

坚果味多汁蘑菇汉堡（蛋白质风味）

你可能听说过会"流血"的素食汉堡。这听起来真不错，但当你检查它的成分表时，你会发现它就像凝集素大全。

我和我的妻子会用核桃和蘑菇制作墨西哥生"肉"卷，于是我决定仿照墨西哥玉米卷的配方制作"流血汉堡"，我还在里面添加了红甜菜，让它变成深红色。选一个棒球大小的甜菜，你可以使用任何一种蘑菇作为原料，但牛排菇的质感更像肉。用生菜叶作为"汉堡"的面包皮。（在加利福尼亚，我们称这种汉堡为"蛋白质风味"汉堡。）请享用你的肉味红色素食汉堡吧。

如果你是一个坚定的肉食主义者，我还准备了一个夹肉的版本。

适用于第二至第三阶段

4 人份

准备时间：25 分钟

烹饪时间：10 分钟

2 杯碎核桃 ▶ 2 杯切碎的蘑菇 ▶ 1 杯切碎的红甜菜 ▶ 2 瓣去皮大蒜或 1/4 茶匙大蒜粉 ▶ 1/2 杯切碎的紫洋葱或 2 汤匙干洋葱碎 ▶ 1 茶匙红椒粉，最好是匈牙利红椒粉 ▶ 1 汤匙干欧芹 ▶ 海盐，加碘海盐更佳 ▶ 黑胡椒碎 ▶ 1/2 杯切碎的新鲜罗勒叶或鼠尾草 ▶ 2 汤匙树薯粉或木薯粉 ▶ 3 汤匙特级初榨橄榄油或牛油果油，用于煎炸和给肉馅塑形 ▶ 8 片罗马生菜叶或牛油生菜叶 ▶ 牛油果蛋黄酱（可选）▶ 1 个哈斯牛油果，去皮、去核、切片

将核桃、蘑菇、红甜菜、大蒜、1/4 杯洋葱碎、红椒粉、干欧芹、1/4 茶匙盐和 1/4 茶匙黑胡椒碎放入配有 S 形刀片的料理机，搅拌均匀，但要保持颗粒感。

将混合物倒进碗里，一边搅拌，一边加入罗勒叶、剩下的 1/4 杯洋葱碎和各种调味粉。加入橄榄油，用手揉捏，使各种食材充分混合。在一张蜡纸上放 4 团馅料，每团直径约为 4 英寸，厚度约为 1 英寸。如果你喜欢，还可以用马克杯或低波杯给馅饼塑形。

用中大火给大煎锅加热，倒入 3 汤匙橄榄油或牛油果油。放入馅饼，每面煎 4~5 分钟，直至双面都变成褐色。

每片生菜叶上放一个肉饼，加少许牛油果蛋黄酱。如果有需要，可根据你的口味加盐和胡椒碎。再放几片牛油果，最后把第二片生菜叶盖上去。

肉食版：在制作馅饼前，将 1/2 磅草饲牛肉或放牧鸡肉或火鸡肉加到碗里。

帕马森干酪香烤菜花泥

我的好朋友兼厨师吉米·施密特曾获得詹姆斯·比尔德奖，这份食谱就是他发明的，为了配合植物悖论饮食计划，我做了一点儿改动。

这道菜肴是三文鱼或其他鱼类的绝佳搭配。

适用于第二至第三阶段
准备时间：10 分钟
烹饪时间：60 分钟

1 棵较大的菜花，去梗后切成小块 ▶ 1/4 杯特级初榨橄榄油 ▶ 海盐，加碘海盐更佳 ▶ 黑胡椒碎 ▶ 2 汤匙无盐法国或意大利黄油、山羊油或印度酥油（可选）▶ 1 杯切碎的帕马森干酪

将烤箱加热至 400 华氏度（约 204 摄氏度）。

将切好的菜花放在一个大碗里，加入橄榄油，搅拌均匀，用海盐和黑胡椒调味。

将一大片铝箔铺在厨房操作台上，有光泽的一面朝上，对折后展开。将菜花放在其中一半铝箔的中央，将另一半铝箔盖过来，在边缘处折好，把菜花包在里面。把它放在饼干烤盘上，置于烤箱的中间一层。

烤制 1 小时左右，直到菜花变软并呈淡褐色。从烤箱中取出菜花，小心打开铝箔，注意不要让汁液流出。冷却 10 分钟左右。

将菜花及其汁液倒入料理机。如果你喜欢，可以加入黄油和帕马森干酪，搅拌至混合物柔滑、黏稠，加适量的盐和胡椒碎调味。

高压锅煮利马豆、羽衣甘蓝配火鸡

我是托斯卡纳区一些小村庄的常客。在这些地方，用深口玻璃烧锅煮过的豆类是非常受欢迎的配菜，我也无法抗拒这种美味。然而，当凝集素发起攻击时，我通常会为此付出代价。但有了高压锅，我就可以自己烹煮豆类了，我的肠道有益菌也因此受益良多。

我对压力锅烹饪女王洛娜·萨斯（Lorna Sass）的一份绝佳食谱进行了改造，使它变得更简单。

素食者和严格素食者可以在第二阶段食用这道菜的素食版和严格素食版，但其他人应该等到第三阶段再尝试。

适用于第三阶段

4~6 人份

准备时间：30 分钟

烹饪时间：25 分钟

1 棵羽衣甘蓝或黑甘蓝 ▶ 1 个中等大小的紫洋葱或黄洋葱，切碎 ▶ 2 瓣大蒜（切碎）或 1/2 茶匙大蒜粉 ▶ 2 汤匙特级初榨橄榄油或牛油果油 ▶ 4 杯蔬菜汤 ▶ 3 杯水 ▶ 1 磅烘干的利马豆 ▶ 2 茶匙意大利香料 ▶ 1 只小的带骨放牧火鸡腿，约 3/4 磅 ▶ 2 汤匙芥末籽 ▶ 2 茶匙鼠尾草粉 ▶ 海盐，加碘海盐更佳 ▶ 黑胡椒碎 ▶ 4~6 汤匙特级初榨橄榄油或松露油

切下羽衣甘蓝的叶子，把茎剁碎，把叶子切成大块，放在一边备用。

如果你的压力锅具有煎炒功能，就将洋葱和大蒜放进油中煎炒 5 分钟左右。或者，在不含特氟龙的煎锅或炒锅中用中火煎炒。

将大蒜和洋葱放入压力锅，加入蔬菜和水，再加入利马豆、意大利香料和火鸡腿，加压烹饪 14 分钟。取出火鸡腿，与羽衣甘蓝叶、芥末籽、鼠尾草一起拌匀，可根据你的口味加入适量的盐和胡椒粉。

将火鸡腿切碎后放回锅里，搅拌均匀，然后盛到碗中。每份都浇上橄榄油或松露油。

素食版：用 1/2 包解冻的素"肉"馅替代火鸡腿。

严格素食版：用一块切碎的无谷物豆酵饼替代火鸡腿。

完全现代小米蛋糕

我是载脂蛋白 E 基因膳食治疗方面的世界级专家之一，全世界约有 30% 的人携带这种基因。不幸的是，这种基因也被称为阿尔茨海默病基因，因为它与该疾病的发生有着密切关联。尼日利亚携带该基因的人口占比最高，但他们的痴呆发病率却非常低。这通常可以归因于他们的饮食以植物为主，他们食用的谷物是不含凝集素的小米。

在过去 15 年里，我一直致力于为携带载脂蛋白 E 基因的庞大人群设计一种容易操作的素食食谱，我也想和你分享其中的一部分。

三个小饼搭配一份沙拉就是一顿正餐了。

适用于第二至第三阶段

4 人份

准备时间：45 分钟

烹饪时间：10 分钟

1/2 杯小米 ▶ 2 杯蔬菜汤或水 ▶ 3/4 茶匙海盐，加碘海盐更佳 ▶ 1/4 杯切碎的紫洋葱 ▶ 1/4 杯切碎的胡萝卜 ▶ 1/4 杯切碎的罗勒叶 ▶ 1 杯切碎的蘑菇 ▶ 1 瓣大蒜，去皮、切碎 ▶ 1/2 茶匙意大利香料 ▶ 2 汤匙特级初榨橄榄油或紫苏子油 ▶ 1 个放牧鸡蛋或 ω–3 鸡蛋，打匀 ▶ 1 汤匙椰子粉

把小米放进一口擦干的炖锅里，用中火烘烤 5 分钟左右，反复搅动，直到小米呈金黄色并散发出香味。加入蔬菜汤和盐，注意不要被蒸汽灼伤，慢慢搅拌直至煮沸。盖上锅盖，用文火煮 15 分钟左右，直到所有水分都被小米吸收。关火，焖 10 分钟，用叉子搅拌。

与此同时，将洋葱、胡萝卜、罗勒叶、蘑菇、大蒜和意大利香料放入配有 S 形刀片的料理机，搅拌成颗粒状混合物。

将 1 汤匙油倒入煎锅，加入蔬菜混合物，用中火煎炒 3~4 分钟，直到蔬菜变软。把混合物倒入一个大碗，加入小米、鸡蛋和椰子粉，搅拌至混合物均匀、黏稠。

在手上抹上油，将混合物捏成直径为 2 英寸左右的球状，再用手掌把它按扁。照此方法，做 12 个小饼。

将剩下的 1 汤匙油放入煎锅，把小饼放进去，每面用中火煎 5 分钟左右。在盘子里铺上纸巾，沥干小饼上的油即可食用。

素食版：用素食蛋替代鸡蛋。

去皮球茎甘蓝配脆梨和坚果

球茎甘蓝是十字花科家族的一员，但似乎少有人知道该怎么吃它。不用担心，只要尝一口下面这款简单方便的沙拉，你马上就会爱上它！

用四面刨丝器孔最大的一面或料理机的刀片将球茎甘蓝和梨弄碎。

适用于第二至第三阶段

4 人份

准备时间：30 分钟

1/2 杯去皮榛子、核桃、澳洲坚果或开心果 ▶ 2 棵中等大小的球茎甘蓝，去皮、弄碎 ▶ 1 个脆梨，去核、弄碎 ▶ 1/2 茶匙切碎的柠檬皮 ▶ 1 汤匙新鲜柠檬汁 ▶ 1 汤匙白香醋 ▶ 天然纯净盐 ▶ 1/2 杯撕碎的新鲜薄荷叶，再额外准备一些摆盘用 ▶ 1 汤匙特级初榨橄榄油 ▶ 2 盎司山羊奶酪或帕尔玛干酪，切成薄片

将烤箱加热至 350 华氏度（约 177 摄氏度）。

把坚果放在烤盘上烘烤 10~12 分钟，偶尔翻动直至它们变成金黄色。待坚果冷却后将它们加工成粗颗粒状。将球茎甘蓝、梨、柠檬皮、柠檬汁和醋放到碗中，用天然纯净盐调味，加入 1/2 杯薄荷叶，搅拌均匀。

将烤好的坚果放入一个小碗，加橄榄油后搅拌均匀。你可以根据自己的口味加适量的盐调味。

将沙拉分装在 4 个盘子里，撒上调过味的坚果、奶酪片，并用薄荷叶做装饰。

阻断凝集素秋葵脆片

大多数人对秋葵的印象就是一种有很多黏液的蔬菜。但你可能不知道，那些黏液实际上是最高效的一种凝集素捕捉器。

这份食谱既能够让你获得秋葵的益处，又不需要忍受它们的黏液。

如果你使用的是冷冻秋葵，你就要先解冻。这种秋葵脆片吃起来让人欲罢不能，因此用料可能需要加倍！虽然我在制作时本想把它当作配菜，但它每次来不及在餐桌上亮相就被吃光了。

适用于第二至第三阶段
准备时间：15 分钟
烹饪时间：25~30 分钟

1 磅新鲜或冷冻的秋葵 ▶ 1~2 汤匙特级初榨橄榄油 ▶ 2 茶匙切碎的新鲜百里香叶或 1/2 茶匙干百里香叶 ▶ 1/2 茶匙捣碎或磨碎的干迷迭香 ▶ 1/4 茶匙大蒜粉 ▶ 1/4 茶匙海盐，加碘海盐更佳 ▶ 黑胡椒碎 ▶ 墨西哥辣椒粉少许（可选）

将烤箱加热至 450 华氏度（约 232 摄氏度）。

切除秋葵的蒂，将余下部分纵向切成两半，放进一个大碗里。加入橄榄油、百里香、迷迭香、蒜粉和盐，用黑胡椒调味。可根据你的口味选择加或不加辣椒粉。充分搅拌，使秋葵均匀地沾上调味料。

将秋葵平铺在烤盘上，在烤箱中烤制 15 分钟，翻动后再烤 10~15 分钟，直到秋葵变软并呈淡褐色。记得趁热享用。

蔬菜咖喱配甘薯粉

我一向十分喜爱吃咖喱，因为咖喱中含有姜黄素。但咖喱大多与米饭搭配食用，所以你没机会品尝它了，至少在进入第三阶段之前。不过，甘薯丝能让这个难题迎刃而解！刨丝器可以将坚硬的块茎、根甚至是西蓝花茎加工成面条状。

　　下面这份食谱是我对泰勒·凯瑟（Taylor Kiser）个人网站上的一份食谱进行改造后的成果。我去掉了茄子，加上了咖喱，使它更适用于植物悖论饮食计划和素食者。

适用于第二至第三阶段

准备时间：10 分钟

烹饪时间：25 分钟

咖喱

1/2 汤匙特级初榨椰子油 ▶ 1 个胡萝卜，切丝 ▶ 1 杯西蓝花，切成一口大小的块状 ▶ 1/3 杯切碎的洋葱或两汤匙干洋葱碎 ▶ 1 茶匙切碎的生姜或 1/2 茶匙干姜 ▶ 1 汤匙黄色咖喱粉 ▶ 1 罐 13.5 盎司全脂椰奶或椰奶油，包装罐的内层不含双酚 A ▶ 海盐少许，加碘海盐更佳

甘薯粉

1/2 汤匙椰子油 ▶ 1 个甘薯，去皮、切丝 ▶ 少许盐 ▶ 4 汤匙切碎的香菜或扁叶欧芹，用作装饰

　　制作咖喱。 用中高火加热煎锅中的椰子油，放入胡萝卜，煎 3 分钟左右，直至胡萝卜变软。调至中火，放入西蓝花、洋葱和姜，煎 5 分钟，直至所有食物都变软并呈深色。放入黄色咖喱粉，煎 1 分钟。放入椰奶和盐，搅拌均匀。

　　用中高火煮至汤汁沸腾，调至中低火再炖 15 分钟，直到酱汁变浓稠。

　　制作甘薯粉。 在制作酱汁的同时，用中火加热煎锅中的椰子油。

放入甘薯粉，快速搅拌 10 分钟左右，直至变软。用盐调味。

装盘。将甘薯粉分装在两个盘子里，浇上咖喱，也可以将它们混合后再装盘。撒上香菜即可食用。

烤"炸"朝鲜蓟心

朝鲜蓟是菊粉的绝佳来源，菊粉可以喂养你的肠道有益菌。但是，将朝鲜蓟蒸熟后再把叶子一片一片摘下来，只为了获取其中少得可怜的精华，实在是一件让人头痛的差事。受到吉米·施密特的启发，我对他的食谱进行了简化，将油炸烹饪方式替换为烘烤方式。

适用于第二至第三阶段
准备时间：20 分钟
烹饪时间：25 分钟

4 汤匙特级初榨橄榄油或紫苏子油 ▶ 1/2 个柠檬榨汁或 2 汤匙瓶装柠檬汁 ▶ 1/8 茶匙辣椒粉 ▶ 10 个冷冻朝鲜蓟心 ▶ 1/4 杯杏仁粉、椰子粉或木薯粉 ▶ 1/4 茶匙海盐，加碘海盐更佳 ▶ 1/4 茶匙黑胡椒碎 ▶ 柠檬片

将烤箱加热到 400 华氏度（约 204 摄氏度）。

将 3 汤匙橄榄油、柠檬汁和辣椒粉放到碗中搅拌均匀。将朝鲜蓟心放到碗中，使其均匀地沾上调味料。

把余下的 1 汤匙油涂在有边框的烤盘上。将杏仁粉、海盐和黑胡椒碎放进 1 夸脱①大小的可封口塑料袋中，再把朝鲜蓟心取出并放到袋中，摇动塑料袋使杏仁薄薄地裹在朝鲜蓟心上。

---

① 1 夸脱≈0.95 升。——编者注

将朝鲜蓟心放在烤盘上，烘烤 20~25 分钟，翻动朝鲜蓟心 2~3 次，直至它们变得金黄酥脆。

在烤好的朝鲜蓟心上撒上盐，如果你喜欢，还可以放上柠檬片。

高胶原蛋白木薯粉华夫饼

如果你想模仿基塔瓦岛人的饮食方式，你就离不开木薯粉。而且，木薯粉是我们做出松软的无麸质烘焙食品的关键因素。

为了能够帮到素食者，我对博主希瑟·莱斯勒（Heather Resler）的绝妙食谱进行了改造，这才有了下面这份食谱。你可以在早餐、午餐或晚餐时吃这道美食。

适用于第二至第三阶段
4 人份，4~8 个
准备时间：5 分钟
烹饪时间：15 分钟

4 个放牧鸡蛋或 ω–3 鸡蛋 ▶ 1/4 杯海洋胶原蛋白粉（可选）▶ 1/2 杯木薯粉 ▶ 1/4 杯特级初榨椰子油 ▶ 1 汤匙当地产的蜂蜜或麦卢卡蜂蜜 ▶ 1/2 茶匙发酵粉 ▶ 1/4 茶匙盐 ▶ 12 盎司的冷冻野生蓝莓（可选）

加热铁制华夫饼模具。

将鸡蛋、海洋胶原蛋白粉（可加可不加）、木薯粉、椰子油、蜂蜜、发酵粉和盐放入高速搅拌机或普通搅拌机，搅拌 45 秒直至混合均匀并轻微起泡。

取 1/4 杯面糊，将其倒入华夫饼模具烤制。偶尔查看一下，因为它们很容易熟。

如果你想把它们作为甜点食用（仅在第三阶段），可以撒上适量如糖，还可以在每个华夫饼上摆放 1/4 杯野生蓝莓。请记住，你最好远离所有甜食！

严格素食版：用素食蛋替代鸡蛋，并去除海洋胶原蛋白粉。

素食版：去除海洋胶原蛋白粉。

烤腌制菜花"排"

几年前，我和我的妻子在曼哈顿的西尔瓦诺餐厅共进午餐，这是我们俩最喜欢的意大利餐厅之一。我的朋友西尔瓦诺·马尔凯托（Silvano Marchetto）是这家饭店的老板，那天他走到我们身旁，在餐桌上放下一个盘子、两把叉子和一瓶他自制的托斯卡纳橄榄油。"试试这个。"他用热切的目光看着我们说。接下来发生的事，想必你已经知道了。菜花"排"现在已成为西尔瓦诺餐厅菜单及我家菜单上的保留菜品。在这里我对他的创意进行了些许改动。

如果你愿意，可以用牛油果油、紫苏子油或澳洲坚果油替代橄榄油。

适用于第二至第三阶段

准备时间：15 分钟

烹饪时间：10~15 分钟

1/2 杯特级初榨橄榄油 ▶ 2 茶匙切碎的洋葱 ▶ 1/2 茶匙大蒜粉 ▶ 2 茶匙意大利香料 ▶ 1/4 茶匙辣椒粉 ▶ 海盐，加碘海盐更佳 ▶ 黑胡椒碎 ▶ 1 个柠檬榨汁 ▶ 两棵菜花将 1/2 杯橄榄油、洋葱碎、大蒜粉、意大利香料和辣椒粉放进一个中等大小的碗中。加盐和黑胡椒调味，再加入柠檬汁，搅拌均匀。把混合物盛到浅盘中备用。

用厨刀齐着菜花头切下菜花柄，再将菜花头切成两半，将菜花柄切成 0.5~1 英寸厚的片状（"排"）。

如果你在室内烹饪，就要打开排风扇。将烤架加热至中温，或者将烤盘置于炉灶上，用中大火加热。用夹钳夹住菜花"排"，沾上腌料。把菜花"排"放在烤架或烤盘上，每面烤 5~8 分钟，直到菜花变得外表金黄、内里软嫩。把它们放到餐盘上，加入调味料，再浇上橄榄油。

甜点

两吃大米布丁

告别谷物中的糖和凝集素对你的味蕾来说可不是一件容易的事，特别是在你的母亲能做出很棒的大米布丁的情况下。但是，你的肠道和其他身体部位却会因此受益。你可以选择用魔芋粉制成的大米，它的主要成分是葡甘露聚糖。葡甘露聚糖是一种绝佳的抗性淀粉，是肠道细菌非常喜欢的食物。在为数不多能吃甜点的时候，你为什么不吃能够给肠道有益菌提供营养的东西，而不是"帮派分子"喜欢的食物？我还提供了巧克力版本和香草版本的大米布丁。

适用于第二至第三阶段
4 人份
准备时间：30 分钟
烹饪时间：20 分钟

两袋魔芋"大米"▶ 4~5 汤匙竹芋粉 ▶ 3.5 杯不添加糖的罐装全脂椰

奶或椰奶油 ▶ 1 茶匙印度酥油或法国（或意大利）黄油 ▶ 1 杯如糖 ▶ 1 汤匙纯香草精 ▶ 1/4 杯（非碱化）可可粉 ▶ 1 个放牧鸡蛋或 ω-3 鸡蛋，打匀

将烤箱加热至 350 华氏度（约 177 摄氏度）。

把魔芋"大米"放进过滤器中，用流水冲洗一分钟左右后放到一旁沥干备用。

将 4 汤匙竹芋粉和 1/2 杯椰奶或椰奶油放入一个小碗，搅拌并使竹芋粉溶解。必要时可添加更多竹芋粉。

在一个中等大小的平底锅中，放入印度酥油或法国黄油和剩下的 3 杯椰奶。中火烹煮，反复搅动。随着椰奶逐渐变热，加入如糖、香草精、可可粉、鸡蛋，最后加入魔芋"大米"，慢慢搅动，不要留小疙瘩。

将 1 汤匙竹芋混合物倒进大米布丁中，搅拌均匀。每次加入 1 汤匙，直到它达到你想要的浓稠度。如果它看起来太稠，你可以再加一点儿椰奶。

在边长 8 英寸的正方形玻璃烤盘或直径 8 英寸的碗内涂上薄薄的一层黄油或酥油。将大米布丁倒到烤盘中，烘烤 15~20 分钟，直至布丁表面呈金黄色。把布丁从烤炉中取出，冷却几分钟即可食用，也可以把它放入冰箱冷藏，随时食用。

其他口味：若要制作香草大米布丁，就不要用可可粉，可以加入 1 茶匙肉桂粉和 1/2 茶匙肉豆蔻。

严格素食版：用椰子油替代酥油或黄油。不加鸡蛋，或者用素食蛋替代鸡蛋。

薄荷巧克力碎牛油果"冰激凌"

我承认我也喜欢吃冰激凌，但大多数冰激凌都不符合植物悖论饮食计划的要求。现在让我们把植物加到冰激凌中，并用肠道有益菌喜欢的菊粉让它变甜吧。多么奇妙的悖论！

我对"卡洛琳"博客里的食谱进行了改造，得到了下面这份食谱，目的是让更多的植物营养素进入你的体内。这款可口的甜点在满足你对冰激凌和巧克力的渴望的同时，不会破坏你新建立的饮食方式。

必须注意，装椰奶的罐子内层一定不能含有双酚A。

适用于第二至第三阶段

准备时间：20 分钟

冰冻时间：2 小时

15 盎司罐装椰奶或椰奶油 ▶ 3/4 杯如糖 ▶ 1 茶匙速溶咖啡粉或细磨咖啡豆 ▶ 2 汤匙不添加糖的（非碱化）可可粉 ▶ 3 盎司可可含量为 85%~90% 的无糖黑巧克力，切碎 ▶ 1 茶匙纯香草精 ▶ 2 个哈斯牛油果，去皮、去核 ▶ 3 汤匙切碎的新鲜薄荷叶或 10 滴薄荷甜叶菊滴剂（可根据你的口味添加）▶ 1/2 杯可可含量为 72% 及以上的无糖黑巧克力片或 1/2 杯切碎的 100% 可可浆巧克力

将椰奶、甜味剂、咖啡粉和可可粉放进一口中等大小的锅里，中火加热直至甜味剂溶解，并搅拌均匀。

关火。加入切碎的巧克力，搅拌直至化开。

将巧克力混合物放入配有S形刀片的料理机或搅拌机，加入香草精、牛油果和薄荷，搅拌均匀。把混合物倒进碗中，盖上盖子，冷藏2个小时，直至完全冷却。

边搅拌边加入巧克力片直到混合均匀。将混合物倒进冰激凌机，搅拌至黏稠度和软冰激凌一样即可。

可以立即食用，也可以冷冻后食用。

严格素食版：用素食蛋替代鸡蛋。

无面粉巧克力杏仁酱蛋糕

当你想好好犒劳自己时，不妨亲手制作一个美味的迷你蛋糕。因为奶油完全是由脂肪构成的，因此奶牛品种对奶油来说并不重要，这一点和牛奶不同。

适用于第二至第三阶段

准备时间：10 分钟

烹饪时间：1 分钟

2 汤匙不添加糖的（非碱化）可可粉 ▶ 2 汤匙如糖或木糖醇 ▶ 1/4 茶匙无铝发酵粉 ▶ 1 个放牧鸡蛋或 ω–3 鸡蛋 ▶ 1 汤匙重奶油 ▶ 1/2 茶匙纯香草精 ▶ 1 茶匙含盐法国（或意大利）黄油或印度酥油 ▶ 1 汤匙柔滑或颗粒状的有机杏仁酱

将可可粉、甜味剂和发酵粉放到一个小碗中，用叉子搅拌均匀并捣碎发酵粉中的小疙瘩。

把鸡蛋、重奶油和纯香草精放到另一个小碗中，搅拌均匀。

将液体混合物倒入固体混合物，搅拌均匀。

将黄油涂在一个直径为 4.5 英寸的蛋糕模具的底部和侧面，然后倒入面糊。

用微波炉高火加热1分20秒后取出蛋糕，将其放置一边备用。在微波炉中加热杏仁酱使其软化，把它涂抹在蛋糕上即可食用。

严格素食版：用椰奶或椰奶油替代奶油，用椰子油替代黄油，用素食蛋替代鸡蛋。

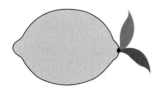

致 谢

　　毫无疑问，正是与改变了我人生曲线的患者"大艾德"的相遇，让我实现了从第一本书《冈德里医生的饮食进化》到本书的跨越。再次感谢你，艾德。自从《冈德里医生的饮食进化》出版以后，有上万名患者特地来到棕榈泉或圣巴巴拉，只为了到国际心肺研究所及其下属的康复医学中心见我一面。还有成千上万的人给我写信，告诉我他们在采取了我的饮食计划后取得了多么显著的成效，这个计划正是本书的基础。如果没有我的患者对健康的不懈追求，如果这么多年来他们不愿意每三个月就让我为他们做一次血液检查，那么本书将没有机会面世。正如我在献词页所说的，我所知道或学到的一切都是因为你们。

　　我的好妻子、灵魂伴侣潘妮忍受了许多没有我陪伴的日子，既包括心灵上的，因为我必须把注意力放在写作上，也包括身体上的，因为我需要前往其他地方向人们展示我的研究结果。她也是我的文字的最出色的批评家，不论是我的初稿还是那些关于补充剂的"疯狂"创意，她都给出了自己的意见。再次感谢你的耐心和爱。我会好好珍惜这份爱，并会加倍回报你！

　　和我的第一本书一样，本书能够诞生，还要感谢我的好搭档奥利维亚·贝尔·比尔（Olivia Bell Buehl）的不懈努力，她运用她的文字魔法将我啰唆的初稿变成可读又实用的成稿。本书写起来在很多方面都比第一本书更具挑战性，但我很高兴我们都坚持下来了，才能把这本有诚意的健康指南送到你的手上。

苏珊·洛肯（Susan Lokken）是我的办公室负责人，她既是行政助理，又是业务经理。她总能帮我及时安排好所有工作事宜，也让我的患者及时得到他们需要的帮助，还能有效地维持诊所的秩序，因为不断有来自世界各地的患者要求越过长达 7 个月的预约名单，"明天"就来见我。没有苏珊，本书里讲的所有故事都不会发生。

我还要对阿达·哈里斯（Adda Harris）说一声谢谢，她曾依靠植物悖论饮食计划解决了自己的健康问题，如今她承担了护理病人及培训的工作。她还非常关心病人可能会面临的各种问题。正如我常说的："加油吧，姑娘！"

我的前护理师珍·爱泼斯坦（Jean Epstein）给予了我很大的帮助。我的很多研究论文都是和她合作完成的，她还给我们的很多患者带来了安心和快乐。我们一直都很想念你。

我的小女儿梅丽莎·别尔考（Melissa Perko）一直在打理我妻子在棕榈沙漠开的店铺，也就是艾尔帕西奥大道上的金思。但每年夏天，她都会抽出 4 个月的时间帮我打理诊所的工作，让一切都变得井井有条。我知道这个对她的父亲呼来喝去的机会对她来说有多么重要，我也知道有她在我身边对我来说有多么重要！

如果没有我亲爱的朋友和支持者——厨师伊丽娜·斯科厄里斯的帮助，植物悖论饮食计划根本就不会诞生。她对让每个人都获得健康这个目标的热忱和不懈追求值得我的尊敬和感谢。在见证她用营养美味的食物挽救了那些最挑剔的患者之后，我就知道她是设计第一阶段三日排毒计划食谱的不二人选！感谢伊丽娜！

我还要衷心感谢棕榈泉的西莉亚·汉密尔顿（Celia Hamilton），她悉心地传授并践行着我的理论，我的许多患者都在她的引导下从绝望的边缘回归了健康的生活。

任何一个来过我办公室的人肯定都见过我那个不可思议的"吸血鬼"团队，他们会说服患者每隔几个月就"献"出十几管血！相信我，如果没有劳里·阿库纳（Laurie Acuna）和她的团队，我根本不可能取得任何研究成果。谢谢"吸血鬼"团队。

我还欠我的代理人杜普里–米勒的总裁香农·马文（Shannon Marven）以及她那位超棒的同事达布尼·赖斯（Dabney Rice）一个大大的人情，正是因为达布尼的热心牵线，我才能和哈珀浪潮出版社建立联系，本书才得以顺利出版。

我还要对哈珀浪潮出版社的编辑朱莉·威尔（Julie Will）、萨拉·墨菲（Sarah Murphy）及出版人凯伦·里纳尔迪（Karen Rinaldi）说声谢谢。你们接纳了我的各种想法，并将它们整合成这本指引人们如何获得健康的指南！我也要感谢哈珀浪潮出版社出色的支持团队，感谢汉娜·罗宾逊（Hannah Robinson）和伊丽莎白·普莱斯科（Elizabeth Preske），我的文字编辑特伦特·达菲（Trent Duffy）和我的制作编辑尼基·巴尔道夫（Nikki Baldauf），市场部的布莱恩·佩兰（Brian Perrin），以及我的宣传专员维多利亚·考米拉（Victoria Comella）和尼克·戴维斯（Nick Davies）。

如果没有金河马传媒，没有他们那令人敬佩的团队，你可能根本不会听说我或者我的工作，正是他们让www.GundryMD.com成为受人欢迎的健康信息网站。他们还负责生产和销售我设计的冈德里医生系列补充剂和护肤产品。我要对我的团队的所有450名成员说声谢谢，谢谢每一个人！我很想把你们的名字都一一列出来，但是这可能需要花上一本书的篇幅了！

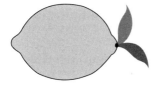

注　释

前　言　胖不是你的错

1. Gundry, S.R. 2015. Abstract 309: Twelve year followup for managing coronary artery diease using a nutrigenomics based diet and supplement program with quarterly assessment of biomarkers. *Arteriosclerosis, Thrombosis, and Vascular Biology* 35: A309.

    Gundry, S.R., and Epstein, J. 2013. Abstract 137: Reversal of endothelial dysfunction using polyphenol rich foods and supplements coupled with avoidance of major dietary lectins. *Arteriosclerosis, Thrombosis, and Vascular Biology* 33: A137.

第 1 章　动物与植物之战

1. Childs et al. 1990. Effects of shellfish consumption on lipoproteins in normolipidemic men. *The American Journal of Clinical Nutrition* 51(6): 1020–1027.

2. Wellman et al. 2003. Fragments of the earliest land plants. *Nature* 425(6955): 282–285.

3. Monahan, P. 2016. Plants defend themselves with armor made of sand. http://www.sciencemag.org/news/2016/03/plants-defend-themselves-armor-made-sand. Accessed 12/10/2016.

4. Nelson, H.E. 2016. Why can't many carnivores and herbivores see color? https://www.quora.com/Why-cant-many-carnivores-and-herbivores-see-color. Accessed 11/26/2016.

    Schaefer et al. 2007. Are fruit colors adapted to consumer vision and birds equally efficient in detecting colorful signals? *The American Naturalist* 169(Suppl. 1): S159-S69.

5. Bennett, C. 2014. Chewing vibrations prompt plant to react with chemical releases. http://www.agweb.com/article/plants-can-hear-pests-attack/. Accessed 11/26/2016.

6. Gagliano et al. 2014. Experience teaches plants to learn faster and forget slower in environments where it matters. *Oecologia* 175(1): 63–72.

7. Meireles-Filho, A.C.A., and Kyriacou, C.P. 2013. Circadian rhythms in insect disease vectors. *Memórias do Instituto Oswaldo Cruz* 108(Suppl. I): 48–58.

8. Boevé et al. 2013. Invertebrate and avian predators as drivers of chemical defensive strategies in tenthredinid sawflies. *BMC Evolutionary Biology* 13: 198.

9. Chatterjee et al. 2007. A BELL1-like gene of potato is light activated and wound inducible. *Plant Physiology* 145(4): 1435–1443.

10. Pierini, C. 2009. Lectin lock: Natural defense against a hidden cause of digestive concerns and weight gain. http://www.vrp.co.za/Public/ViewArticle.aspx?Article ID=102. Accessed 11/26/2016.

11. The Beef Site. 2009. Ground limestone in beef cattle diets. http://www.thebeefsite .com/articles/1936/ground-limestone-in-beef-cattle-diets/. Accessed 12/10/2016.

12. Barański et al. 2014. Higher antioxidant and lower cadmium concentrations and lower incidence of pesticide residues in organically grown crops: A systematic literature review and meta-analyses. *British Journal of Nutrition* 112(5): 794–811.

  Faller, A.L.K., and Fialho, E. 2010. Polyphenol content and antioxidant capacity in organic and conventional plant foods. *Journal of Food Composition and Analysis* 23(6): 561–568.

13. Leiber et al. 2005. A study on the causes for the elevated n-3 fatty acids in cows' milk of alpine origin. *Lipids* 40(2): 191–202.

14. Goodman, R. 2012. Ask a farmer: Does feeding corn harm cattle? https://agricul tureproud.com/2012/09/27/ask-a-farmer-does-feeding-corn-harm-cattle/. Accessed 11/26/2016.

15. Sanz, Y. 2010. Effects of a gluten-free diet on gut microbiota and immune function in healthy adult humans. *Gut Microbes* 1(3): 135–137.

16. Children's Hospital of Pittsburgh of UPMC. 2016. About the small and large intestines. http://www.chp.edu/our-services/transplant/intestine/education/about -small-large-intestines. Accessed 11/27/2016.

  Diep, F. 2014. Human gut has the surface area of a studio apartment. Revising an old biology analogy. http://www.popsci.com/article/science/human-gut-has -surface-area-studio-apartment. Accessed 11/27/2016.

  Magsanide, S. 2016. Digestive 6. https://quizlet.com/118454442/digestive-6-flash -cards/. Accessed 11/27/2016.

17. Patel et al. 2002. Potato glycoalkaloids adversely affect intestinal permeability and aggravate inflammatory bowel disease. *Inflammatory Bowel Diseases* 8(5): 340–346.

18. Mogensen, T.H. 2009. Pathogen recognition and inflammatory signaling in innate immune defenses. *Clinical Microbiology Reviews* 22(2): 240–273.

19. Fälth-Magnusson, K., and Magnusson, K.E. 1995. Elevated levels of serum anti-

bodies to the lectin wheat germ agglutinin in celiac children lend support to the gluten-lectin theory of celiac disease. *Pediatric Allergy and Immunology* 6(2): 98–102.

Hollander et al. 1986. Increased intestinal permeability in patients with Crohn's disease and their relatives. A possible etiologic factor. *Annals of Internal Medicine* 105(6): 883–885.

Livingston, J.N., and Purvis, B.J. 1980. Effects of wheat germ agglutinin on in sulin binding and insulin sensitivity of fat cells. *The American Journal of Physiology* 238(3): E267-E275.

第 2 章　肆无忌惮的凝集素

1. Azvolinsky, A. 2016. Primates, gut microbes evolved together. Symbiotic gut bacteria evolved and diverged along with ape and human lineages, researchers find. http://mobile.the-scientist.com/article/46603/primates-gut-microbes-evolved -together. Accessed 11/27/2016.

2. Elsevier. 2016. Uterine microbiota play a key role in implantation and pregnancy success in in vitro fertilization. https://www.sciencedaily.com/releases/2016/12 /161206124717.htm. Accessed 12/10/2016.

3. Eades, M.R. 2007. Obesity in ancient Egypt. https://proteinpower.com/drmike /2007/07/01/obesity-in-ancient-egypt/#more-782. Accessed 11/27/2016.

4. Mellanby, M., and Pattison, C.L. 1932. Remarks on the influence of a cereal-free diet rich in vitamin D and calcium on dental caries in children. *The British Medical Journal* 1(3715): 507–510.

5. Pal et al. 2015. Milk intolerance, beta-casein and lactose. *Nutrients* 7(9): 7285–7297.

6. Woodford, K. 2009. *Devil in the Milk: Illness, Health and the Politics of A1 and A2 Milk*. White River Junction, VT: Chelsea Green Publishing.

7. Gross et al. 2004. Increased consumption of refined carbohydrates and the epidemic of type 2 diabetes in the United States: an ecologic assessment. *The American Journal of Clinical Nutrition* 79(5): 774–779.

8. United States Department of Agriculture Economic Research Service. 2016. Food—away—from—home. https://www.ers.usda.gov/topics/food-choices-health /food-consumption-demand/food-away-from-home.aspx. Accessed 11/28/2016.

9. Scientific American. 2016. Dirt poor: Have fruits and vegetables become less nutritious? https://www.scientificamerican.com/article/soil-depletion-and-nutrition -loss/. Accessed 11/28/2016.

10. Gundry, S.R. 2016. Curing/remission of multiple autoimmune diseases is possible by manipulation of the human gut microbiome: The effect of a lectin limited, polyphenol enriched, prebiotic/probiotic regimen in 78 patients. *Journal of International Society of Microbiota* 3(1).

11. Müller et al. 2001. Fasting followed by vegetarian diet in patients with rheumatoid arthritis: A systematic review. *Scandinavian Journal of Rheumatology* 30(1): 1–10.

12. Lanzini et al. 2009. Complete recovery of intestinal mucosa occurs very rarely in

adult coeliac patients despite adherence to gluten-free diet. *Alimentary Pharmacology & Therapeutics* 29(12): 1299–1308.

13. Sanz, Y. 2010. Effects of a gluten-free diet on gut microbiota and immune function in healthy adult humans. *Gut Microbes* 1(3): 135–137.

14. Centers for Disease Control and Prevention. 2016. Obesity and overweight. http://www.cdc.gov/nchs/fastats/obesity-overweight.htm. Accessed 11/28/2016.

15. Engel et al. 1997. Lectin staining of renal tubules in normal kidney. *Acta Pathologica, Microbiologica et Immunologica Scandinavica* 105(1): 31–34.

16. Campbell, T.C., and Campbell, T.M. 2006. *The China Study: The Most Comprehensive Study of Nutrition Ever Conducted and the Startling Implications for Diet, Weight Loss and Long-Term Health.* Dallas, TX: BenBella Books.

17. Bebee, B. 2008. *The Hundred-Year DIET: Guidelines and Recipes for a Long and Vigorous Life.* Bloomington, IN: iUniverse.

18. Blum, D. 2010. Early puberty in girls. https://truthjunkie.wordpress.com/2010/06/06/early-puberty-in-girls/. Accessed 12/10/2016.

    Hood, E. 2005. Are EDCs blurring issues of gender? *Environmental Health Perspectives* 113(10): A670-A677.

第 3 章 肠道保卫战

1. Goldman, B. 2016. Low-fiber diet may cause irreversible depletion of gut bacteria over generations. https://med.stanford.edu/news/all-news/2016/01/low-fiber-diet-may-cause-irreversible-depletion-of-gut-bacteria.html. Accessed 11/28/2016.

2. Sampson et al. 2016. Gut microbiota regulate motor deficits and neuroinflammation in a model of Parkinson's disease. *Cell* 167(6): 1469–1480.

3. Matsui et al. 2011. The pathophysiology of non-steroidal anti-inflammatory drug (NSAID)-induced mucosal injuries in stomach and small intestine. *Journal of Clinical Biochemistry and Nutrition* 48(2): 107–111.

4. Tillisch, K. 2014. The effects of gut microbiota on CNS function in humans. *Gut Microbes* 5(3): 404–410.

5. Zheng et al. 2016. Dietary plant lectins appear to be transported from the gut to gain access to and alter dopaminergic neurons of Caenorhabditis elegans, a potential etiology of Parkinson's disease. *Frontiers in Nutrition* 3: 7.

6. Sonnenburg, J., and Sonnenburg, E. 2015. *The Good Gut: Taking Control of Your Weight, Your Mood, and Your Long-Term Health.* New York, NY: Penguin Books.

第 4 章 身体的七大破坏因素

1. Whiteman, H. 2014. CDC: Life expectancy in the US reaches record high. http://www.medicalnewstoday.com/articles/283625.php. Accessed 11/28/2016.

2. Centers for Disease Control and Prevention. 2016. Infant mortality. http://www.cdc.gov/reproductivehealth/MaternalInfantHealth/InfantMortality.htm. Accessed 11/28/2016.

3. Kaplan, K. 2014. Premature births a big factor in high U.S. infant mortality rate. http://www.latimes.com/science/sciencenow/la-sci-sn-infant-mortality-us-ranks-26th-20140924-story.html. Accessed 11/28/2016.

4. Duke Health. 2016. Physical declines begin earlier than expected among U.S. adults. https://www.sciencedaily.com/releases/2016/07/160721144805.htm. Accessed 11/28/2016.

5. Kane, J. 2012. Health costs: How the U.S. compares with other countries. http://www.pbs.org/newshour/rundown/health-costs-how-the-us-compares-with-other-countries/. Accessed 11/28/2016.

6. Blaser, M.J. 2014. *Missing Microbes: How the Overuse of Antibiotics Is Fueling Our Modern Plagues.* New York, NY: Henry Holt and Company.

7. Gonzalez, R. 2012. Maryland politicians chicken out on arsenic ban. http://www.treehugger.com/health/maryland-politicians-chicken-out-arsenic-ban.html. Accessed 12/10/2016.

8. Ly, L. 2013. FDA finally bans most arsenic in chicken feed—oh, by the way, there's arsenic in your chicken. https://www.kcet.org/food/fda-finally-bans-most-arsenic-in-chicken-feed-oh-by-the-way-theres-arsenic-in-your-chicken. Accessed 12/10/2016.

9. Reyes-Herrera, I., and Donoghue, D.J. 2008. Antibiotic residues distribute uniformly in broiler chicken breast muscle tissue. 71(1): 223–225.

10. Tajima, A. 2014. Non-steroidal anti-inflammatory drug (NSAID)-induced small intestinal injury. *Pharmaceutica Analytica Acta* 5(1): 282.

11. Gomm et al. 2016. Association of proton pump inhibitors with risk of dementia: A pharmacoepidemiological claims data analysis. *JAMA Neurology* 73(4): 410–416.

12. Morrison et al. 2011. Risk factors associated with complications and mortality in patients with clostridium difficile infection. *Clinical Infectious Diseases* 53(12): 1173–1178.

13. Laheij et al. 2004. Risk of community-acquired pneumonia and use of gastric acid-suppressive drugs. *JAMA* 292(16): 1955–1960.

14. Abou-Donia et al. 2008. Splenda alters gut microflora and increases intestinal p-glycoprotein and cytochrome p-450 in male rats. *Journal of Toxicology and Environmental Health* 71(21): 1415–1429.

15. Axe, J. 2016. How endocrine disruptors destroy your body + the dirty dozen to avoid. https://draxe.com/endocrine-disruptors-how-to-avoid-excess-estrogen/?utm_source=promotional&utm_medium=email&utm_campaign=20161102_newsletter_curated_bbp+healingprotein. Accessed 11/28/2016.

16. Gore et al. 2015. EDC-2: The Endocrine Society's second scientific statement on endocrine-disrupting chemicals. *Endocrine Reviews* 36(6): E1-E150.

17. American Chemical Society. 2016. Baby teethers soothe, but many contain low levels of BPA. https://www.sciencedaily.com/releases/2016/12/161207092920.htm. Accessed 12/10/2016.

18. News-Medical.Net. 2016. Food additive tBHQ may be linked to increase in food allergies. http://www.news-medical.net/news/20160711/Food-additive-tBHQ-may -be-linked-to-increase-in-food-allergies.aspx. Accessed 11/28/2016.

19. Kapil et al. 2013. Physiological role for nitrate-reducing oral bacteria in blood pressure control. *Free Radical Biology & Medicine* 55: 93–100.

20. Hanley, D.A., and Davison, K.S. 2005. Vitamin D insufficiency in North America. *The Journal of Nutrition* 135(2): 332–337.

21. Janesick, A., and Blumberg, B. 2011. Endocrine disrupting chemicals and the developmental programming of adipogenesis and obesity. *Birth Defects Research Part C: Embryo Today: Reviews* 93(1): 34–50.

22. Union of Concerned Scientists. 2015. Bad chemistry: How the chemical industry's trade association undermines the policies that protect us. http://www.ucsusa.org /center-science-and-democracy/fighting-misinformation/american-chemistry -council-report#.WD3f9MkabES. Accessed 11/29/2016.

23. Foster et al. 2000. Effects of di-n-butyl phthalate (DBP) on male reproductive development in the rat: implications for human risk assessment. *Food and Chemical Toxicology* 38(1 Suppl.): S97–S99.

24. Duty et al. 2003. The relationship between environmental exposures to phthalates and DNA damage in human sperm using the neutral comet assay. *Environmental Health Perspectives* 111(9): 1164–1169.

25. Colón et al. 2000. Identification of phthalate esters in the serum of young Puerto Rican girls with premature breast development. *Environmental Health Perspectives* 108(9): 895–900.

26. Latini et al. 2003. In utero exposure to di-(2-ethylhexyl) phthalate and duration of human pregnancy. *Environmental Health Perspectives* 111(14): 1783–1785.

27. Schecter et al. 2013. Phthalate concentrations and dietary exposure from food purchased in New York State. *Environmental Health Perspectives* 121(4): 473–479.

28. Greger, M. 2011. Chicken consumption & the feminization of male genitalia. http://nutritionfacts.org/video/chicken-consumption-and-the-feminization-of -male-genitalia/. Accessed 11/29/2016.

29. Swan et al. 2010. Prenatal phthalate exposure and reduced masculine play in boys. *International Journal of Andrology* 33(2): 259–269.

30. Maranghi et al. 2009. Effects of the food contaminant semicarbazide following oral administration in juvenile Sprague-Dawley rats. *Food and Chemical Toxicology* 47(2): 472–479.

    Maranghi et al. 2010. The food contaminant semicarbazide acts as an endocrine disrupter: Evidence from an integrated in vivo/in vitro approach. *Chemico-Biological Interactions* 183(1): 40–48.

31. European Food Safety Authority. 2005. EFSA publishes further evaluation on semicarbazide in food. https://www.efsa.europa.eu/en/press/news/afc050701. Accessed 11/29/2016.

32. Landau, E. 2004. Subway to remove 'dough conditioner' chemical from bread. http://www.cnn.com/2014/02/06/health/subway-bread-chemical/. Accessed 1/15/2017.

33. Kim et al. 2004. Occupational asthma due to azodicarbonamide. *Yonsei Medical Journal* 45(2): 325–329.

   Cary et al. 1999. Azodicarbonamide. http://apps.who.int/iris/bitstream/10665/42200/1/9241530162.pdf. Accessed 11/29/2016.

34. Tassignon et al. 2001. Azodicarbonamide as a new T cell immunosuppressant: Synergy with cyclosporin A. *Clinical Immunology* 100(1): 24–30.

35. Chen et al. 2016. Exposure to the BPA-Substitute Bisphenol S causes unique alterations of germline function. *PLoS Genetics* 12(7): e1006223.

36. Gammon, C. 2009. Weed-whacking herbicide proves deadly to human cells. https://www.scientificamerican.com/article/weed-whacking-herbicide-p/. Accessed 11/29/2016.

37. Food Democracy Now. 2016. Glysophosphate: Unsafe on any plate. Food testing results and scientific reasons for concern. https://s3.amazonaws.com/media.food democracynow.org/images/FDN_Glyphosate_FoodTesting_Report_p2016.pdf. Accessed 11/29/2016.

38. Samsel, A., and Seneff, S. 2013. Glyphosate, pathways to modern diseases II: Celiac sprue and gluten intolerance. *Interdisciplinary Toxicology* 6(4): 159–184.

39. Cantorna et al. 2014. Vitamin D, immune regulation, the microbiota, and inflammatory bowel disease. *Experimental Biology & Medicine* 239(11): 1524–1530.

40. Van Hoesen, S. 2015. World Health Organization labels glyphosate probable carcinogen. http://www.ewg.org/release/world-health-organization-labels-glyphosate -probable-carcinogen. Accessed 11/29/2016.

41. Gillam, C. 2016. FDA to start testing for glyphosate in food. http://civileats .com/2016/02/17/fda-to-start-testing-for-glyphosate-in-food. Accessed 2/15/17.

42. University of California San Francisco. 2016. UCSF presentation reveals glyphosate contamination in people across America. https://www.organicconsumers.org /news/ucsf-presentation-reveals-glyphosate-contamination-people-across-america. Accessed 11/29/2016.

43. Gale, R., and Null, G. 2015. Monsanto's sealed documents reveal the truth behind roundup's toxicological dangers. https://www.organicconsumers.org/news/mon santos-sealed-documents-reveal-truth-behind-roundups-toxicological-dangers. Accessed 11/29/2016.

44. Organic Consumers Association. 2015. World's first public testing for Monsanto's glyphosate begins today. https://www.organicconsumers.org/press/world% E2%80%99s-first-public-testing-monsanto%E2%80%99s-glyphosate-begins-to day. Accessed 11/29/2016.

45. Hakim, D. 2016. Doubts about the promised bounty of genetically modified crops. http://www.nytimes.com/2016/10/30/business/gmo-promise-falls-short.html? _r=1. Accessed 11/29/2016.

46. Reid et al. 2014. Timing and intensity of light correlate with body weight in adults,

PLoS One 9(4): e92251.

第 5 章 现代饮食之罪

1. National Institute of Diabetes and Digestive and Kidney Diseases. 2012. Overweight and obesity statistics. https://www.niddk.nih.gov/health-information/health-statistics/Pages/overweight-obesity-statistics.aspx. Accessed 11/29/2016.
2. Wing, R.R., and Phelan, S. 2005. Long-term weight loss maintenance. *The American Journal of Clinical Nutrition* 82(1 Suppl.): 222S-225S.
3. Zheng et al. 2016. Dietary plant lectins appear to be transported from the gut to gain access to and alter dopaminergic neurons of Caenorhabditis Elegans, a potential etiology of Parkinson's disease. *Frontiers in Nutrition* 3: 7.
4. Svensson et al. 2015. Vagotomy and subsequent risk of Parkinson's disease. *Annals of Neurology* 78(4): 522–529.
5. Aslanabadi et al. 2014. Epicardial and pericardial fat volume correlate with the severity of coronary artery stenosis. *Journal of Cardiovascular and Thoracic Research* 6(4): 235–239.
6. Aune et al. 2016. Nut consumption and risk of cardiovascular disease, total cancer, all-cause and cause-specific mortality: a systematic review and dose-response meta-analysis of prospective studies. *BMC Medicine* 14(1): 207.
7. Lindeberg, Staffan. *Food and Western Disease.* John Wiley and Sons, 2010.
8. Martinez et al. 2010. Resistant starches types 2 and 4 have differential effects on the composition of the fecal microbiota in human subjects. *PLoS One* 5: e15046.
9. University of Michigan Health System. 2016. High-fiber diet keeps gut microbes from eating the colon's lining, protects against infection, animal study shows. https://www.sciencedaily.com/releases/2016/11/161117134626.htm. Accessed 11/20/2016.
10. Aust et al. 2001. Estimation of available energy of dietary fibres by indirect calorimetry in rats. *European Journal of Nutrition* 40(1): 23–29.

    Anderson et al. 2010. Relation between estimates of cornstarch digestibility by the Englyst in vitro method and glycemic response, subjective appetite, and short-term food intake in young men. *The American Journal of Clinical Nutrition* 91(4): 932–939.
11. Bodinham et al. 2010. Acute ingestion of resistant starch reduces food intake in healthy adults. *British Journal of Nutrition* 103(6): 917–922.

    Willis et al. 2009. Greater satiety response with resistant starch and corn bran in human subjects. *Nutrition Research* 29(2): 100–105.

    Nilsson et al. 2008. Including indigestible carbohydrates in the evening meal of healthy subjects improves glucose tolerance, lowers inflammatory markers, and increases satiety after a subsequent standardized breakfast. *Journal of Nutrition* 138(4): 732–739.
12. Higgins et al. 2004. Resistant starch consumption promotes lipid oxidation. *Nutrition & Metabolism* 1(1): 8.

    Robertson et al. 2012. Insulin-sensitizing effects on muscle and adipose tissue after dietary fiber intake in men and women with metabolic syndrome. *The Journal of Clinical Endocrinology & Metabolism* 97(9): 3326–3332.

13. Gittner, L.S. 2009. *From farm to fat kids: The intersection of agricultural and health policy* (Doctoral dissertation). Retrieved from https://etd.ohiolink.edu/ap/10?o:: NO:10:P10_ACCESSION_NUM:akron1254251814#abstract-files. Accessed 11/30/2016.

第6章 改变你的习惯

1. Cheng et al. 2014. Prolonged fasting reduces IGF-1/PKA to promote hematopoietic-stem-cell-based regeneration and reverse immunosuppression. *Cell Stem Cell* 14(6): 810–823.

2. Gersch et al. 2007. Fructose, but not dextrose, accelerates the progression of chronic kidney disease. *American Journal of Physiology. Renal Physiology* 293(4): F1256–1261.

3. Jahren, A.H., and Kraft, R.A. 2008. Carbon and nitrogen stable isotopes in fast food: signatures of corn and confinement. *Proceedings of the National Academy of Sciences of the United States of America* 105(46): 17855–17860.

   Biello, D. 2008. That burger you're eating is mostly corn. http://www.scientific american.com/article/that-burger-youre-eating-is-mostly-corn/. Accessed 09/01 /2016.

4. Bellows, S. 2008. The hair detective. http://uvamagazine.org/articles/the_hair_detective. Accessed 09/01/2016.

5. Gupta, S. 2007. If we are what we eat, Americans are corn and soy. http://www.cnn .com/2007/HEALTH/diet.fitness/09/22/kd.gupta.column/. Accessed 09/01/2016.

6. Brickett et al. 2007. The impact of nutrient density, feed form, and photoperiod on the walking ability and skeletal quality of broiler chickens. *Poultry Science* 86(10): 2117–2125.

7. Jakobsen et al. 2012. Is Escherichia coli urinary tract infection a zoonosis? Proof of direct link with production animals and meat. *European Journal of Clinical Microbiology & Infectious Diseases* 31(6): 1121–1129.

8. Gutleb et al. 2015. Detection of multiple mycotoxin occurrences in soy animal feed by traditional mycological identification combined with molecular species identification. *Toxicology Reports* 2: 275–279.

9. Piotrowska et al. 2013. Mycotoxins in cereal and soybean-based food and feed. In H.A. El-Shemy (Ed.), *Soybean-Pest Resistance*. Rijeka, Croatia: InTech.

10. Viggiano et al. 2016. Effects of an high-fat diet enriched in lard or in fish oil on the hypothalamic amp-activated protein kinase and inflammatory mediators. *Frontiers in Cellular Neuroscience* 10: 150.

11. Aune et al. 2016. Nut consumption and risk of cardiovascular disease, total cancer, all cause and cause-specific mortality: a systematic review and dose-response meta-analysis of prospective studies. *BMC Medicine* 14(1): 207.

12. Fontana et al. 2008. Long-term effects of calorie or protein restriction on serum IGF-1 and IGFBP-3 concentration in humans. *Aging Cell* 7(5): 681–687.

    Conn, C.S., and Qian, S.B. 2011. mTOR signaling in protein homeostasis: Less is more? *Cell Cycle* 10(12): 1940–1947.

13. Ananieva, E. 2015. Targeting amino acid metabolism in cancer growth and anti-tumor immune response. *World Journal of Biological Chemistry* 6(4): 281–289.

14. The Low Histamine Chef. 2015. Interview: Fasting mimicking diets for mast cell activation & allergies. http://thelowhistaminechef.com/interview-fasting-mimicking-diets-for-mast-cell-activation-allergies/. Accessed 09/01/2016.

第 7 章　第一阶段：三日排毒

1. Thompson, L. 2016. What does a three-day dietary cleanse do to your gut microbiome? http://americangut.org/what-does-a-three-day-dietary-cleanse-do-to-your-gut-microbiome/. Accessed 09/03/2016.

2. Angelakis et al. 2015. A Metagenomic investigation of the duodenal microbiota reveals links with obesity. *PLos One* 10(9): e0137784.

   Collins, F. 2013. New take on how gastric bypass cures diabetes. https://directorsblog.nih.gov/2013/07/30/new-take-on-how-gastric-bypass-cures-diabetes/. Accessed 09/03/2016.

第 8 章　第二阶段：修复

1. University of California–Berkeley. 2016. Biologists home in on paleo gut for clues to our evolutionary history: Evolution of gut bacteria in humans and hominids parallels ape evolution. www.sciencedaily.com/releases/2016/07/160721151457.htm. Accessed 09/03/2016.

2. Walderhaug, M. 2012. *Bad bug book, foodborne pathogenic microorganisms and natural toxins.* Second Edition. K.A. Lampel (Ed.). Silver Spring, MD: U.S. Food and Drug Administration.

3. Centers for Disease Control and Prevention. 2012. Pathogens causing US foodborne illnesses, hospitalizations, and deaths, 2000–2008. http://www.cdc.gov/foodborne burden/pdfs/pathogens-complete-list-04-12.pdf. Accessed 09/04/2016.

4. Bae, S., and Hong, Y.C. 2015. Exposure to bisphenol A from drinking canned beverages increases blood pressure: randomized crossover trial. *Hypertension* 65(2): 313–319.

5. Lebowitz, N. 2015. Nightshades & toxicity: Are "healthy" vegetables poisoning you? http://www.drnoahlebowitz.com/2015/01/02/nightshades/. Accessed 09/04/2016.

6. Parker et al. 1992. A new enzyme-linked lectin/mucin antibody sandwich assay (CAM 17.1/WGA) assessed in combination with CA 19–9 and peanut lectin binding assay for the diagnosis of pancreatic cancer. *Cancer* 70(5): 1062–1068.

   Patel et al. 2002. Potato glycoalkaloids adversely affect intestinal permeability and aggravate inflammatory bowel disease. *Inflammatory Bowel Diseases* 8(5): 340–346.

7. Cordain, L. 2013. Are chia seeds permitted on the paleo diet? http://thepaleodiet .com/paleo-diet-special-report-chia-seeds/. Accessed 1/15/17.

8. Kannan et al. 2003. Expression of peanut agglutinin-binding mucin-type glyco-protein in human esophageal squamous cell carcinoma as a marker. *Molecular Cancer* 2: 38.

9. Wang et al. 1998. Identification of intact peanut lectin in peripheral venous blood. *Lancet* 352(9143): 1831–1832.

10. Singh et al. 2006. Peanut lectin stimulates proliferation of colon cancer cells by interaction with glycosylated CD44v6 isoforms and consequential activation of c-Met and MAPK: functional implications for disease-associated glycosylation changes. *Glycobiology* 16(7): 594–601.

    Gabius, H-J., and Gabius, S. (Eds.) 1996. *Glycosciences: Status & perspectives.* Weinheim, Germany: Wiley-VCH.

11. Centers for Disease Control and Prevention. 1983. Dermatitis associated with cashew nut consumption—Pennsylvania. http://www.cdc.gov/mmwr/preview /mmwrhtml/00001269.htm. Accessed 09/04/2016.

12. Goodman, R. 2012. Ask a farmer: Does feeding corn harm cattle? https://agricul tureproud.com/2012/09/27/ask-a-farmer-does-feeding-corn-harm-cattle/. Accessed 09/04/2016.

13. Rizzello et al. 2007. Highly efficient gluten degradation by lactobacilli and fungal proteases during food processing: New perspectives for celiac disease. *Applied and Environmental Microbiology* 73(14): 4499–4507.

14. Cuadrado et al. 2002. Effect of natural fermentation on the lectin of lentils measured by immunological methods. *Food and Agricultural Immunology* 14(1): 41–44.

15. Fontes, M. 2010. Are sprouted legumes paleo? http://thepaleodiet.com/paleo-diet -q-a-sprouted-legumes/#.VmNKHF876nM. Accessed 09/04/2016.

16. Buchmann et al. 2007. Dihydroxy-7-methoxy-1,4-benzoxazin-3-one (DIMBOA) and 2,4-dihydroxy-1,4-benzoxazin-3-one (DIBOA), two naturally occurring benzoxazinones contained in sprouts of Gramineae are potent aneugens in human-derived liver cells (HepG2). *Cancer Letters* 246(1–2): 290–299.

17. You, W., and Henneberg, M. 2016. Meat consumption providing a surplus energy in modern diet contributes to obesity prevalence: an ecological analysis. *BMC Nutrition* 2: 22.

    You, W., and Henneberg, M. 2016. Meat in modern diet, just as bad as sugar, correlates with worldwide obesity: an ecological analysis. *Journal of Nutrition & Food Sciences* 6: 517.

18. Fonteles et al. 2016. Rosemarinic acid prevents against memory deficits in ischemic mice. *Behavioural Brain Research* 297: 91–103.

19. Kim et al. 2016. Effects of linolenic acid supplementation in perilla oil on collagen-epinephrine closure time, activated partial thromboplastin time and Lp-PLA2 activity in non-diabetic and hypercholesterolaemic subjects. *Journal of*

Functional Foods 23: 95–104.

20. de Lorgeril, M., and Salen, P. 2005. Dietary prevention of coronary heart disease: The Lyon diet heart study and after. *World Review of Nutrition and Dietetics* 95: 103–114.

21. Fahs et al. 2010. The effect of acute fish-oil supplementation on endothelial function and arterial stiffness following a high-fat meal. *Applied Physiology, Nutrition, and Metabolism* 35(3): 294–302.

22. Joelving, F. 2009. Lard lesson: Why fat lubricates your appetite. https://www.scientificamerican.com/article/lard-lesson-why-fat-lubri/#. Accessed 12/11/2016.

    University of Michigan Health System. 2016. High-fiber diet keeps gut microbes from eating the colon's lining, protects against infection, animal study shows. https://www.sciencedaily.com/releases/2016/11/161117134626.htm. Accessed 12/11/2016.

23. Viggiano et al. 2016. Effects of an high-fat diet enriched in lard or in fish oil on the hypothalamic amp-activated protein kinase and inflammatory mediators. *Frontiers in Cellular Neuroscience* 10: 150.

24. Bao et al. 2013. Association of nut consumption with total and cause-specific mortality. *The New England Journal of Medicine* 369: 2001–2011.

    Aune et al. 2016. Nut consumption and risk of cardiovascular disease, total cancer, all-cause and cause-specific mortality: a systematic review and dose-response meta-analysis of prospective studies. *BMC Medicine* 14(1): 207.

25. Chen et al. 2016. Resveratrol attenuates trimethylamine-N-oxide (TMAO)-induced atherosclerosis by regulating TMAO synthesis and bile acid metabolism via remodeling of the gut microbiota. *mBio* 7(2): e02210-e02215.

26. Pottala et al. 2014. Higher RBC EPA + DHA corresponds with larger total brain and hippocampal volumes: WHIMS-MRI study. *Neurology* 82(5): 435–442.

27. Hanley, D.A., and Davison, K.S. 2005. Vitamin D insufficiency in North America. *The Journal of Nutrition* 135(2): 332–337. 26.

    Cantorna et al. 2014. Vitamin D, immune regulation, the microbiota, and inflammatory bowel disease. *Experimental Biology & Medicine* 239(11): 1524–1530. 27.

第9章　第三阶段：收获

1. Nichols, H. 2016. Worldwide obesity: Meat protein has as much effect as sugar. http://www.medicalnewstoday.com/articles/312080.php. Accessed 09/06/2016.

    You, W., and Henneberg, M. 2016. Meat consumption providing a surplus energy in modern diet contributes to obesity prevalence: an ecological analysis. *BMC Nutrition* 2: 22.

    You, W., and Henneberg, M. 2016. Meat in modern diet, just as bad as sugar, correlates with worldwide obesity: an ecological analysis. *Journal of Nutrition & Food*

Sciences 6: 517.

Vernaud et al. 2010. Meat consumption and prospective weight change in participants of the EPIC-PANACEA study. *The American Journal of Clinical Nutrition* 92(2): 398-407.

2. Pan et al. 2012. Red meat consumption and mortality: Results from 2 prospective cohort studies. *Archives of Internal Medicine* 172(7): 555–563.

3. Zamora-Ros et. al. "Mediterranean Diet and Non Enzymatic Antioxidant Capacity in the PREDIMED Study." *National Center for Biotechnology Information*. U.S. National Library of Medicine, 2013. Web. 16 Feb. 2017.

4. Martínez-González et al. 2011. "Mediterranean diet and the incidence of cardiovascular disease: a Spanish cohort." *Nutrition, Metabolism, and Cardiovascular Diseases* 21(4): 237–244.

    Martínez-González et al. 2011. "Low consumption of fruit and vegetables and risk of chronic disease." *Public Health Nutrition* 14(12A): 2309-15.

5. Schünke et al. 1985. Lectin-binding in normal and fibrillated articular cartilage of human patellae. *Virchows Archiv A Pathological Anatomy and Histopathology* 407(2): 221–31.

6. National Institute on Aging. 2012. NIH study finds calorie restriction does not affect survival. https://www.nia.nih.gov/newsroom/2012/08/nih-study-finds-calorie-restriction-does-not-affect-survival. Accessed 09/06/2016.

7. Colman et al. 2014. Caloric restriction reduces age-related and all-cause mortality in rhesus monkeys. *Nature Communications* 5: 3557.

8. Fontana et al. 2008. Long-term effects of calorie or protein restriction on serum IGF-1 and IGFBP-3 concentration in humans. *Aging Cell* 7(5): 681–687.

9. Vitale et al. 2012. Low circulating IGF-I bioactivity is associated with human longevity: findings in centenarians' offspring. *Aging* 4(9): 580–589.

10. Conn, C.S., and Qian, S.B. 2011. mTOR signaling in protein homeostasis: less is more? *Cell Cycle* 10(12): 1940–1947.

11. Orlich et al. 2013. Vegetarian dietary patterns and mortality in Adventist health study 2. *JAMA International Medicine* 173(13): 1230–1238.

12. Grant, W.B. 2016. Using multicountry ecological and observational studies to determine dietary risk factors for Alzheimer's disease. *Journal of the American College of Nutrition* 35(5): 476–489.

13. Drenick et al. 1972. Resistance to symptomatic insulin reactions after fasting. *The Journal of Clinical Investigation* 51(10): 2757–2762.

14. Owen, O.E. 2005. Ketone bodies as fuel for the brain during starvation. *Biochemistry and Molecular Biology Education* 33(4): 246–251.

    Cahill, G.F., Jr. 2006. Fuel metabolism in starvation. *Annual Review of Nutrition* 26: 1–22.

15. McClure et al. 2007. Abstract 3642: Fasting, a novel indicator of religiosity, may reduce the risk of coronary artery disease. *Circulation* 116: II_826-II_827.

reduce the risk of coronary artery disease. *Circulation* 116: II_826-II_827.

16. Choi et al. A diet mimicking fasting promotes regeneration and reduces autoimmunity and Multiple Sclerosis symptoms. *Cell Reports* 5(10): 2136–2146.

17. Bhammar et al. 2012. Effects of fractionized and continuous exercise on 24-h ambulatory blood pressure. *Medicine and Science in Sports and Exercise* 44(12): 2270–2276.

18. Obesity Society. 2016. Eating dinner early, or skipping it, may be effective in fighting body fat. https://www.sciencedaily.com/releases/2016/11/161103091229.htm. Accessed 12/01/2016.

第 10 章 生酮重症护理计划

1. Nichols, H. 2016. Worldwide obesity: Meat protein has as much effect as sugar. http://www.medicalnewstoday.com/articles/312080.php. Accessed 09/06/2016.

   You, W., and Henneberg, M. 2016. Meat consumption providing a surplus energy in modern diet contributes to obesity prevalence: an ecological analysis. *BMC Nutrition* 2: 22.

   You, W., and Henneberg, M. 2016. Meat in modern diet, just as bad as sugar, correlates with worldwide obesity: an ecological analysis. *Journal of Nutrition & Food Sciences* 6: 517.

2. Vander Heiden et al. 2009. Understanding the Warburg effect: the metabolic requirements of cell proliferation. *Science* 324(5930): 1029–1033.

3. Fox, M. 2010. Cancer cells slurp up fructose, US study finds. http://mobile.reuters.com/article/idAFN0210830520100802?irpc=932. Accessed 09/06/2016.

4. Maalouf et al. 2009. The neuroprotective properties of calorie restriction, the ketogenic diet, and ketone bodies. *Brain Research Reviews* 59(2): 293–315.

5. Drenick et al. 1972. Resistance to symptomatic insulin reactions after fasting. *Journal of Clinical Investigation* 51(10): 2757–2762.

6. Gersch et al. 2007. Fructose, but not dextrose, accelerates the progression of chronic kidney disease. *American Journal of Physiology. Renal Physiology* 293(4): F1256-F1261.

7. Johnson et al. 2010. The effect of fructose on renal biology and disease. *Journal of the American Society of Nephrology* 21(12): 2036–2039.

8. Ananieva, E. 2015. Targeting amino acid metabolism in cancer growth and anti-tumor response. *World Journal of Biological Chemistry* 6(4): 281-289.

9. Mercola, J. 2014. Seven benefits of walnuts. http://articles.mercola.com/sites/articles/archive/2014/05/19/7-walnuts-benefits.aspx. Accessed 1/15/2017.

第 11 章 推荐的补充剂

1. American Heart Association. 2013. A diet low in grains, beans and certain vegetables—combined with "anti-aging" supplements—improved blood vessel function, in a new study. https://www.sciencedaily.com/releases/2013/05/13050 1193127.htm. Accessed 09/08/2016.

2. United States Government. 1936. Senate document #264. http://www.betterhealth thruresearch.com/document264.htm. Accessed 09/08/2016.

3. Thomas, D. 2003. A study on the mineral depletion of the foods available to us as a nation over the period 1940 to 1991. *Nutrition and Health* 17(2): 85–115.

4. Cantorna et al. 2014. Vitamin D, immune regulation, the microbiota, and inflammatory bowel disease. *Experimental Biology & Medicine* 239(11): 1524–1530.

5. Stenblom et al. 2015. Consumption of thylakoid-rich spinach extract reduces hunger, increases satiety and reduces cravings for palatable food in overweight women. *Appetite* 91: 209–219.

6. Pottala et al. 2014. Higher RBC EPA + DHA corresponds with larger total brain and hippocampal volumes: WHIMS-MRI study. *Neurology* 82(5): 435–442.

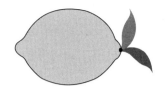

关于作者

　　史蒂文·R. 冈德里医生是美国耶鲁大学的优秀毕业生，他以优异的成绩获得了人类生物与社会进化学学士学位。在以Alpha Omega Alpha奖（全美医学生最高荣誉）获得者的身份从佐治亚医学院毕业后，他在密歇根大学完成了外科和心胸外科的实习工作，并在美国国立卫生研究院担任临床副教授。他发明了许多能够逆转心脏病发作时细胞死亡过程的医疗设备，在略做改进之后，美敦力冈德里逆行灌注套管诞生了。在所有此类设备当中，这是世界范围内使用最广泛的一种，它能够在体外循环心脏手术过程中保护患者的心脏。在辞去了伦敦大奥蒙德街儿童医院心脏外科研究员的职务之后，冈德里医生进入洛马林达大学医学院，担任心胸外科教授兼负责人。

　　在洛马林达任职期间，冈德里医生成为异种器官移植领域的先驱者，这一研究领域关注的是一种生物的免疫系统和血液蛋白如何对从另一个物种移植来的心脏做出反应。他也是研发第一个得到美国食品药品监督管理局批准的植入式左心辅助装置的20个研究者之一。他的发明有：冈德里小切口胸骨切开术，这是主动脉瓣手术当中使用最为广泛的一种微创外科技术；冈德里心内隧道，用于重建先天心脏严重畸形儿童的部分心脏；斯库仕静脉插管，这是微创心脏手术中最常用的一种插管。

　　作为计算机辅助医疗外科（今天被称为直觉外科）的顾问，冈德里医生是机器人心脏手术的先驱之一。美国食品药品监督管理局很早就批准他用机器人辅助微创手术来进行冠状动脉分流术和二尖瓣手术。他拥有多项专利，包括无缝合连接血管和冠状动脉旁路，以及无缝合无心肺机修复二尖瓣。

冈德里医生是美国人工内脏学会理事会的成员，也是国际微创心胸外科学会的创始理事会成员和财务主管。他曾连任美国心脏协会沙漠分部的理事会会长，还被选为美国外科医师学会、美国心脏协会、美国外科协会、美国儿科学会和美国胸内科医师学会的会员。他多次担任美国心脏协会年会的摘要审稿人，撰写了超过 300 篇文章，都发表在同行评议的外科、免疫学、遗传学、营养学和脂质研究期刊上。他在 30 多个国家为患者做过手术，其中很多都以慈善为目的。

2000 年，一位"不宜做手术"的患者通过改变饮食习惯和服用营养补充剂神奇地治愈了冠状动脉疾病，在这件事的鼓舞下，冈德里医生改变了他的职业发展路线。冈德里医生一度体型肥胖，长期节食却没有效果。他依据在耶鲁大学期间写的论文设计了一套基于进化编码以及微生物群、基因和环境之间的相互作用的饮食计划。这个饮食计划解决了他自己的诸多健康问题，他成功地减掉了 70 磅体重，而且 17 年来没有反弹。这些发现促使他在加州棕榈泉和圣巴巴拉建立了国际心肺研究所及康复医学中心。从此，他把研究和临床实践的方向转向用饮食和营养的方法治疗大多数疾病，包括心脏病、糖尿病、自身免疫性疾病、癌症、关节炎、肾衰竭和神经系统疾病，比如痴呆和阿尔茨海默病。他还利用复杂的血液测试方法尽可能地改善患者的健康状况，延长他们的寿命。

这些研究成就了他的第一本畅销书《冈德里医生的饮食进化》，英文版于 2008 年正式出版。在该书大获成功之后，他成为研究人类肠道微生物群、摄入的食物、使用的产品及身体和精神健康状况之间的相互作用方面的权威人士。在近年来的行医过程中，他在超过一半的时间里都致力于治疗病人的自身免疫性疾病。

冈德里医生已经连续 21 年被独立的美国权威医疗评鉴机构卡思克鲁力评选为美国顶级医生，连续 15 年被《棕榈泉生活》（*Palm Springs Life*）杂志评选为最佳医生，并连续 6 年被《洛杉矶杂志》（*Los Angeles Magazine*）评选为最佳医生。

冈德里医生为世界各地的第六感水疗度假酒店设计了营养指南，也是帕加索斯资本顾问公司的高级科学顾问。他被邀请在斯坦福大学和麻省理工学院的脑科学峰会上就肠道对脑健康和脑退化的影响发表主题演讲。2016 年，他创立了冈德里医生品牌，生产他自己研发或设计的营养补充剂和护肤产品。

冈德里医生的妻子潘妮，还有他们的三条狗帕尔、米妮和莎蒂，生活在加州棕榈泉和蒙特西托。他们的女儿伊丽莎白和梅丽莎，女婿提姆和雷，以及两位孙辈索菲和奥利弗也都生活在附近。